脊柱側弯症
完全ハンドブック
～手術が必要な方のために～

脊柱側弯症手術の術前および術中に起こりえること
偏見のない詳細調査

ケビン・ラウ博士
カイロプラクター
序文執筆 シッダント・カプーア医学博士

ヘルス・イン・
ユア・ハンド

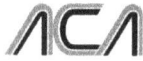

ヘルス・イン・
ユア・ハンド

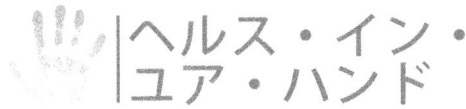

手術が必要な方のための
脊柱側弯症
完全ハンドブック

著者紹介

アメリカ、アラバマ州のクレイトン大学、オーストラリア、メルボルン市のRMIT大学を卒業したケビン・ラウ博士は、大学で学んだ知識と長年の自然予防医学の実践経験を組み合わせました。博士のホリスティックな脊柱側弯症治療法は大変成功しており、心や体はもちろん、疾病による精神状態からの解放を促してくれます。

脊柱側弯症の回復を助ける数々の著書、ジャーナル、ツール、またはデバイスも是非参照下さい。

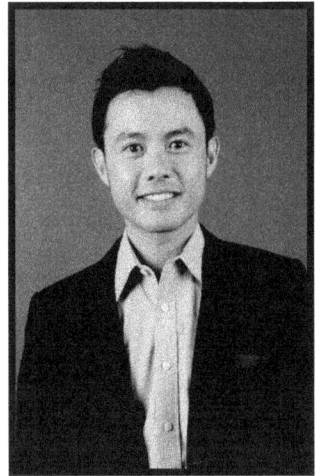

これまでに例を見ず、ケビン・ラウ博士は情報に富み、かつ読者が理解しやすい脊柱側弯症の著書を数多くもたらしました。アマゾンのベスト・セラーになった「自然療法による脊柱側弯症予防と治療法」で紹介された最も有効で自然な治療法も参照下さい。その補完ガイドとして「自然療法による脊柱側弯症予防と治療法記録ページ付ガイドブック」は、治療を進めていく上で必要な関連書です。また、博士は、妊娠・出産時期のガイドとして、脊柱側弯症を患う女性の受精と妊娠にどう対応するかについて、草分け的かつ実用的な知識の集結である「脊柱側弯症の方のための健康的な妊娠・出産完全ガイド」を執筆しています。

ハイテク世代でもあるラウ博士は、ヘルスケアとテクノロジーを融合させました。その1つの「脊柱側弯症エクササイズDVD」には、側弯症エクササイズのすべてを最も総合的に編集したものです。また、iTuneの医療アプリでトップにランキングされている革新的なアプリケーションの「スコリオトラック」や体のゆがみと変化を追跡・記録できる最新のアプリケーション「スコリオメーター」もお試し下さい。

　数多くの脊柱側弯症例やその他の疾患と診断された患者へのカウンセリング経験を基に、ラウ博士が草分け的な研究で「手術に頼らない側弯症治療における明らかな価値」を立証したことは疑いの余地もありません。

　「健康と病気は、コントロールできるものである」という思想を強く信じるラウ博士の基盤は、彼自身の人生経験から生まれたものです。博士の患者は、あらゆる階層にいる人々で、年齢層は幼児から90歳の老人にまで至ります。博士は、シンガポール最大の新聞社、ストレイツタイムズ社から「最高医療従事者賞」という最も医療貢献した人に与えられる賞を受賞しました。

　キャリアと経験を通して、ラウ博士は脊柱側弯症、糖尿病、うつ病、骨関節炎、高血圧症、心疾患、慢性的な首や腰の痛み、慢性疲労、その他数々の「現代病」治療のエキスパートとして認知されています。

　世界で最高の医薬は自然から直接与えられるもの、工場で製造、量産できるものではないとラウ博士は信じています。

ケビン・ラウ博士の脊柱側弯症への取り組み

　脊柱側弯症の真の治療法は、その根本的な原因の縛滅にあります。私は、ここに、自信の側弯症を引き起こす要因を解明する研究への取り組みが確固たるものであることを表明します。現在の研究は、装具と外科的手術技法の分析だけに限定されており、これは脊柱側弯症の症状とそれにより悪影響を治療するだけです。脊柱側弯症の中核となる原因を特定し治療する研究には、まだ多くの余地が残ったままです。

　この目標のため、そして多くの人類に影響を与えてきている脊椎変形の病気から我々の未来の世代を保護するために、私は脊柱側弯症の根本的原因の理解に焦点を当てた研究に、著書収益の一部を捧げることをここに約束します。

序文

今日、人類は非常に混乱した時代にあり、よい結果となる可能性にもかかわらず、悪い結果を心配する傾向にあります。頂点への競争がこれほど熾烈だったことはありません。神に与えられたメカニズムを駆使した現代医学や化学の研究は、今も素晴らしい発見や発明に向けて努力を続けています。こういった恩恵を受けるため、つまり実りのある貢献と期待通りの結果を得るためには、心身が健康な状態であることが必要です。不注意かつ不健康な生活要素と現代社会からの恩恵は、病気と衰えを私達のライフスタイルから切り離せなくしました。

職業やライフスタイルから起こる生命を脅かす危険について言及すると、神によって創造された物理的、生物学的メカニズムである私達の身体が最も大きな影響を受けます。

そして、こういった状態は私達の体を文字通りまっすぐに支えている構造に対し非常に大きな負担を強います。最近の研究は、脊柱側弯症を含む腰の病気が、米国における致死疾患の原因として最も多く報告されていることを示しています。

「脊柱側弯症完全ハンドブック～手術が必要な方のために～」は、人間の脊柱のメカニズムを非常に分かりやすく記した作品です。本書は、脊柱の最も一般的な変形の1つである脊柱側弯症に関する総合的なハンドブックです。変形による歪みと障害を他の特徴と共に詳しく説明しています。著者は、側弯症と変形が命に関わることを読者に理解できるよう、変形に関する重要な側面をすべてステップ毎に配置しています。なぜ脊柱の歪みがおこったのか、重症度の評価、治療方法、脊柱矯正手術の詳細に至るまで本書はこれらすべてをカバーしています。

シッダント・カプーア医学博士、M.B.B.S, D.N.B.
整形外科医

ケビン ラウ博士
302　オーチャードロード　#06-03
トングビル (ロレックスセンター)
シンガポール 238862.

付属のエクセサイズDVD、オーディオブック、iPhone、iPad、アンドロイド向けアプリ"スコリオトラック" についての
お問い合わせ先：

www.HIYH.info
www.ScolioTrack.com

ISBN: 978-981-09-1594-0

免責事項

本書に含まれる情報は教育目的におけるものです。疾病の診断、治療を目的としてはおらず、医師等による専門家の医療アドバイス、処置、治療を代行するものではありません。本書の内容の適用により起こるいかなる損害も、読者ご自身の責任となります。著者および出版者は本書の内容を適用することで起こる損害、もしくは本書の内容の適用が原因と疑われるいかなる損害、損失に一切の責任を負いません。健康状態に問題がある、もしくは疑いがある場合は、本書の情報を適応する前に、医師または資格を有する医療従事者に相談されることを強くお勧めします。

謝辞

私の親愛なる家族、敬愛する友、それにもまして私の治療や助言、カウンセリングに強い支持と信頼を持ち続けてくれた素晴らしい患者さん達に本書を捧げます。

人間の脊椎の働き、その変形と治療に関する私独自の理論の発展に協力くださった同僚の皆さんに本書「脊柱側弯症完全ハンドブック〜手術が必要な方のために〜」を捧げます。

本書の出版に協力くださった方々へ

Eriko Patten （翻訳者、アメリカ合衆国） - 日本語版の出版に向けて、細かいことに気を配ったプロフェッショナルな翻訳を心がけてくださったことに感謝して。

Nemanja Stankovic (グラフィックデザイナー、英国) 本書の表と裏表紙をプロフェッショナルかつ創造的、かつ新しい観点でデザインしてくださいました。

Adriana Nicoleta Zamfir （グラフィックデザイナー、ルーマニア）本書を非常に読みやすくレイアウトし、読者にとっての意味のある著書であると同時に、書物としても面白く、全体を通して芸術的に仕上げてくださいました。

Jennifer Carter (編集者、理学療法士、米国) その詳細にまで気を配った、疲れを知らない努力のおかげで、非常に質が高く、信頼性のある情報源の提供が可能になったこと、そして詳細にも疲れることなく注意を払ってくださいましたことに感謝して。

Dr. James Carter (編集者、医学博士、アメリカ合衆国) 本書の編集に助言くださり、患者が必要とする最も価値のある情報を提供くださったことを感謝して。

Dr. Siddhant Kapoor (編集者、整形外科医、シンガポール) 本書に含まれる情報を確認してくださいましたこと、そして外科処置に関する彼の貴重な知識を与えてくださいましたことに感謝して。

Jee Choi (モデル、韓国) 本書のエクササイズを分かり易くデモンストレートしてくださったことに感謝を込めて。

Jericho Soh Chee Loon (写真家、シンガポール) 彼の熟練した技術による全ての写真に感謝を込めて。

Ritwij Sasmal (イラストレーター、インド) 創造的で専門的なイラスト、本書の内容とコンセプトを読者に伝えるよく考えられたデザイン、叙述的なイメージに感謝を込めて。

目次

第 1 部 ― 脊柱側弯症の概要

第 1章 ― 脊柱側弯症とは? 13

第 2章 ― 脊柱側弯症の原因 29

第 3章 ― 脊柱側弯症の種類 39

第 4章 ― 病気の見分け方 55

第 5章 ― 病気の発見と診断 67

第 6章 ― 重症度 89

第 7章 ― カーブの進行 101

第 8章 ― 治療オプション 117

第 2 部 ― 手術への道のり

第 9章 ― 手術の決断...169

第10章 ― 手術のリスク評価 177

第11章 ― 費用の管理– 大きな出費 187

第12章 ― 手術時期、施設、外科医の選択 197

第13章 ― 手術の準備...207

第14章 ― 麻酔の使用 223

第15章 ― 手術の種類...237

第16章 ― 外科医が使う器具とインストルメント 263

第17章 ― 手術室で 279

第18章 ― 手術 – 実際の手順 287

第19章 ― 起こりえる合併症 - 失敗の要因.................299

第20章 ― 手術 – 最も重要な 50 の FAQs.................313

おわりに...333

参考文献...337

第 1 部

脊柱側弯症の概要

第 1 章

脊柱側弯症とは?

本書の目的はこれまでに理解して頂けたと思います。それでは、本書の内容に入って行きましょう。この章では、脊椎について、その基本構造、そして最も重要な脊椎が関与する様々な病気と障害について詳しく説明していきます。その後で、最も一般的な脊柱変形の1つである脊柱側弯症について詳しく紹介します。この章の終わりには、脊椎変形が栄養療法、運動療法および生活改善はもちろんのこと、整形外科、理学療法、外科治療、カイロプラクティックなどの多方面のアプローチを必要とする病状であることを理解して頂けるでしょう。

現在のシナリオ

皆さんは、人生のある時期に日常の活動や仕事がどっと押し寄せて来た事があるでしょう。他の人々と同様に、あなたも日々の日課にあなた自身や体が耐えきれない程多くの目標や活動を詰め込もうとしたに違いありません。私達は、昇進や成功、そしてより高い収入を求めて心や体に限界を超えた負担をかける傾向にあります。

行動力と機動性が人生に必要であるのは事実ですが、度を超えて体を酷使するのは自然に逆らう事です。その結果、体のエネルギーは疲れ切り、心は気力と精神力を失います。

そして最も重要なことに、生理的な体のシステムが反抗し始めるのです。

　これを人体に置き変えて見ると、脊椎、つまり背骨がおかれている状態です。脊椎は、あなたが生きているその人生の矢面に立っています。複雑な構造で構成された脊椎は、様々な日々のストレスに耐えながら、まさに体全体を繋ぎ止めています。

　このセクションの始めに、人体で最も重要なパーツの1つである脊椎について紹介します。脊椎の構造、何からできているのか、そして最も重要である脊椎の病気について詳しく解説していきます。

1) 私達の脊椎

　それではまず、脊椎が何からできているのかを見ていきましょう。人間の脊椎は、椎骨として知られる骨が集まって円柱状に並んだものです。脊椎は頭蓋骨のすぐ下から尾てい骨まで伸び、脊髄をその中に収め保護しています。また、胸部や腹部そして骨盤を支える役割もあります。

　脊椎が身体に可動性と柔軟性を持たせているおかげで、私達は自由に立ち上がる、座る、曲げる、背中を丸める、そしてひねることができるのです。脊椎が私達の体重のほぼ半分を支えているというのはとても興味深い事実です。

　ここで、脊椎の基本構造を詳しく見てみましょう。そして、病気や機能不全、その他の問題が脊椎にどのような障害を引き起こすのか見ていきます。

脊椎の重要な構成要素

　脊椎は主に5つのセクション（部位）からなります。頭蓋の底部から始まり、順に頸椎、胸椎、腰椎があります。続いて仙骨、そして先端部分が尾骨です。これを視覚的に説明すると、脊椎は33個の骨（椎骨）が互いに積み重なって構成されています。首から下に向かって、始めに7個の頸椎（cervical または neck vertebrae）あります。解剖学では、これらをC1-C7と表わします。その下には、12個の胸椎（thoracic または upper back vertebrae）、T1-T12 があります。そして、5個の腰椎（lumbar vertebrae）、L1-L5

があります。さらにその下、脊椎の根底には、融合された骨からなる仙骨（sacrum）と尾骨（ coccyx）があります。

　下表は脊椎各部の説明と体内での位置、その役割を記載しています。

名称	位置	骨/椎骨の数	臨床用語	主な役割
頸椎	首	7	C1-C7	頭を支え、首を振る、うなずく、曲げる、振り向く、首を伸ばすことを可能にする。
胸椎	胸	12	T1-T12	肋骨と結合し、肋骨の重要なフレームワークの一部をなす。
腰椎	腰	5	L1-L5	上半身の大半の体重を支える。
仙骨	骨盤	5 個の仙椎が融合	S1-S5	骨盤の後ろを構成する。
尾骨	脊椎の底部	4個の尾椎が融合	NA	他の脊椎動物の尾にあたるものが進化した名残。

椎骨

　ここまでに紹介したとおり、椎骨は脊柱の重要な構成要素であり、体重のほとんどを支えている部位です。それでは、椎骨が何からできているのか、そして、よくある椎骨の摩耗や裂傷、怪我がどのように病気を引き起こすのかを説明していきましょう。

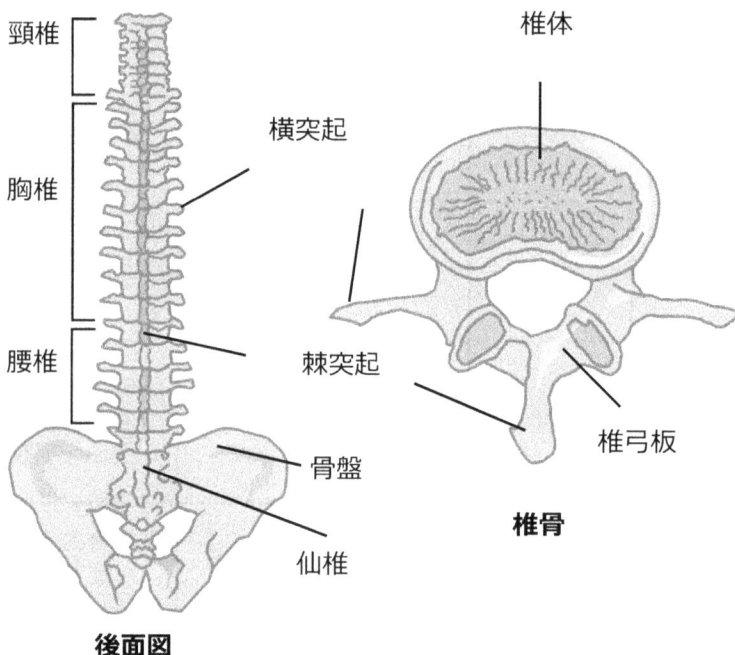

後面図

椎骨

　椎骨はいくつかの部位と要素から成り、さらにそれらに取り囲まれています。この先に進む前に、各部位を理解しましょう:

- **椎体** – 大きなブロックのような形をした脊椎の骨です。脊椎の重さの大半がこの椎体の重さです。
- **脊柱管** – 脊柱の中央にある大きな空洞で、脊髄がこの中を通っています。

- **椎弓板** – 脊椎管を覆い、椎骨から伸びて環を作っています。この中を通る脊髄を背面で保護する役割をしています。

- **棘突起** – 椎弓板の一部で、背面に突き出たくちばしのような形をしています。この部分が、背中を手で触った時に感じる背骨の部分です。

- **横突起** – 横突起は、棘突起に対して直角の方向に突き出し、背筋がここに結合しています。

- **椎弓根** – この部分で椎弓板と椎体が結合しています。

- **椎間関節** – 体の他の部位にある関節と同様に、椎間関節は脊柱の関節です。各椎骨には4つの椎間関節があります。1対が上椎関節で、もう1対が下椎関節です。各椎関節は椎骨と連動して、脊椎に更なる安定性を与えています。

- **椎間板** – 椎間板は椎骨と椎骨の間にあり、柔らかくクッションの役割をするゲル状の小さな構造です。椎間板もしくは椎間円盤は、円形で上部と下部が平たく、上下にある椎骨にしっかりとくっついています。椎間板は、力を吸収し、骨どうしが互いに擦り合うのを予防しています。椎間板は、線維輪と髄核の2つの部位からできています。固く強い外側の層は線維輪、最も内側のコアは髄核と呼ばれています。椎間板もしくは椎間円盤は、おそらく、あなたの体の中で最も強くて最も重要な衝撃吸収体です。椎間板は、運動やその他の体を動かす活動など、あなたのライフスタイル上のストレスや圧力に耐えているのです。通常の健康な成人の椎間板は、水分が十分にあります。髄核は80％〜85％が、線維輪はおよそ80％が水分です。しかし、一般的な老化の進行とそれに伴う生化学的変化により、含水量は全体で70％まで減少していきます。この含水量の減少は、通常の老化現象の1つと考えられていますが、一方で含水量が70％を下回る萎縮は、変性円盤疾患の素地となります。

脊髄について

脊髄は、脊柱管の中央にある空洞を通っている神経です。脳まで続いており、中枢神経系（CNS）の一部を成します。脳と体全体のメッセージのやりとりを担っているのが、この脊髄です。およそ18インチ（45センチ）の長さの脊髄は、脳の基部から腰まで伸びています。これらの神経線維は、以下の2種類の運動ニューロンを集合的に含んでいます：

上位運動ニューロン： 脊髄にある神経線維の主要要素。

下位運動ニューロン：脊髄神経に存在し、首から背中にかけて等間隔で枝分かれしている。

2) 脊椎の病気

ここまでに、私達の脊柱が多くの日常動作と関係があることが分かりました。事実、健康な脊柱が、体の健康の基盤であることは問題なく理解できます。従って、数ある脊柱の構成要素である椎間板や椎骨、椎間関節等のどれか1つにでも問題が生じると、出生異常から怪我、腫瘍、その他の症状に至るまで、多くの合併症や障害を引き起こす結果になるのです。

椎間板の痛み

専門家は、椎間板の痛みと障害のすべてを大きく2つに分類しています。これらは:

軸性疼痛:椎間板自体が原因でおこる痛みです。この痛みは、変性円板疾患がある場合におこります。変性円板疾患とは、基本的には老化によっておこる椎間板表面の摩耗や亀裂に関連する疾患です。衝撃吸収力の低下や椎骨間スペースの縮小は、さらに椎間板外部に小さな亀裂を起こし、脊柱の痛みを引き起こします。

神経根痛：これは、神経根の痛みです。この痛みは、脊柱から出ている神経の1つに沿って移動します。内部の柔らかい髄核の裂傷、または椎間板の線維輪の破れから髄核が脱出して神経根に接触すると、神経根の痛みが起こります。こ

の状態は、椎間板ヘルニアまたは椎間板損傷として知られています。髄核は椎間板のどちら側からでも破れる可能性があり、最終的に、圧迫神経として知られる神経根を圧迫した状態となり、痛みが起きます。痛みが神経根の圧迫から来るものではない場合もあります。硬膜上腔内の髄核の小さな切れ端が炎症反応を起こし、近くにある神経根を刺激する場合もあります。これは、「背中や足の痛みを訴えた患者の5％に神経根が刺激されていた」というジェンキンズ氏の研究調査で証明されています。これを一般の言葉で表わすと、この研究は、上で説明した圧迫神経が、一見、関連性がないように思われる、背中や足にまで痛みを引き起こす可能性があるということを述べています。

椎間板の軸撮影(頭上) 図

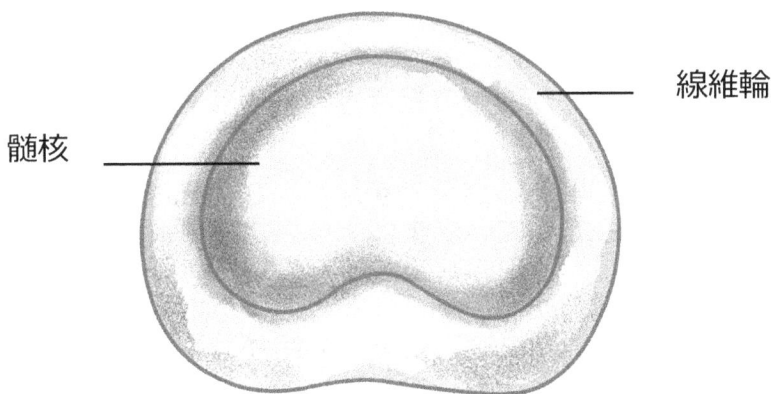

髄核

線維輪

髄核は線維輪へ飛び出し、神経根に接触もしく
は、神経根を圧迫＝神経根痛

脊椎障害の種類

変形性脊椎症	椎骨折	前頭面 脊柱変形、 矢状面 脊柱変形	炎症性疾患	脊髄損傷	その他
椎間板ヘルニア (頸椎、胸椎、 腰椎)	圧迫骨折	脊柱前弯	脊椎炎	四肢麻痺	脊椎披裂と脊 椎神経管閉鎖 障害
脊柱狭窄症 (頸椎、腰椎、 椎間孔)	破裂骨折	脊柱後弯	強直性脊椎炎	対麻痺	背骨の腫 (良性および
脊椎不安定症	屈曲伸展 損傷	脊柱側弯症			脊椎分離症
脊椎症	骨折 + 脱臼	脊柱前弯過度			脊椎すべり症
	安定 vs. 不安定骨折				

　上の表は、脊柱が原因で起きる一般的な病気と障害のすべてを記載しています。

　脊椎側弯症に関する調査ですから、この先は側弯症に関する内容に集中して見ていきましょう。脊柱側弯症の症状に関する詳細な情報、歴史的背景から、側弯症の種類、起因、どのような人が側弯症にかかりやすいのかについて述べていきます。最後に、早期に矯正治療の開始が重要である事、そして他の治療法で効果が出なかった場合に最終的な手段として外科手術を選択することも含めた多様な治療オプションについて紹介します。

3) 脊柱側弯症 – 脊椎の変形による病気

脊柱側弯症への理解

　脊柱側弯症は、脊柱の異常な側面弯曲を特徴とする筋骨格系の病気と定義されます。側弯症を患う人の脊柱は「S」あるいは「C」の字に似たカーブで横方向に曲がります。

一般的に、目立つカーブの側弯症は、胸椎(背中）または腰椎（腰）のどちらにも起こります。

　脊柱が内側へ歪み、前方アーチ状になる脊柱前弯症や、脊柱が後方へ歪み、後方へ丸くなる脊柱後弯症、その他同様の変形により、更に状態が悪くなる場合があります。

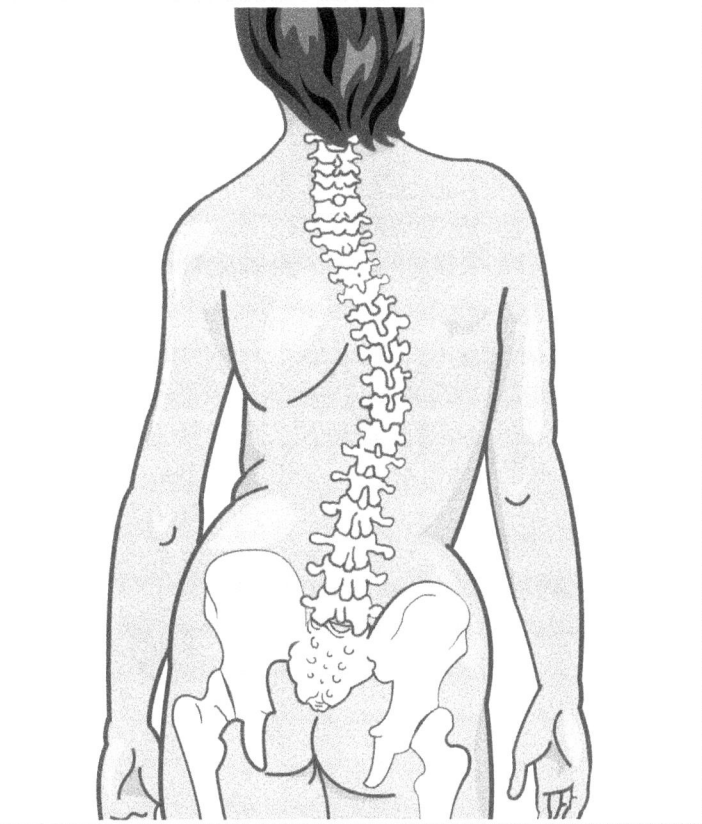

　単純な言葉で表現すると、脊柱側弯症とは、脊柱が正常な形である直線状から逸脱し、脊柱が変形した状態です。医学的な病名は、ギリシャ語の「いびつさ」という意味の単語である「skoliosis」から名付けられました。脊柱側弯症は、時代により異なる扱いを受けてきましたが、医学史の初期からしばしば言及される症状として、長い間認識されてきました。

筋骨格の病気の中でも高頻度に発症する脊柱側弯症は、成人や小さな子供にも起こりますが、通常、10〜15歳の年齢層で最も多く発症します。統計では、米国人の少なくとも　2％〜3％が脊柱側弯症を患っていることを示しています。これは、米国だけでも6百万人という驚く人数になります。国際側弯症学会（The International Scoliosis Society）の推定では、女性9人のうち1人にこの症状があるとしている一方で、側弯症を患う男性の数は少ないと報告しています。次の章では、側弯症の原因について詳しく説明します。そして、特定の成人や子供が持つ脊柱側弯症に罹りやすい要因についても紹介します。

　身体の機能を補完する反応の結果として、脊柱の弯曲が起る場合もあります。一般的な例として、背筋の痙攣、下肢の長さが異なる、または長期間悪い姿勢を続けたことなどがあります。

　一方、専門家の間では、少なくとも初期段階の脊柱側弯症の発症が、脊柱だけの問題であるのかどうか未だに議論しています。脊柱側弯症の発症機序はまだ特定されていませんが、研究では後脳あるいは脳幹の姿勢反射中枢の発達不全の可能性が示されています。この神経発達が欠損すると、思春期におこる体の急成長に人体構造が対応できなくなります。第2章で脊柱側弯症を起こす遺伝子の役割についてより詳しく説明します。

脊柱側弯症による影響?

　脊柱側弯症を患う人を注意してよく見ると、外見に側弯症の症状を示す明らかな徴候が見られます。脊柱側弯症とは、身体の非対称と不均衡ですので、障害は身体的特質として現れるわけです。

　それでは、脊柱側弯症があると、外観にいったいどんなことが起こるのでしょうか?ここで、あなた自身や他人が気付くと思われる重要な変化と身体の対称性のくずれをリストしました:

- 両足の長さが異なる
- 腰と肩の高さが左右で異なる
- 頭が体の中心にない
- 前屈みになったときに胸郭または肩甲骨が飛び出す
- 脊柱の明らかなカーブがある
- ズボンまたはヘムラインの裾が揃わない

　専門家は、側弯症が進むと身体全体に関わる病気に発展すると考えています。側弯症は体のすべてのシステムと複数の身体機能に影響を及ぼします。事実、特発性側弯症は、消化器系、筋肉系、ホルモン系、骨格系、神経系の5つの主要な臓器システムに影響する多面的疾患とされます。

　影響を受ける部位:

- 肋骨(肋骨の変形)、脊柱、骨盤などの骨格系のいずれか
- 脳および中枢神経系 (CNS)
- ホルモン系と消化器系
- 心臓と肺 (息切れ)
- 慢性の痛み

　次ページのイメージは、弯曲した脊柱を分かりやすく描いています。

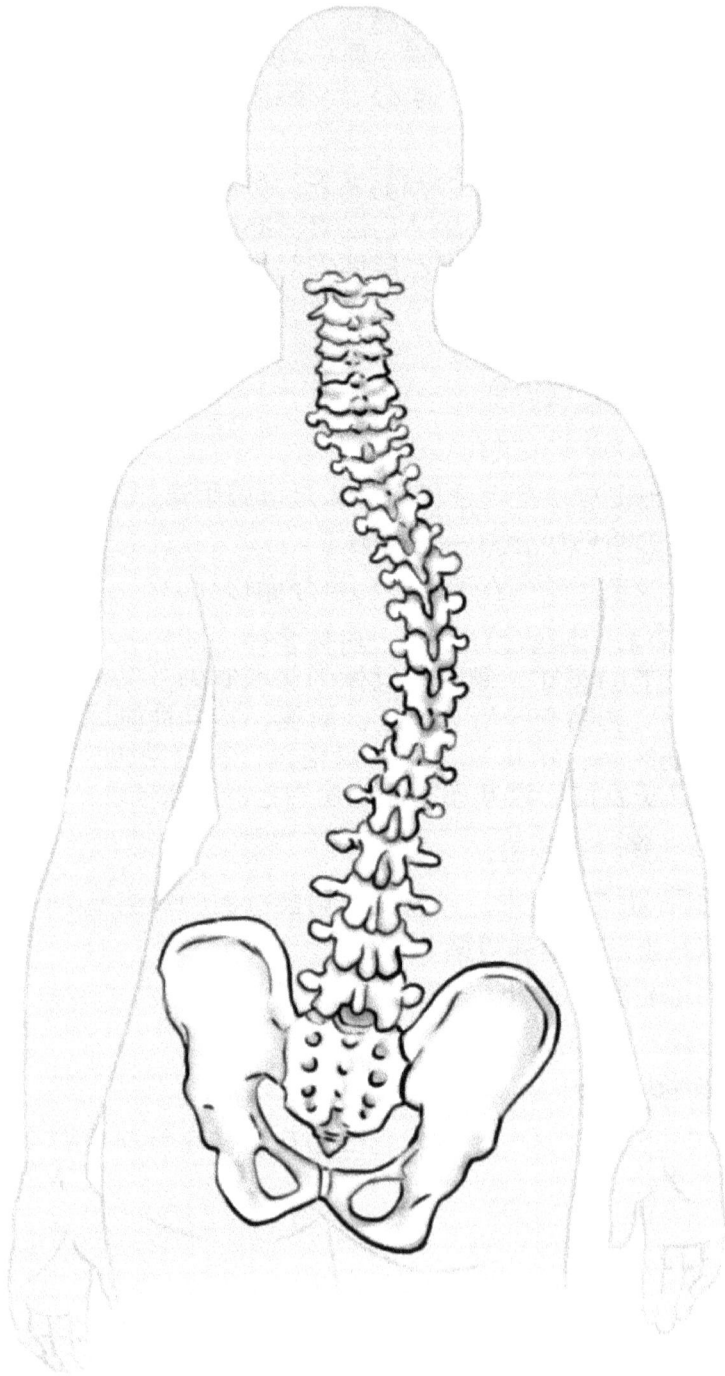

治療の歴史

　脊柱側弯症に似た症状が初めて記録に登場するのは、かなり昔に遡った紀元前400年ごろ、ヒポクラテスの誓文集の中です。背骨の弯曲は、若い女性に最も多く、特に初潮の遅い女性に見られました。

　歴史的に脊柱側弯症は、伝統的な「様子を見る」アプローチが取られてきました。ゆっくり進行しているカーブが止まる、改善する、もしくは自然に元の状態に戻ることが期待されてきたのです。実際に青年期の側弯症は、しばしば成長期の一時的なものとして片付けられ、痛みが非常に強い場合や不快感があったり、障害が表面化した場合にだけ注意が向けられました。数年前まで、カーブの進行を抑える第1治療オプションとして装具が使われてきました。効果を出すために装具は長時間装着する必要があり、個人の活動の妨げになるケースが非常に多くありました。

なぜ早期予防が重要なのか？

　こういった流れから、ある一定のレベルに進行するまで脊柱側弯症が予防および矯正の領域であることを指摘する多くの科学的証拠があります。側弯症が進行した後期の段階は、環境要因と強い相関関係があることから、側弯症の初期には、弯曲を抑制することや弯曲が元の状態に戻ることさえも可能かもしれません。

　生まれたとき、人の脊柱は直線の様に見えます。しかし背骨の変形が始まると、直線は徐々にアルファベットの「S」または「C」の形に変形します。それでは、どちらがより簡単でしょうか？　直線の脊椎を「S」や「C」カーブに変形するのを予防する、または変形速度を遅くすることですか？それとも、一度「S」や「C」の形に変形した脊柱を装具や最終的には手術を行って戻す方が簡単でしょうか？こういった理由で、現代科学は、早期発見と整体、食事の改善、適切な運動、そしてライフスタイルの改善等により重点を置いているのです。

　それでは、側弯症の治療に生活改善を含むホリスティック・アプローチが、手術や装具よりも効果があると考えられる5つの理由を見ていきましょう。

1. 装具は着心地が悪い場合があります。

2. 装具は、背骨の完全な回復（反転）を保証するものではありません。

3. 複雑な手術になる可能性があります。また、付随するリスクもあります。

4. 思春期の若者にとって、装具は自身を低下させる可能性があり、劣等感を持つ場合があります。

5. 装具による完全な改善はあり得ず、手術でさえ、一時的な改善です。

　早期の処置とホリスティック・アプローチによる治療が求められる理由がもう1つあります。脊柱側弯症は進行性の病状ですから、完全に骨格の成長が停止した後でさえ、弯曲が進行し続けることがあります。

　年齢やカーブの進行具合、遺伝子に関わらず、システマティックに早期発見し、初期段階での矯正処置が行われた場合、治癒の可能性が高くなることが研究で十分に証明されています。

　本書の後半で、あなたが最適な治療オプションを選択する助けとなるよう、適用可能な種々の治療オプションとその利点、欠点を紹介します。

知っておくべき大切なこと！

　現在でも、重い物を持ったり、運動競技への参加、悪い姿勢、僅かな足の長さの不均衡が理由で側弯症が起こると信じている人もいます。これらは、真実ではないかもしれませんが、これらの要因が脊柱をより不均衡にし、状態を悪化させることが調査で証明されています。

→ 男性と比較して若い女性に脊柱側弯症が多い。

→ 脊柱側弯症はヒポクラテスの時代から存在し、認識されていた。

→ ゴルファーにも側弯症は起こります！

脊柱側弯症患者のケーススタディ:
手術

脊柱側弯症は、非常によくある疾患です。そして、あらゆる年齢層と多様な健康歴の人に起こる疾患です。

熱心なゴルファーのトレイシー（仮名）は、まだ11歳の時に学校の側弯症スクリーニングの1つで、脊柱側弯症と診断されました。現在、LPGAツアーのスターに輝くプロゴルファーのトレイシーが、重度の進行性側弯症を患い、困難な手術を経て、どのように頂点にまで上り詰めたのかは驚きです。

最初に側弯症が発見された後、トレイシーは背骨のカーブをまっ直ぐにするために7年半という年月、装具を着用しました。毎日、18時間もの長時間の装具装着にも関わらず、18歳で装具を外すと、カーブが急速に進行し、外科手術だけが残された治療オプションとなりました。脊椎矯正手術を受け、彼女の背骨にはロッドが1本とスクリューが5個挿入されました。術後3ヶ月は装具を着け、その後6ヶ月はゴルフによるリハビリテーションを行い、回復を試みまし。

バランスの取れた背骨と健康な体のおかげで、かつては非常に悪い状態であったにもかかわらず、今、トレイシーは自分の大好きなスポーツのプレイを続けることができ、さらに優秀なプレイヤーでもあるのです。

第2章
脊椎側弯症の原因

前章で、脊柱側弯症がどんな病気なのかを理解しました。今度は、発症の理由について勉強しましょう。この章では、なぜ側弯症が起こるのか、あなたにも側弯症になる可能性があるのか、について述べていきます。そして、また側弯症にかかりやすいタイプの人とその理由も紹介していきます。

ご存じですか？米国では、1000人あたり1.5人が脊柱側弯症もしくは25°以上の脊柱の変形を患っています。

ここまでに、脊柱側弯症が脊柱(背骨)の変形に使われる用語であることを理解していただいたと思います。基本的には、弯曲した形を意味します。背骨は、本来の「直線」とは対照的に、徐々に英語の「S」もしくは「C」の形に曲がっていきます。そこで、次の質問が心に浮かぶでしょう。「これは生まれつきなのか？」「生活習慣から発症するのか？」「両親もしくは祖父母からの遺伝なのか？」「神経が関与しているのか？」

これらの疑問があなたを不安にさせているのなら、この続きを読んでください。答えが書いてあります。

はじめに、歴史的に脊柱側弯症がどのように解釈されてきたかを理解しましょう。18世紀や19世紀には、姿勢の悪さ

や姿勢のくずれが原因で側弯症が起こると考えられていました。

　なぜ脊柱側弯症が起こるのかを最も良く理解するには、脊柱側弯症の原因を3つに分けて見ていくことです:

1. 老化や病気、外傷などの生理的または萎縮性の原因
2. 出生(先天的)もしくは後天的におこる神経性の原因
3. 未知、もしくは、特定できない(特発性) 原因

　より詳しく側弯症が起こる理由を見ていく前に、側弯症のおよそ80%が根本的な原因を特定できない特発性側弯症であることを知っておいてください。特発性側弯症は高い頻度で発症するため、さらに以下のサブカテゴリーに分けられています:

- 幼児特発性側弯症
- 若年性特発性側弯症
- 思春期特発性側弯症
- 成人特発性側弯症

　面白いことに特発性側弯症の大半は若い女性で、特に思春期の女性です。後の章で、各サブカテゴリーを紹介します。

　次のセクションで、実際の患者さんの話や家族の病歴、病気を引き起こしやすい環境要因などの証拠を基に、脊柱側弯症を引き起こす原因を詳細に述べていきます。

老化と生理学的原因

　体は常になんらかの変化を受けています。年齢、外傷、生活習慣や病気は健康状態に常に影響します。このセクションでは、様々な生理的原因と側弯症の引き金となる疾患について紹介します。

　老化や退化は、脊柱側弯症を引き起こす主な生理的変化の1つです。50歳を超えた人には、椎間板の退化やそれより進行した脊柱変形がよく見られます。

　脊柱側弯症と関連があるとされる事故や病気、身体の異常には以下が考えられます:

　　→ 脊柱骨折や背骨の怪我

→ 骨粗鬆症

→ 脊柱管の病的な増殖もしくは腫瘍。脊柱に沿って嚢胞ができる脊髄空洞症は、異常な増殖により脊柱側弯症が引き起こされる例です。

→ 筋肉の成長パターンの異常や機能の異常。傍脊柱筋成長不全で見られるように特発性側弯症を引き起こす可能性があります。

→ 筋肉のまひと疲労骨折。

→ 脊髄や脳幹の異常がカーブの進行に大きな影響与えることもあります。

　椎骨周辺の筋肉に不均衡があることを示す研究もあります。不均衡があると、若い時期から存在した脊柱の変形や歪みが年齢と共に大きく悪化する傾向にあります。

　一方、一時的な側弯症もしくは非構造性側弯症を引き起こすとされる生理的な要因もあります。非構造性側弯症の場合、脊椎は正常です。変形は、足の長さの違いや、筋肉の痙攣、虫垂炎、その他の症状に起因します。次のセクションでは、非構造性側弯症について詳しく紹介します。

神経性の原因

　いかなる姿勢反射系の乱れも側弯症を引き起こす可能性があることを示す調査・研究が多数あります[1, 2]。

　先に進む前に、姿勢均衡の概念について詳しく見ておきましょう。脊椎側弯症は、体の自然な姿勢アライメントや姿勢パターンと密接に関係していると考えられています。奇形や、たとえ軽微であっても正常なバランスの取れた姿勢パターンからのずれは、2つの異なるレベルで側弯症と関与すると思われます：

→ 姿勢不均衡は側弯症引き起こす可能性があります。

→ 姿勢不均衡の程度により弯曲の程度が決まります。

知っておいて欲しいこと

筋肉系に起因する側弯症と神経系に起因する側弯症には、微妙な違いがあります。筋肉に原因がある側弯症は生理学的な理由であるのに対し、神経系に起因する側弯症は複合作用または、筋肉のメカニズムに影響をする神経異常およびその逆である神経に影響する筋肉の異常と関連しています。

特発的な原因や生理学的原因につづき、3番目とされる神経性の原因は、いわゆる神経・筋原性側弯症(Neuromuscular Scoliosis)と呼ばれる疾患を引き起こします。神経障害や神経疾患の多くが、このタイプの側弯症の原因となります。具体的にこの側弯症の発症原因と考えられる疾患は以下です:

- 脳性小児麻痺
- 筋ジストロフィー
- 灰白髄炎 (ポリオ)
- 脊髄髄膜瘤
- 筋疾患
- 二分脊椎

更に、脊柱側弯症は脊椎症などの多様な退化性の原因によって発症します。脊椎損傷や外傷性脳損傷のような他の要因も側弯症の素地となります。

このような障害の多くでは、実際、子供の体幹は体重を支えることができないほど弱く、そのために脊椎が長い「Ｃ」形に曲がり始めます。このような障害を持って生まれた子供は、初期徴候の発現まで年月がある場合もありますが、思春期に達するまでには初期徴候が必ず現れます。例えば、脊髄形成異常症を持って生まれた子供のほぼ80％が、10歳までに脊柱側弯症の症状を発現します[3]。脊髄形成異常症は、基本的に、骨髄が正常に機能しない障害群に与えられた名前です。この障害では、血球が十分に生産されず、更なる合併症を引き起こします。

また、脳の傷害も脊椎の弯曲を引き起こす可能性があります。この典型的な例は、後頭下の挫傷による運動不均衡(キスシンドローム）です[4]。これは運動系と知覚系の情報伝達を調節する脳の部位に起った傷害です。この奇形は、多胎妊娠、多産あるいは分娩停止、遷延分娩、介助分娩、帝王切開手術などによる分娩外傷を起こした新生児によく見られます。

遺伝と遺伝子の役割

最近の研究は、遺伝学が脊柱側弯症の発現にどう影響を与えるのかに重点を置いています。発生遺伝学は、脊柱側弯症を起こす可能性の高い人でもライフスタイルの改善や食事療法、運動療法を通して、遺伝子コードを改善できることを示唆しています。

現在、種々の研究で遺伝子が脊柱側弯症の発生に重要な役割を果たしている具体的な証拠が提示されています。ジャーナルの「Nature Genetics」で発表された研究は、遺伝子のGPR126と思春期特発性側弯症の発現に直接的相互関係がある可能性を示唆しました[5]。実際、専門家は、家族の中に側弯症を患う人がいる場合、脊柱側弯症を発症する可能性が大きいことを指摘しています。これは、臨床的に家族性成分(家族性発現：constellation)と呼ばれています。

専門家はまた、知覚や筋肉協調に影響する特定の遺伝性欠陥を発見しました。この欠陥は、脊柱側弯症を患う子供の脊椎に異常な発育を引き起こす可能性があります。例として、女性の遺伝子病で、身体的発育と生殖系の発達に悪影響を及ぼすことが知られているターナー症候群は脊柱側弯症と関連があると思われています。

多くの研究から、遺伝子が脊柱側弯症を引き起こす可能性について確かな証拠が示されています。ワイン-デイビスによる研究結果は、単一の優性遺伝子あるいは複数の優性遺伝子が集団として障害を発現する要因になることを示す強い遺伝パターンがあることを示唆しています[6]。一方、カウエルらは、この障害が主に遺伝、おそらく性別に依存する遺伝子に関連づけられることを示唆しています[7]。

しかし、一卵性双生児で兄弟のいずれかが症状を発現し、他方には現れないという症例もあり、理解を難しくさせています[8]。

遺伝子マーカー

　最近の研究では、特発性側弯症を起こしやすくする遺伝子のCHD7には、多様な役割がある可能性をほのめかしています[9]。更に、Texas Scottish Rite Hospital for Children の研究者達も、特発性側弯症のマーカーになる可能性がある遺伝子のCHL1とDSCAMについて言及しています[10]。この施設の専門家によれば、両遺伝子は、神経の成長プロセスと脊髄が成長するべき方向を導くプロセスに関与します。神経経路の機能不全の原因となるこのような遺伝子の損傷は、脊柱側弯症の発症まで追跡することができます。

　研究者は最近まで、脊柱側弯症が骨の疾患として見なされてきたことを指摘しています。しかし、最近の研究で、脊柱変形に関与すると思われる神経経路の存在を示していることから、このような認識は急速に変化しています。

　脊柱側弯症に関わる身体の奇形を誘発する可能性のある遺伝性疾患:

- マルファン症候群
- エーラス・ダンロス症候群
- 神経線維腫症
- アルバース－シェーンベルグ病
- フリートライヒの運動失調
- リウマチ性関節炎
- 骨形成不全症
- クッシング症候群

　脊柱側弯症患者は、非常に高い確立で脊柱変形を持った新生児として生まれてきます。これは、不格好な脊椎あるいは脊椎に発達障害を持つ先天性側弯症と呼ばれます。先天性側弯症は、脊柱形成に何らかの問題があると考えられます。一

般的な例として、半椎もしくは楔状椎があります。さらに、椎体が互いに適切に結合していない、あるいは塊として結合している場合もあります。第 3 章で先天性側弯症について詳しく紹介します。

ホルモン、酵素と生体プロセス

　内分泌系は骨格系と異なる系統に嘱しますが、ホルモンの異常が脊柱側弯症を引き起こすという研究結果があります。メラトニンの例を紹介しましょう。メラトニンは、脳で分泌されるホルモンで、睡眠パターンと成長パターンに関係があります。特定の遺伝因子によって、血中メラトニン濃度は減少し、睡眠中の筋緊張と成長に影響を与えます。　長期的に考えると、これは脊柱の歪みをいっそう悪化させる可能性があります。あるヒヨコの実験では、松果体不全のヒヨコの体腔にメラトニンを注射投与すると、脊柱側弯症の発症を防ぐ結果が観測されました[11]。

　また、メラトニンの欠乏が前庭脊髄の活性に有害効果を与える可能性も観測されています。さらに、そのような障害性シグナルが脳から姿勢コントロール中枢へ伝達されると、正常な背筋の活動パターンを乱します。その一方で、ある研究ではマトリックス金属蛋白分解酵素として知られる酵素の濃度上昇が、変性円板疾患と脊柱側弯症の両方と関連がある事を示しました。

　脊柱側弯症と関連づけられる他の欠損症:

→ マグネシウム---極めて重要な栄養素であるマグネシウムの欠損は、僧帽弁逸脱（MVP）、脊柱側弯症の発現と進行に関連づけられてきています。

→ ビタミンK--- ビタミンK欠乏症は、長時間の出血、骨粗鬆症、そしてその結果として脊柱側弯症に関係があります。

→ ビタミンD---ビタミンD欠乏症は、くぼんだ胸を表わす医学用語の漏斗胸を症状に持つくる病の原因となります。そして、漏斗胸は脊柱側弯症と関系があります。

→ エストロゲンホルモンが低いと、脊柱側弯症と関わりのある骨粗鬆症やオステオペニア(骨減少症) を起こす可能性があります。

このように、ホルモン異常もまた、少なくともある程度は、脊柱側弯症を誘発する可能性があるということが理解できます。

自分への質問

– 背中に診断されていない痛み、または不快感が常にありますか？

– これまでに記載した生理学的または神経性の疾患がありますか？

– 家族にこれまで述べてきた疾患を持つ方がいますか？

– 最近、事故もしくは転倒しましたか、そしてその痛みがまだありますか？

– 身体の外見上に脊柱側弯症の明らかな徴候がありますか (第 4 章でこの徴候について紹介します)?

次の章では、脊柱側弯症で現れる徴候 (サイン)と、自分または家族がその徴候を特定する方法を詳しく紹介します。

熟考すべきポイント

脊柱側弯症の原因の研究は多面的です。おそらく、この理由は、特発性側弯症が最も頻度の高い側弯症であるからでしょう。事実、この疾患の病因は不明であり、そのことが、数少ない予防策が提唱されているものの、側弯症の主要な治療法として装具と外科的手術に重点を置いている原因になっています。

人体のメガにズムは複雑であり、脊柱側弯症の数ある原因の間に明確なラインを引くのは間違いやすいタスクであることを理解してください。病因論は、生理学と神経学にまたがり、さらに遺伝学も含みます。そしてこのことが、読者に曖昧さを与える理由になってはいけないのです。

面白い事実!

→ 脊柱側弯症は予防できません、しかしカーブの進行
　　に影響を与える（遅らせる）ことは可能です。

→ 子供の頃にポリオを患った子は、年をとるにつれ
　　て、脊柱側弯症やその他の変形を発症する場合があ
　　ります。

→ 女性の運動選手やバレエ・ダンサーは脊椎側弯症を
　　発現する可能性がいっそう高い傾向にあります。

第 3 章

脊柱側弯症の種類

知識は、まさに力です。脊柱側弯症治療を始める
準備段階では、病気への包括的な知識を持つこ
とが非常に重要です。治療方法を決定する前
に、まず、あなたが患っている側弯症の種類(タイプ)を知る
ことが、第1ステップです。この章では、側弯症の種類を勉
強します。いろいろな脊柱側弯症について、その特徴、他の
側弯症との区別方法についても紹介します。

構造性側弯症 vs. 非構造性側弯症

種類や起因が異なっていてもすべての脊柱側弯症は、常に
脊椎の弯曲という主要な徴候が見られます。ここ数年の間に
多様な治療方法が開発されており、早期発見と側弯症の基本
タイプの識別が、脊椎の矯正方法に効果的に作用することが
明らかになってきました。

これまでの章で学んできたように、脊椎の弯曲を起こす基
礎原因が、脊柱側弯症のタイプを識別する決定要因です。 例
えば、出生前から発現したと思われる脊椎異常を原因とする
側弯症を先天性側弯症と呼びます。

同様に、脊柱に骨様の変化がある側弯症を構造性側弯症と
称し、脊柱以外から生じる問題および脊柱の骨様の変化がな

い側弯症を非構造性側弯症と称します。また、長期にわたる非構造性側弯症が構造性側弯症を生じさせる可能性もあります。

さらに、各側弯症のタイプは異なる基準に基づいて、より詳しいカテゴリーに分けられます。

構造性側弯症と非構造性側弯症の違いは、ねじれの有無が最も分かりやすく特徴的な識別方法です。このねじれ要素は構造性側弯症を患う人に見られますが、機能性側弯症あるいは非構造性側弯症では見られません。

面白いことに、側弯症は実際、多くの基準をもとに種々の方法で分類されます。基本的なものをあげると:

> → 症状の起因
> → 発症時の年齢
> → カーブの位置

本章の末尾にある図には、側弯症の分類方法を数種、分かりやすくリストしました。

面白い事実・・・

数多くある側弯症のサブタイプもまた、1つ以上のカテゴリーに分類することができます。このため、いくつものカテゴリーに重複して分類されることがあります。例えば、子供に起こる若年性特発性側弯症は、主に特発性側弯症に分類されます。ですが、この側弯症はまた、年齢でも分類されます。同じことが成人特発性側弯症にも言えます。これらの分類方法で混乱しないでください。側弯症は脊椎の変形を起こす要素に基づいて多面的に分類しているとだけ心にとめて置いてください。

ここからは、本書の調査目的のために、タイプ別に脊柱側弯症を説明していきます。

構造性側弯症

　構造性側弯症は、脊椎のねじれを伴う脊柱の側方への弯曲です。典型的な例では、一般的な老化プロセスとして成人に起こる変性側弯症です。脊椎の様々な構成要素の構造や機能パターンが変化すると、このタイプの脊柱側弯症を引き起こします。すでに第 1 章で、脊椎と脊髄のさまざまな部位について学びました。

　構造性側弯症が起こす様々なタイプの脊椎の弯曲は、背骨そのものに何らかの問題があって起るため、通常変形は不可逆的です。症状の対症療法および弯曲の進行を遅らせる適切なライフスタイルの奨励は可能ですが、歪みを元の状態に戻すことは不可能に近いです。

　以下は、次のセクションで紹介する主な構造性側弯症です：

- → 先天性側弯症
- → 特発性側弯症
- → 神経・筋原性側弯症
- → 成人側弯症

先天性脊柱側弯症

　典型的な脊椎の横方向弯曲が起る先天性側弯症は、出生時に存在する欠陥が原因で発症します。むしろまれな脊柱側弯症で、新生児10,000人あたり1人の割合で発生します。しかし通常、乳児が思春期に達するまで奇形は明らかになりません。

　乳児は次の3つのタイプの奇形により先天性側弯症を起こすと考えられています。それぞれを詳しく説明していきます：

1. 椎骨の離開不全 /分割不全

　胎児形成の初期段階の脊椎は、一本の組織として形成されます。妊娠月が進むにつれて、この柱が1つ1つに分離し、最終的に骨質で椎骨状の小さなセグメントを複数形成します。この分離プロセスが不完全な状態で残り、脊椎の部分的な融合が起こることがあります。その結果、2つ以上の椎骨が「融合」または結合した棒状の骨を形成します。この棒状の骨は、正常な骨成長パターンを阻害し、成長に従い脊椎の弯曲を引き起こします。

　詳細は、このセクションの最後にあるイラストを参照ください。

2.椎骨要素の形成不全

　片側の椎骨要素が部分的または完全な形成不全だった場合、楔状脊椎または半脊椎として知られる先天性奇形が現れます。棒状の骨が、脊柱の片側で起こり半椎骨が反対側に起こった場合、成長への重篤な問題が発生します。放置すれば弯曲が急速に進み、小児の成長に深刻な問題を引き起こします。

3. 代償性弯曲

　背骨に弯曲が起こると、直立姿勢を維持しようと弯曲のバランスをとり、反対方向に別のカーブを形成します。代償性弯曲は、弯曲の上または下に起こります。

　また、Mayer-Rokitansky-Küster-Hauser（MRKH）症候群など、性特異性障害が先天性側弯症を引き起こすこともあります。さらに、先天性側弯症を持つ新生児には、尿生殖路の身体構造上の異常や先天性心疾患といった他の先天性異常も併せ持つ可能性が高いことが観察されています。

　上記のすべてに加えて、多くの場合、レット症候群を持つ子どもにも脊柱側弯症の兆候が見られます。レット症候群は、X染色体の突然変異に関連がある希な疾患であり、主に女の子が発症します。

楔（けつ）状椎, 半側椎骨, 塊状椎 および 未分節椎骨

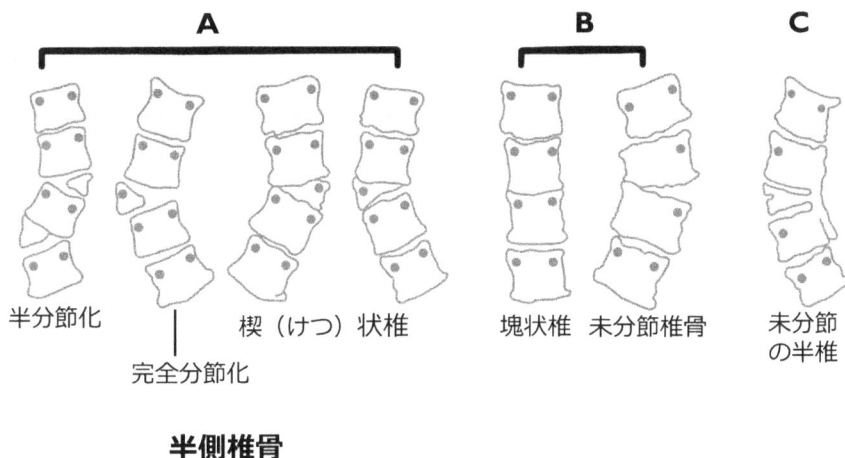

A   B   C

半分節化   楔（けつ）状椎   塊状椎   未分節椎骨   未分節
                                                          の半椎
完全分節化

半側椎骨

特発性側弯症

　特発性側弯症は、説明できる理由や原因がなく、おそらく最も一般的な側弯症です。基本的には、理由や原因が分かっていない側弯症すべてを、特発性側弯症と称します。数十年にわたって、研究では、遺伝や骨格、科学的要因、神経学的要因および筋肉性の要因など特発性側弯症の原因となり得る要因が分析されてきました。

　特発性側弯症と診断された患者へのMRIを使った大規模調査では、患者の約4%〜26%に、脊髄空洞症やアーノルド・キアリ奇形など神経の異常があったことが報告されました。

　成人にも発生することはありますが、一般的に特発性側弯症は小児、特に側弯症がなければ正常な骨格成長している様に見える小児に発生します。

　小児の特発性側弯症は、側弯症が発症した年齢に基づいて、更に3つのサブカテゴリーに分類されます。それでは、各特発性側弯症の詳しい説明をしていきましょう。

幼児特発性側弯症

　誕生から3才になるまでに発症する脊柱側弯症は通常、乳幼児特発性側弯症と呼ばれています。通常、このタイプの脊柱側弯症は無痛で、女の子よりも男の子にはるかに多く見られます。約1%の特発性側弯症が、この乳児特発性側弯症です。理由は説明できませんが、乳児性の側弯症では脊椎が左方向へ弯曲することが多く、主に胸椎に発現します。

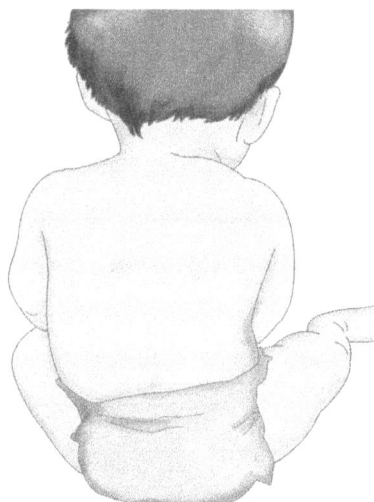

生後20ヶ月の
乳幼児特発性
側弯症

　また、弯曲が生後3年以内に発生した場合、時間の経過によって治る可能性があることが研究で示めされました。1965年にロイド・ロバーツとピルチャーは、ほぼ92%の乳幼児特発性側弯症が生後1年以内に治ることを報告しています。

　また、5才までに側弯症あるいは脊椎の弯曲を発症した小児には、心肺の異常が見られるケースがよくあります。

　専門家は、乳幼児特発性側弯症と幼児の脊椎に「S」字型の弯曲を引き起こす原因を以下の様に説明しています：

→ 子宮内での形成が弯曲の発生に関与する場合があります。子宮内で、母胎の子宮壁が胎児の片側に異常な圧力を加えたか、胎児が異常な体勢に置かれた結果、弯曲が起こります。

→ 出産後に加わった外圧による弯曲。長時間クリブや
ベッドの中で仰向けまたは頭が下になる位置で置か
れたことでかかった圧力により弯曲が起ります。こ
のような場合、異常な圧力が背中にかかり、脊椎の
アライメントに深刻な影響を与えます。こういった
理由で、乳幼児特発性側弯症では、よく斜頭蓋症あ
るいは頭骨偏平と関連づけられているのです。

　上記が主な原因とされていますが、これらはまだ、仮設の
段階です。そして、これらを実証するために更なる調査・研
究が必要とされています。

若年性特発性側弯症

　若年性特発性側弯症は、3歳〜9歳の間に発症します。乳
幼児特発性側弯症と違い、この側弯症は男の子より女の子に
多く発症し、弯曲の進行が早く大変危険なため早期の治療が
必要となります。若年性特発性側弯症患者109人を対象とし
た比較試験では、10歳までは弯曲の進行速度が1〜3度/年で
あったのに対し、10歳以降では進行速度が4.5〜11度/年で
あったことが報告されました。若年性特発性側弯症を患う子
供は、しばしば進行性で左方向に弯曲する胸椎カーブが見ら
れ、異常な毛深い斑点があることがあります。また、高頻度
で脊髄空洞症や脊髄正中離開などの脊柱疾患を併発していま
す。

面白い事実…

若年性特発性側弯症は、おそらく、脊椎に大きな成長
がない時に起こる唯一の特発性側弯症です！

　乳幼児特発性側弯症よりもわずかに発症頻度が高い若年性
特発性側弯症は、確認されている全特発性側弯症例の約12
〜21％を占めます。若年性特発性側弯症には、明らかなパタ

ーンがあります。3歳〜6歳では男女ほぼ同じ数の弯曲を発症する傾向にあり、より年齢が大きい6歳〜10歳では女の子の発症頻度が男の子よりも高い傾向にあります。

このタイプの特発性側弯症は進行性のため、タイムリーで正確な診断と管理を必要とします。

思春期特発性側弯症 (AIS)

10〜18歳の思春期に発症する特発性脊柱側弯症では、10°を超える横方向の脊柱弯曲が起こります。AISで最も重要なことは、男の子より女の子により多く発症します。これはおそらく若い女の子が注視されていること、思春期の身体的成長が早いこと、弯曲の進行が早いことが理由であると思われます。実際に、全AIS症例の60〜80%は若い女性です。AISは、最もよくある脊柱側弯症のタイプで、9〜14歳の少なくとも4%がこの側弯症を発症しています。またAISは、脊柱変形の家族歴を持っている子供によく見られます。

ご存知ですか・・・

思春期特発性側弯症（AIS）は、側弯症の中でも予後が最も良いタイプです。これは、適切なタイミングで検出された場合、病気管理と治療成功の可能性が最も高い傾向にあると言うことです。

しかし、AISは脊柱の歪みを放置すれば、弯曲が急速に進行し、重度の変形をもたらすことに留意することが大切です。また、これらの変形は、思春期の子供に大きな心理的苦痛や身体障害を引き起こす可能性があります。更に、椎骨のねじれにより、胸郭が圧迫を受け、最終的に心肺機能に影響を与え、息切れ等の重篤な症状を引き起こす可能性もあります。

特発性側弯症の形態 – 主な事実

乳児特発性側弯症	若年性特発性側弯症	思春期特発性側弯症
年齢：3歳まで	年齢：3歳〜9歳	年齢：9歳〜18 歳（成人）
男の子に発症が多い	女の子に発症が多い	女の子に発症が多い
全特発性側弯症の1%	全特発性側弯症の12〜21%	最も一般的な特発性側弯症

神経・筋原性側弯症

神経を意味する「neuro」という単語から派生したこのタイプの脊柱側弯症は、神経疾患もしくは筋力低下を原因とした脊柱の発達異常により起こります。言い換えると、神経・筋原性側弯症は脊柱を支える神経と筋肉の制御の欠如から起こります。

脊柱の成長、アライメントおよびバランスを支える筋肉の機能には特定のパターンがあります。神経や筋肉の正常な機能を変化させる神経筋原性疾患は多く存在し、疾患の結果または疾患に関連する症状として脊椎が弯曲を起こします。そして通常、この弯曲は進行性です。

特発性側弯症の原因となる神経筋機能障害には、2つの分類があります:

→ 神経障害性(側弯症) ーこれは、脳性麻痺などの病気により神経機能に起こった異常が原因で発生した脊柱側弯症の用語です。

→ 筋障害性(側弯症) ーこれは、筋ジストロフィーなどの疾患で起こる筋機能異常が原因となって発症する脊柱の弯曲のことです。

ここに、このカテゴリーの脊柱側弯症を引き起こす一般的な神経筋疾患をいくつかリストしています:

- 脳性小児麻痺
- 二分脊椎
- 脊髄腫瘍
- 神経線維腫症
- 筋ジストロフィー
- 麻痺性症状

大切な事実…

これら疾患の多くは、小児期に神経筋の変化を引き起こします。ちなみに、この時期は、身体や脊椎が成長し、身体成長へのニーズを満たすために筋や神経が調整している時期です。つまり、脊椎が受ける被害が最も大きな時期でもあります。

神経・筋原性側弯症に関するいくつかの重要な事実を勉強しましょう:

→ このタイプの脊柱側弯症を患う子供には通常、胴、首と頭の協調不全があります。

→ 多くの場合、脊椎の異常な前方弯曲である脊柱後弯症を併せ持っています。

→ 幼い時期に弯曲が発症した場合、はるかに高い確率で弯曲が進行します。同様に、初期の診断で、すでに深刻な弯曲があった場合、はるかに速い速度で進行する傾向にあります。

→ 神経・筋原性側弯症の弯曲は長く、尾てい骨まで伸びています。

→ この側弯症を患う子供には、骨盤傾斜がある可能性があります。骨盤傾斜は、骨盤の片方が他方よりも上に位置し、骨盤が傾斜している状態です。

→ 大きな胸椎の弯曲（80°以上）と脊柱前弯過度の弯曲または後弯曲、肺の疾患を併せ持つ場合があります。

神経・筋原性側弯症の弯曲は通常、特発性側弯症よりはるかに速く進行します。歩くなどの通常の身体的活動を行うことができる子供もいますが、多くは思春期までに車いすに頼らなければいけなくなります。

成人脊柱側弯症

あなたの年齢が進むと、脊椎の軟部組織や他の構成要素が摩耗や裂傷を起こし、それが、脊椎の弯曲につながります。専門家は、成人脊柱側弯症を、骨格的に成熟した人の10°以上（コブ法）の脊椎弯曲と定義しています。

変性側弯症は、学術的に3つのタイプに分類されています：

1. 真性変性側弯症

本来、正常な脊椎を持つ人が、老化によってわずかな弯曲が発症した状態を真性変性側弯症と呼びます。この真性変性側弯症を、文字通り老齢ために新規に起こった成人変性側弯症（adult degenerative scoliosis）を意味する新規 (DENOVO) ADSと呼ぶ専門家もいます。

成人側弯症では、椎間板の老化による変形が起こり、萎縮を引き起こした結果、特に椎間関節などの脊椎の後部要素に機能欠如を起こします。最終的には、問題となる脊椎分節で軸のねじれが起こり、脊柱が横方向に不安定になります、これに続き、脊椎靭帯が弛緩または曲がりやすくなります。

2. 変形性の特発性カーブ

乳幼児、若年または思春期脊柱側弯症をもつ人は、老化プロセスにより弯曲がさらに悪化します。弯曲は小児期にその起源を持っているものの、加齢に伴う変性によりさらにカーブが悪化する可能性があります。

3. 二次的原因

　成人の生活の中には、弯曲の発症につながる原因がいくつもあります。例えば、腫瘍、骨折、外傷や事故などです。

非構造性側弯症（機能性側弯症）

　非構造性または機能性脊柱側弯症は、もう1つの側弯症のタイプです。構造性脊柱側弯症は、基礎となる脊髄疾患または障害を起因として生じますが、非構造性脊柱側弯症は、直接的には脊椎の病気と関係がないと思われる問題が起因となります。この側弯症の弯曲を起こす原因は、体の他の部位の問題、進行中の疾患、生活習慣など多数あります。

　大きく分けると、非構造性脊柱側弯症は4つの異なるタイプに分類することができます：

→ 代償性弯曲—非構造性側弯症である代償性脊柱側弯症の主な基礎原因は、脚の長さの不一致です。このタイプの脊柱側弯症は、このような不一致を調整する体の働きの結果として発生します。

→ 坐骨性—坐骨神経によって引き起こされる痛みをコントロールし避けようとして体を片側に傾斜させることで、徐々に脊柱側弯症を発症することがあります。

坐骨神経とは？

　坐骨神経は、体の中で最も長く、最も大きい神経です。この神経に沿った痛みが下肢に強い不快感、しびれ、うずき等を引き起こします。

→ 炎症性側弯症—このタイプの非構造性脊柱側弯症は、虫垂炎や筋肉の痙攣などの炎症によって引き起こされます。

→ 姿勢性側弯症—長期間の不適切な姿勢習慣により引き起こされる非構造性脊柱側弯症です。きちんと管理することで改善する可能性があります。

構造性脊柱側弯症とは違い、機能性または非構造性脊柱側弯症はカーブが治る可能性があります。言い換えると、悪化の要因をコントロールすることができれば、脊椎を正常なアライメントに戻すことができます。

カーブの位置による分類

上記の基準とは別に、カーブの位置とタイプによって脊柱側弯症を分類することができます。これらの基準に基づいて、脊柱側弯症は3つのタイプに分類されます。

1. 胸椎側弯症：脊椎の胸部領域が弯曲している脊柱側弯症です。通常、カーブは背中の右側に見られます。
2. 腰椎脊柱側弯症：名前が示すように、この脊柱側弯症の大部分は腰椎や腰の領域に集中しています。また、弯曲は、脊椎の左側に多く見られます。
3. 胸腰椎脊柱側弯症：この症例では、カーブは主に胸椎と腰椎が接する部位で起こります。

チャートと図表

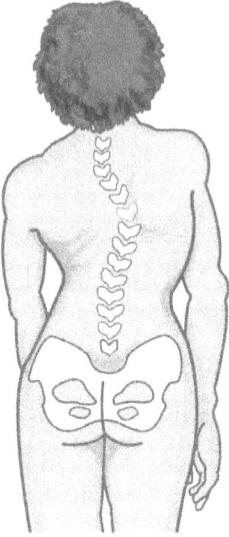

胸椎カーブ

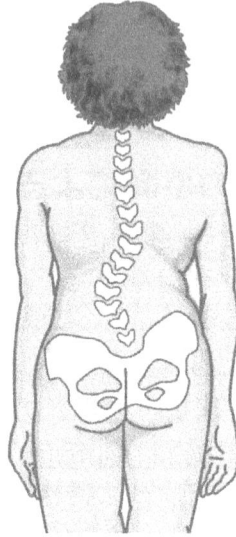

腰椎カーブ

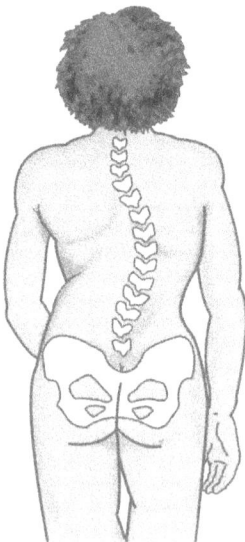

胸腰椎カーブ

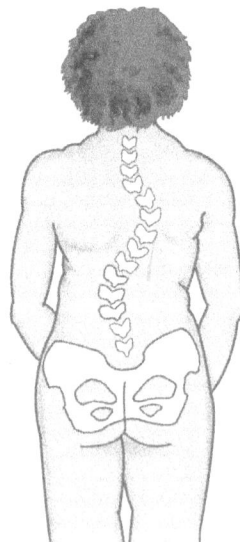

ダブルカーブ

側弯症の分類

（1）構築性側弯症（原因に基づく、非可逆的な弯曲）

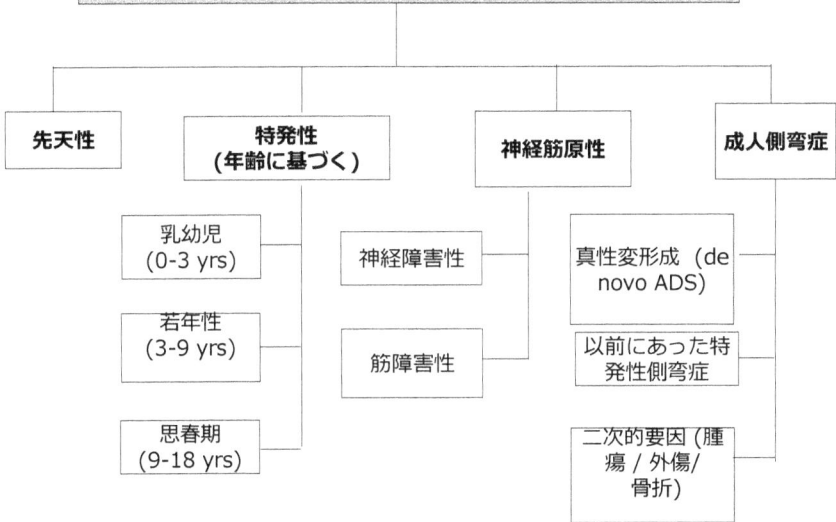

- **先天性**

- **特発性（年齢に基づく）**
  - 乳幼児（0-3 yrs）
  - 若年性（3-9 yrs）
  - 思春期（9-18 yrs）

- **神経筋原性**
  - 神経障害性
  - 筋障害性

- **成人側弯症**
  - 真性変形成（de novo ADS）
  - 以前にあった特発性側弯症
  - 二次的要因（腫瘍 / 外傷/ 骨折）

（2）非構造性側弯症 (原因に基づく、可逆的な弯曲)

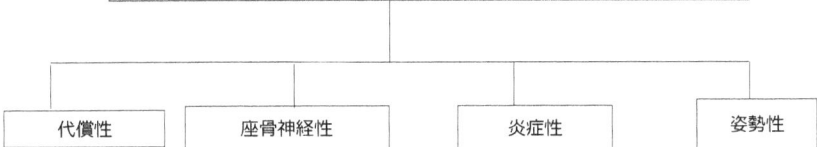

- 代償性
- 座骨神経性
- 炎症性
- 姿勢性

(3) 弯曲の位置による分類

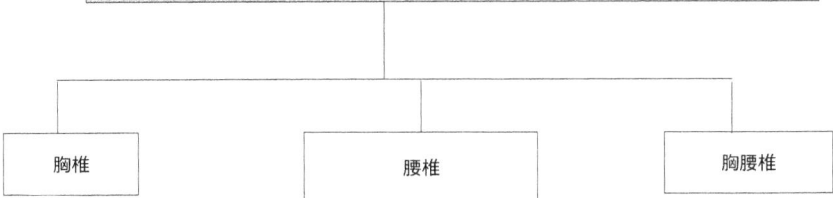

- 胸椎
- 腰椎
- 胸腰椎

第 4 章

病気の見分け方

こ の章では、脊柱側弯症の最も重要な徴候、一般的なものと希な症状について紹介していきます。成人や子供の脊椎側弯症に起こる外見上の初期変化を発見する(確認する）方法を紹介します。また、脊椎側弯症と関連する痛みと痛みの多様な形態についても説明します。さらに、緊急の治療が必要である息切れや胸痛といった比較的まれですが重大な症状についても紹介します。

身体的な異常

身体の外見的な不均衡は脊椎側弯症の鍵となる症状です。この症状は、成人と子供の両方に見られ、姿勢の明らかな変化と脊椎の弯曲によって定義されます。専門家は、これらの変化を脊柱の異常な方向への弯曲あるいは体の各部とシステムに影響を与える可能性がある不均衡と呼びます。

脊柱側弯症がどのように体に影響し、体を変えていくのか知ることは、この病気を見つける上での最初のステップです。簡潔に言うと、脊椎の変形が起こると:

→ 外見が変化します。

→ 座る、立つ、歩く等の日常動作に変化が起きます。

→ 日常活動のすべてに変化が起きます。

以下のセクションで、その身体的徴候から、痛みの特徴、そして息切れや胸痛のような比較的希な症状まで、側弯症の状態を見極めるために使用できる詳細で分かりやすいガイドを提供します。

　さらにこの章の後半を読み終えると、あなたの症状がどの程度進行しているのか、どの段階で実際に外科的矯正を考えるべきかを分析することができるようになるでしょう。

　脊柱側弯症の最初の徴候は、すべての年齢層を通じていくぶん共通していますが、若い子供や思春期、10代の子供により顕著で、それ故に見つけることが容易な骨格の変化もあります。ここで、若年層の特に骨格系に起こる外見上の変化をよく見られる順に上位10症状をリストしました。

脊柱側弯症で起る変化の上位１０

1. 片方の肩甲骨が他方より高く、より突出している
2. 肩がまるまって見える
3. 片側の腰が他方より突出している
4. 片方の腕が他方より長く見える
5. 特に横たわるとき、１本の脚が、他方より短く見える
6. 服が不揃いに掛かる
7. 胸部（郭）がくぼんでいるように見える
8. 非対称のウエストライン
9. 片側の胸郭がより突出している
10. 異常な腹部のしわがある

重要なメモ

　体全体は脊椎によって直接的あるいは間接的につながれています。そのために、脊椎の変化が体全体のアライメントを変化させ、身体の異常や怪我、機能低下さらに関節の痛みなどをもたらします。ここで、先に述べたいくつかの徴候をより詳しく見ていきましょう：

→ **肩はなぜ不均等になるのですか？**

　脊柱の凸形弯曲がある方の肩は、凹形弯曲がある方の肩と比較してより高くなります・・・

→ **全身はなぜ不均衡になるのですか？**

　標準的な、健康な成人の骨格構造では、頭骨のてっぺんが骨盤骨の中央と一直線上にあります。

　脊椎の側方弯曲を副次的に起こす脊椎側弯症がある場合は一直線上にきません。従って、体全体のアライメントがずれた状態になります・・・

→ **片方の腰はなぜ高くなるのですか？**

　顕著な弯曲が腰部ある場合にこの状態が起こります。そして実際、脊柱側弯症の最もよくある顕著な身体的徴候の１つです。

→ **背骨の上の皮膚に何が起こりますか？**

　神経線維腫症（レックリングハウゼン病）のような病状、皮膚に赤い小斑点、うろこ状、あるいは通常より毛深い状態が背骨の上の皮膚に現れます。

ご存じですか

　脊柱側弯症による身体の変化は、通常、家族か友人が最初に気付きます。筋肉系の問題と脊椎側弯症を間違えることは非常によくあります。

　少しでも該当する脊柱側弯症の徴候に気付いたら直ぐに、医者に相談してください。放っておくと、状態が急激に悪化するかもしれません！

次の章で、脊柱側弯症の有無を確認するための特定のテスト、特に骨格の構造に生じる変化に基づいたテストを紹介します。

上記に加え、赤ん坊と新生児の脊椎側弯症には、特に以下の症状が見られます：

→ 赤ん坊の背中または胸の片側に目で確認できる隆起がある。

→ 赤ん坊がいつも同じサイドで横になる。

知っておいて欲しいこと…

多くの場合、子供の脊柱側弯症の初期徴候に気付かないことがあります。時間が経ち弯曲が悪化して目に見える段階になってから気付くことがあります。それ故、定期的な学校の身体的検査で徴候が見つかった場合、軽微でも注意を払い、医師に助言を求めることが大切です。早期発見は、実際、医師等が弯曲の進行を止めるもしくは遅らせるのを助けます。

成人側弯症における初期の徴候

若年層で観察された上記の徴候に加えて、成人に現われる特有の身体的変化と異常があります。これらは骨性の脊柱が神経系を圧迫して起こります。この場合、あなたは下記のいくつかの症状に気付くでしょう：

- 尿失禁あるいは膀胱制御不能
- 腸失禁あるいは排便調節の損失
- 下肢、あるいはつま先の衰弱、しびれ
- 男性では、勃起障害あるいは勃起の維持ができない

その他、成人に特有の徴候がいくつかあります：

- 女性では不均等な大きさの胸

特に、脊椎の弯曲がある側の皮膚の手触りあるいは外見に目に見える違いがあることもあります。

痛みのすべて

痛みとの脊椎側弯症の関係をより詳しく見ていく前に、痛みを理解するためにほんの少し時間をとりましょう。

痛みを感じるとはどういうことでしょう。それはただの不快感ですか？それは耐えることができない痛みですか、他の身体的異常の徴候、あるいは病気か近い将来起こるかもしれない障害の徴候ですか？

専門家は、痛みを知覚神経によって脳に伝えられた不快感と定義しています。単なるセンセーションに加えて、痛みには次の３つの側面もあります：

→ 痛みの身体的な認識
→ 不快の認識
→ 主観的/ 独立した不快の認識

脊柱側弯症と痛み

脊椎の弯曲が初期段階にある場合、患者の年齢に関係なく、多くの場合、脊柱側弯症の痛みはありません。これはまさしく、これまで説明してきたように、なぜ初期に気付かず、脊柱側弯症の身体的徴候が現われ始めるポイントまで進行するかの理由です。ですが、異常な筋収縮、けいれん、カーブに付随する問題がある場合、初期にも脊柱側弯症の痛みが起きる場合もあります。

脊柱側弯症の痛みはどこから来ますか？ 骨あるいは筋肉からですか？ それは神経起因性の疼痛ですか、あるいは関連痛ですか？ 専門家はこれらの痛みはすべて、筋肉の痛みであると言います。簡単言うと、脊柱側弯症の痛みは、周囲の損傷を受けたエリア、常に縮んでいて弛緩できない筋肉から発生します。これらの筋肉は常に収縮した状態であるため、いつまで経っても痛みを持ち続け、最終的に脊柱側弯症の痛みとして認識されます。

痛みの特徴

　背痛と絶え間がない筋肉痛は、脊柱側弯症の最初で最も一般的な徴候の１つです。　このタイプの痛みは、次の特徴の１つ以上を持っているでしょう:

- 座位/立位で痛みが増し、仰向きに寝るか横向きに寝た場合改善する。

- 姿勢にかかわらず絶え間がない痛みがある。

- 立っているか歩いている時に脊椎から腰、下肢、たまに腕へも移動する痛みがある。

　変形性脊柱側弯症などの特定の状態には、付随する痛みも典型的な特徴を持っています。変形性脊椎側弯症に伴う痛みは、一般に次の特徴の１つ以上を持ちます:

　→ 時間をかけて痛みが起こり、身体的活動に伴い痛みが引き起こされる。

　→ 朝に最も悪く、活動始めると徐々に軽減する。

　→ 1日の後半に悪化する。

　→ 脊椎の椎間関節に圧力がかかり、座っているよりも立つか歩くと痛みが増す。

　→ 立つか歩くと痛みがあり、特に下肢に痛みがある。

　興味深いことに、脊椎側弯症の痛みは本当に存在するか、あるいは単なる不快感を進行中の痛みや慢性の痛みと感じているのかいう論議がしばしばあります。研究では、脊椎側弯症の痛みが10ポイントの痛みスケールで８をマークするのに対し、歯痛は通常、最も悪い段階でも最高６をマークする程度であることを指摘しています。

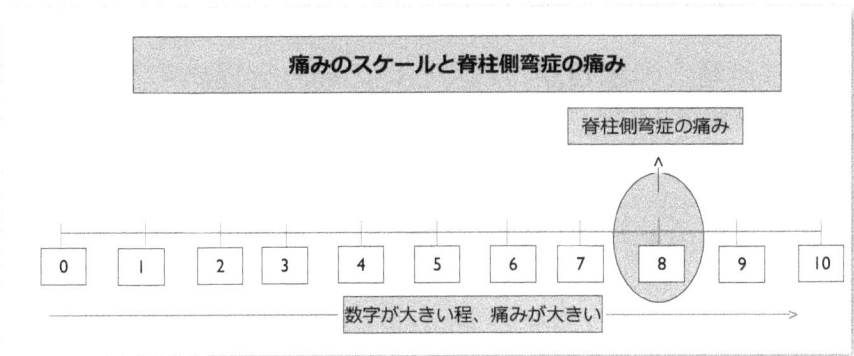

痛みのスケールと脊柱側弯症の痛み

脊柱側弯症の痛み

| 0 | 1 | 2 | 3 | 4 | 5 | 6 | 7 | 8 | 9 | 10 |

数字が大きい程、痛みが大きい

痛みの型

　脊柱側弯症の患者が感じるすべての痛みは、専門家によって大まかに2つに分類され論じられます。これは病気の身体的な面と、病気に関連する心理的要因の全領域をカバーします。

症候性の痛み

　症候性の痛みは実際に脊椎に影響を与える原因と関係があります。脊椎の構成要素や背筋、一部の内臓でからさえも痛みは生じます。この痛みは骨格と骨格の摩擦、神経の圧迫あるいは臓器への圧迫などが原因で発生します。

心身症的な痛み

　脊柱側弯症の疑いのある患者は、陽性の診断を受けることに対し不安感を持つ場合があります。実際の痛みを起こす生物学上の原因が無いにも関わらず、この恐れが原因で、患者の脳が単なる不安から苦痛を伴う症状を作り出します。この痛みのタイプは、体から起こる症候性の痛みとは対照的に、精神から生じ、精神が伝達します。このような精神-感情的な原因から生じている痛みは実際の臨床的な治療より、知識修得と行動療法にずっと良く反応する可能性が高いです。

痛みと脊柱のカーブの位置

　脊柱側弯症の患者がどれぐらいの痛みを経験するかは、年齢や最重要なカーブの位置などの要因に依存します。

　例えば、胸（部）あるいは背中にカーブがある場合、たとえそれが、90°〜100°に達するカーブであっても、多くの場合あまり痛みを伴いません。これとは反対に、45°以上の腰のカーブは、ほとんどの場合痛みがあります。

異常な肺機能と胸痛

　呼吸経路、心臓、肺あるいは血管をなどの体内のすべての内臓群とその関連する機能に影響を与える疾患は多数あります。参考までですが、息切れが臨床的に呼吸窮迫として表現されるのに対して、過呼吸は過剰な速い呼吸を指す用語です。

　およそ70°を超える胸椎側弯症がある場合、胸部カーブは実際に心臓と肺を収容するスペースを侵害し始めます。　もしこの過程が一定期間を超えて続く場合、肺と心臓機能が実際に損なわれ、息切れや胸痛を引き起こします。

　研究では、治療されずに放置するとおよそ脊柱側弯症の0.2%〜0.5%は、最終的に胸郭内のスペースが制限される段階に達し、心肺機能に影響を与えることを明らかにしています。この段階で、肺は必要より強く機能することを余儀なくさせられ、それが息切れと胸痛というかたちで症状を現わします。

　息切れは、主に脊柱側弯症の第3期の症状です（章末のテーブル参照）。これは、脊椎弯曲が起っても息切れはすぐには発症しないということです。その代わりに、カーブが進行すると胸や肺をを冒し、息切れが発症し始めます。実際、脊柱のカーブが悪化すると、胸郭のねじれも起こります。　そして、このねじれが心臓と肺に大きな圧力を加え、顕著な息切れ、あるいは呼吸困難を導きます。　言い替えれば、この現象によって、胸部スペースを失い自由に呼吸する能力が抑制されるのです。

　カーブの位置と息切れの間に、もう1つ相関関係があることを示す研究があります。例えば、胸椎に50°以上の弯曲がある患者は、息切れや死に至るリスクも比較的高くなります。

脊柱側弯症と息切れ

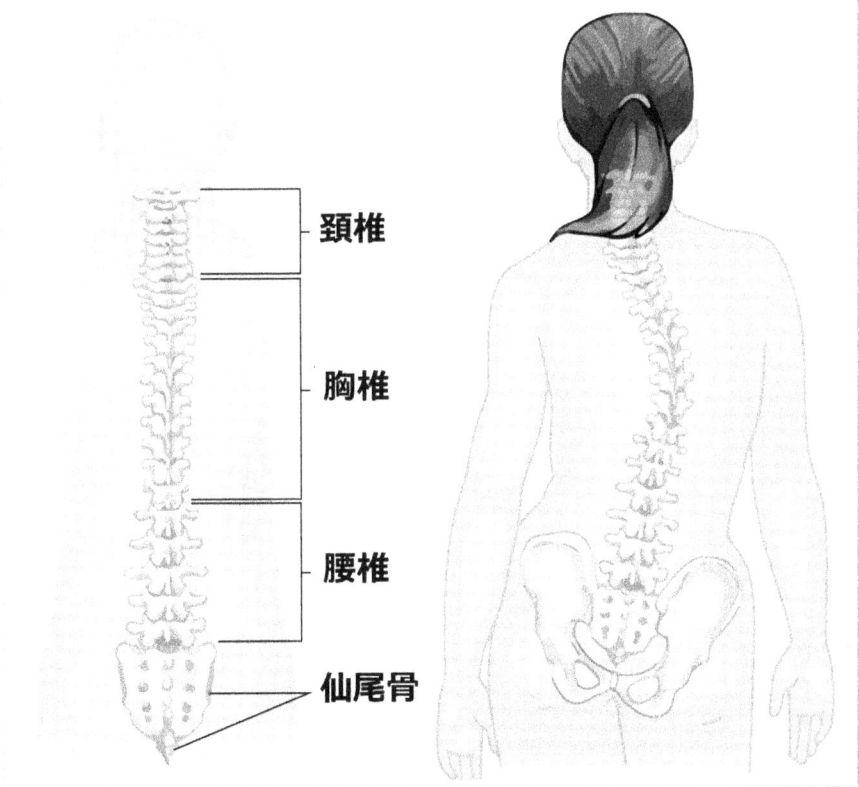

頸椎

胸椎

腰椎

仙尾骨

ここまでの学習で、最初の診断で息切れと胸痛は初期症状としても現れますが、脊柱側弯症の診断から数年後にもこの症状が現れることがあることを知って置いてください。若い頃に脊柱側弯症と診断された子供にはしばしば、弯曲がすでにその進行を止めたと確認された後、10年から12年後に突然、息切れや胸痛を報告するケースがあります。

脊椎側彎症の徴候 – 第3ステージ

ステージ 1 — 初期

姿勢のわずかな変化	即時に外見上見えるか	いいえ
	痛み	いいえ
脊柱の側彎	検出が可能か	はい、スクリーニングで
体の不均衡／アライメントの崩れ	治療が必要か	治療と管理が可能

ステージ 2 — 進行期

姿勢の外見上に明らかな傾斜	即時に外見上見えるか	時による
	痛み	軽度の痛みを発症
目立つ脊柱の側彎	検出が可能か	はい、スクリーニングで
体の不均衡／アライメントの崩れが進行	治療が必要か	治療と管理が可能

ステージ 3 — 急性期／重篤彎曲

外見上の急激な変化	即時に外見上見えるか	はい
	痛み	慢性、常時
身体障害の開始	検出が可能か	はい
息切れ、胸痛	治療が必要か	装具、理学療法、外科手術

第 5 章

病気の発見と診断

　　こまで、脊柱側弯症の存在を知らせる初期の明らかな徴候について学んできました。ここからは、スクリーニングに使われる診断ツールへと話を移しましょう。また、スクリーニングのさまざまな利点と欠点、そして各スクリーニング・ツールの特徴を紹介していきします。

スクリーニング－プロセス、特徴、利点＆欠点

　スクリーニングは、健康診断時に特定の疾患があるかどうかを検出するために行う一連のプロセスに使う医療用語です。脊柱側弯症のスクリーニングは、側弯症を識別するために行う身体検査のことを示します。

　このスクリーニングの主目的は、姿勢検査からの結果を確認すること、あるいは否定することです。そして検査で検知された目に見える変形から実際に体内で脊柱がどの程度弯曲しているのかを予測することです。

　アメリカの慢性疾患委員会 (The American Commission on Chronic Illness) は、スクリーニング・プロセスを「素早く適用できるテスト、検査、その他の方法によって、確認されていない病気または欠陥を推定的に識別すること」と定義しています。

脊柱側弯症のスクリーニング –目的

　脊柱側弯症のスクリーニングは、主に身体の動きを基本にしています。そして、多くの子供にスクリーニングを受けさせる機会があることから、学校で実施する場合が多いです。

　ここで、側弯症にとってこのようなスクリーニングがなぜ重要であるのかを考えることは大切です。脊柱側弯症の疑いがある症例に対する確認検査は、主に脊椎の変形を起こす側弯症以外の原因を排除することが目的であると専門家は指摘します。　基本的に、除外診断である最初のスクリーニングは、医師が弯曲の遠因（2次的要因）と関連する症状を除外する助けをします。　ここに、スクリーニング・プロセスを通して、除外する必要がある遠因をいくつか紹介します：

- エーラー-ダンロス症候群とマルファン症候群などの結合組織の遺伝性疾患
- 脊髄空洞症、脊髄係留症候群と脳性小児まひなどの神経性障害
- 発育的股関節形成異常、クリッペル-ファイル症候群などの筋骨格の問題

学校でのスクリーニング − 特徴

アメリカ合衆国のほとんどの州は、脊柱側弯症の学校スクリーニング・プログラムのガイドラインを義務的あるいは自発的に取り入れています。次のセクションでは、スクリーニング・プロセスのさまざま特徴を詳しく説明します。そしてこの調査の主要ポイントをお話します。更に、スクリーニング・プログラムの効力、利点と欠点そしてスクリーニングの必要性についても論じていきます。

思春期特発性脊柱側弯症（AIS）が、他の側弯症より遙かに高い発症率であることは確かな事実です。その結果、思春期の学童を対象とする診断とスクリーニングの必要性をもたらしました。

伝統的に学童への脊柱側弯症スクリーニングは、年齢毎のグループに分けて実施します:

→ 第1シナリオ − 10-15歳の女の子と男の子
→ 第2シナリオ −10-12歳の女の子と13-14歳の男の子

ここで、もう少し詳しくこのグループについて説明します。

第1シナリオ

子供たちが10-15歳の時にスクリーニングを受けると、非常に早い段階の背骨のカーブを検出することができます。 これは、続いて起こるかもしれない多くの合併症を防ぎます。しかしながら多くの場合、このプロセスは費用が高く、非常に時間がかかります。

第2シナリオ

このような選択的な方法でスクリーニングすることで、医療チームが高リスクの子供たちに集中することができます。しかし、脊柱側弯症の可能性があるケースを見逃す可能性も高くなります。

一方、検査をしない場合、大幅な時間とリソースの節約ができます。しかし、これは合併症とカーブがより進行すると

いう観点から、長い目で見ると、より予算がかかることが想像できます。

面白いはなし…

このように過度で広範囲にスクリーニング・プログラムが実施されていても、まだなお、多くの子供が診断されずにいるという事実には驚きませんか？　専門家は、服装のスタイルと流行を理由にしています。子供たちの多く、特に10代の子供達がルーズで、ファッショナブルな服装を着る中で、緩慢に進行する弯曲に気付かない可能性は非常に高いのです！

考察

この数十年で、脊柱側弯症のスクリーニングは、特に思春期特発性脊柱側弯症の検出を目的とした定期的な学校検診にほぼ統合されてきました。前の章で、カーブがより進行することを防ぐために、この年齢層の脊柱側弯症を早期発見することがどれ程重要であるか説明しました。

定期的な研究報告や様々な行政機関が発布しているガイドラインは、脊柱側弯症の定期的なスクリーニングとその後の治療のために弯曲の報告を義務とすることを支持しています。アメリカ整形外科医アカデミー（The American Academy of Orthopedic Surgeons）は、11～13歳の女の子と13～14歳の男の子に定期的なスクリーニングを奨励しています。同様に、1996年に米国の予防医学特別委員会（the U.S. Preventive Services Task Force）が発表した指針は、医師らに対し健康診断で目立った弯曲が診られた思春期の子供には注意を払うよう指示しています。

しかし、通常のスクリーニングに、このような高い警戒態勢と過大なストレスを置くことにも問題があります。それは、思春期の子供の問題にならない程度のカーブを検出した場合でも、学校から医療施設に紹介が過度に行われることです。しかしながら、一連の研究で、多くの診断ツールが使われるケースでさえ、過度の紹介が行われていることが示され

ており、脊柱側弯症の身体検査のみが、このような紹介過剰の問題を起こしているわけではないことを意味しています。

同じように、インストラクションやガイドライン間の矛盾もあります。例えば、アメリカ小児科学会（American Academy of Pediatrics）は、10歳、12歳、14歳、16歳に行う通常の健康診断でアダムス式前屈検査（Adam's　Forward Bend　Test）の実施を奨励しています。しかしながら、先に述べた矛盾のように、この勧告は既存の証拠によって立証されているわけではありません。

危険性の高い年齢の子供たちに学校外で定期検査を受けることも奨励されます。アメリカ小児科学会は、10歳〜18歳の少女と少年に、年1回の健康診断の実施を推奨しています。理想的には、この健康診断に異常な背骨の弯曲に注目した定期的な背骨の検査を含むことが期待されています。

身体検査

前の章では、背骨の変形があることを警告している脊柱側弯症の初期症状について見てきました。姿勢の明らかな変化や骨格構造の明確な不均衡がある場合は、より系統立てた結果重視の脊柱側弯症スクリーニングが必要であることを指摘しています。

こういった意味で、姿勢検査が終わると第1ステップとして神経学的検査と詳細な身体検査が行われるのです。脊柱側弯症の疑いのある場合、詳細な身体検査で以下の評価項目をよく使います：

- 外観の明らかな不均衡さ
- 動作の制限
- 筋力低下
- 痛みあるいは不快感
- 四肢の反射
- 知覚の障害

このような身体検査で医師は、次の主要3方向すべてから
あなたを評価します：

- 前面像

- 後面像

- 側面像

検査は服を脱いだ状態（許容の範囲で）で実施しなければ
いけません。そして下のいずれかが認められる場合には特記
します：

→ 目で分かる背骨の非対称性

→ 肩の高さ、ウェストの位置、胸郭、胸腔、胸郭と乳
首の位置が非対称

→ 体幹が骨盤の中央にないために起こる体幹の代償機
能障害の症状

→ 非対称の傍脊椎隆起を見るための触診。この検査
は、医師が、脊椎に沿った筋肉もしくは脊椎と平行
に走る筋肉内に異常な盛り上がりや構造の位置確認
が目的です。

→ 明らかな下肢の長さの相違

さらに医師は、つま先やかかとで歩くように指示するかも
しれません。これは、下肢の筋肉に起きたわずかな運動能力
低下の存在を診ています。

理想的には、脊柱側弯症の身体検査すべてに、第二次性徴
（タナー分類：Tanner　Stage）の観察を含むべきです。通
常、タナー分類の2期または3期にカーブの進行が起こるとい
う事実からもこのタナー分類の観察は非常に重要です。

。

タナー分類とは？

　タナー分類もしくはタナー・スケールは、小児や思春期の子供そして成人の身体発育を測定するスケールです（次ページ図参照）。陰毛の発達、乳房と生殖器官などの大きさといった第一次、第二次外性器の成長特徴を基に身体の発育を計る身体計測ことです。

　上記に加え、神経疾患の検査をする場合もよくあります。神経疾患の検査では、反射、筋機能、神経の感覚を検査します。

　これらの検査に続き、今度はアダムス式前屈検査を実施します。さらに、スコリオメーターを使って結果の確認と数値化を行います。

タナー分類

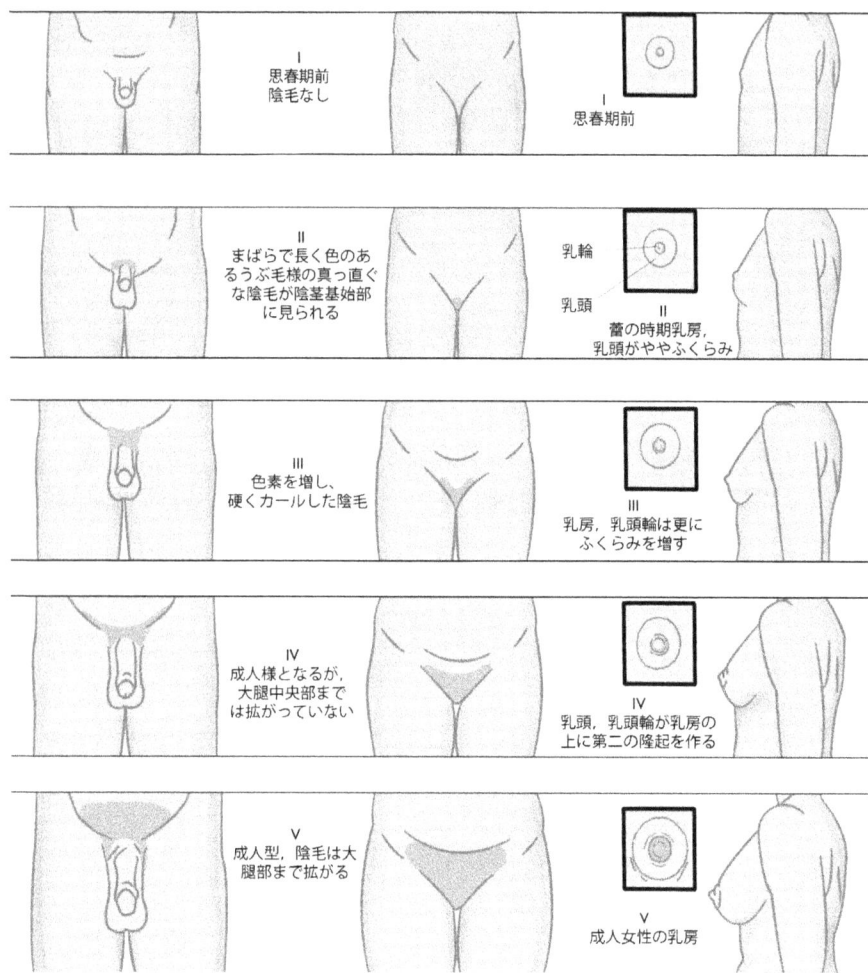

	I 思春期前 陰毛なし		I 思春期前
	II まばらで長く色のあるうぶ毛様の真っ直ぐな陰毛が陰茎基始部に見られる	乳輪 乳頭	薔の時期乳房, 乳頭がややふくらみ
	III 色素を増し, 硬くカールした陰毛		III 乳房, 乳頭輪は更にふくらみを増す
	IV 成人様となるが, 大腿中央部までは拡がっていない		IV 乳頭, 乳頭輪が乳房の上に第二の隆起を作る
	V 成人型, 陰毛は大腿部まで拡がる		V 成人女性の乳房

アダムス式前屈検査（FBT）

　アダムス式前屈検査は、姿勢検査あるいは目視で僅かなカーブを確認し、脊柱側弯症の初期の症状が認められた後に最初に実施する診断検査です。

　この検査はまた、小児科医や学校で使う最も一般的なスクリーニング・テストで使います。特に最初の姿勢検査で脊柱側弯症が疑われたケースのカーブ検査に使います。

アダムス式前屈検査は、思春期の速い成長と同時に側弯症が起こることを想定し、通常、学年の途中で行われます。この検査は、背中の表面トポグラフィー検査に基づいています。

検査はどの様に実施されるのですか

1. 両腕を下げた状態で、90°前方へ体を曲げます。
2. 膝を伸ばしたままで、足は揃えた状態です。
3. 検査では脊椎全体を見るので、患者の背中全体が露出している必要があります。

何を見るのですか

→ 肩の高さは非対称か
→ 腰から床までの距離は非対称か
→ 腕から床までの距離は等しいか
→ 基本的に椎骨のねじれによって起こる「肋骨隆起（背こぶ）」と呼ばれる胸郭の高さの相違はあるか
→ 肩甲骨の突出は非対称か
→ 一方の腰椎（腰）傍脊椎筋が目立って飛び出しているか
→ 頭が体の中心にあるか
→ 脊椎に全体的な横方向のずれがあるか

素人にとってFBTの意味…

FBTは、素人にも脊柱側弯症の具体的な症状を見つけることが出来る簡単かつ便利で、素早くできる方法です。カーブの程度を測定することはできませんが、もし上記に記載した症状が観察された場合、部分的に診断を確定できます。

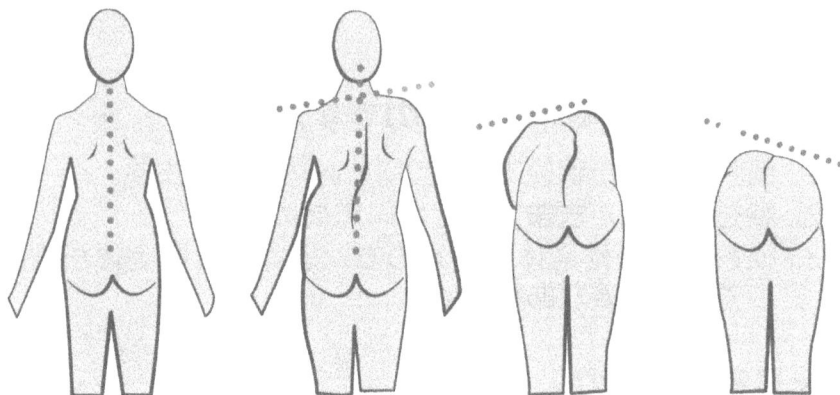

アダム体位前屈検査 (FBT)

正常
胴が対称、頭と骨盤が直線上にあり、肩は同じ高さにある

側弯症の疑いあり
頭が殿裂の片側上にあり、直線上になく、肩の高さが非対称

側弯症の疑いあり
通常は、右の胸椎領域に背こぶがある；肩甲骨は非対称

側弯症の疑いあり
通常は、左の腰椎症領域に背こぶがある；ウェストが非対称

研究では

　アダムス式前屈検査使用の有用性に関する論争と討論は数多くあります。 討論の最も典型的なポイントは:

- この検査は、脊柱側弯症以外の既存の症状を正確に除外でるのか？

- 明らかなカーブ、あるいは姿勢の傾き以外の可能性のあるすべての奇形も考慮に入っているのか？

- この検査は、脊椎、特に腰椎と頸椎全体にあるカーブを考慮に入れているのか？

この論争の特徴を詳細に見てみましょう。

　一般に単純な姿勢検査の次のステップと見なされているアダムス式前屈検査は、十分に信頼性が高いと同様、非常に正確であると見なされています。

さらに、FBTはまた、最も簡単なスクリーニング・ツールの１つであり、親や教師でさえ装置や道具を使わずに子供に実施できると考えられています。研究では、FBTは比較的予算がかからず、素早く簡単にできるスクリーニングであることを示しています。

　歴史的にFBTは、ほとんど常に脊柱側弯症の診断方法として信頼できる検査とされてきました。カラカリオスらによって行なわれた研究は、FBTの感度は84％、特異性は93％であると報告しています。一方、アダム体位前屈検査の使用に対する最初の議論は、およそ15％の症例で正しい診断がされていないことです。また、腰椎あるいは腰のカーブを考慮に入れていません。腰椎や腰に、かなり高い頻度でカーブが起こるという事実を考えると、これはしばしば、高価な誤診であることが分かります。さらに、アダムス式前屈検査では、肥満の子供に起こる弯曲の検出が難しいことが報告されています。

スコリオメーターを使って

　アダムス式前屈検査によって陽性のサインが確認されると、医師は、次の2つの目的でスコリオメーターを使います：

> → FBTによって検出した結果を確認し、右左の非対称の度合いを数値化する

> → 実際の弯曲の程度を測る

　スコリオメーターは、基本的にFBT実施後のさらなるスクリーニングのために使う装置です。スコリオメーターは、体幹のねじれの程度を数値化します。

　また、インクリノメーター（傾斜計）としても知られており、非侵襲的に体幹の非対称度を簡単に測定できる携帯型の装置です。

　5°を超える傍脊椎（腰部/胸部）の隆起がある場合は、一般に陽性と考えます。

どのように測定するのですか？

　スコリオメーターは、基本的に大工が使う（水準器）レベルと同じで、胴体旋回角度（ATR）として知られる値を出します。スコリオメーターを使用する場合、医師は一般に次のステップに従います:

→ 子供を床と平行にかがませます。このとき、手がつま先にほぼ触れる状態で、肩と腰の高さが同じになる様にします

→ 検者は、子供の前屈の位置を、変形が最も顕著である位置に調製します。この変形は、胸部または腰部の「隆起(背こぶ)」と呼ばれます

→ 検者は、目線を背中の高さに合わせたままにします。

→ 静かに、スコリオメーターを変形にそって体と直角に置き、変形の最も高い位置（apex）の数値を読んでいきます。最初は、胸部中央から次に腰部中央にそって読んでいきます。

　測定は、被験者が1回目の測定終了時に立位に戻ってから、全過程を2度繰り返します。

　器具上のマークされた数値=体幹のねじれ= ATR に起因する左右の胸部の高さの違いによる角度

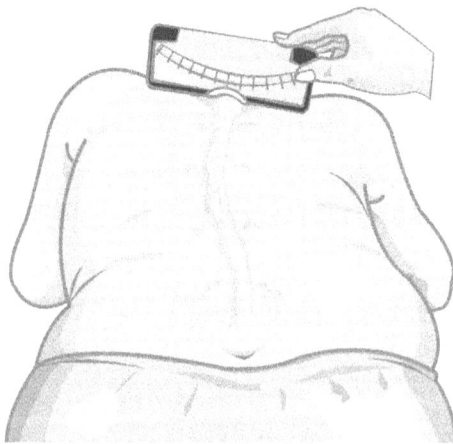

スコリオメーター

面白いことに、アダムス式前屈検査で検出されないが、後にスコリオメーターを使って診断される脊柱側弯症の症例もあります。調査では、6年生の学生945人を検査した結果、以前にFBTスクリーニングで正常と判断された後、スコリオメーターを使って異常があると診断された症例が136例見つかりました。類似の調査で、ATRとカーブの重症度の測定に使うコブ角との間に相関性がある可能性を示しました。スコリオメーターが精度の高い診断方法という証拠はありますが、椎骨のねじれの計測に使われる軸ＣＴースキャンの代わりに使用出来るというものではありません。

　スコリオメーターの使用をサポートするであろうもう１つの特徴は、利便性が高いことに加え、病院への紹介のガイドラインがあることです。そして、それによって脊柱側弯症スクリーニングの全過程を標準化できることです。

　この目的では、次に紹介する、スコリオトラックやスコリオメーター（脊柱側弯計）といった携帯アプリケーションの利用が便利で、自宅でのモニタリングの助けになることを分かっていただけると思います。プログラマー・チームと共に、私自身が作成したこれらのアプリは、iPhone、iPadそしてAndroidデバイスにスコリオメーターの機能を持たせる様に特別に設計しました。　スコリオメーター（脊柱側弯計）アプリがカーブを測定するのに対し、スコリオトラック・アプリは、グラフ化やユーザーの背中の写真記録を保存する機能を持ち合わせています。実際、このアプリケーションは、脊柱側弯症の状態を追跡する最も安全で、そして最も革新的な方法の１つとして信頼性が高く精密であり、医療現場でも使用できます。

　より詳しい情報が必要であれば、www.HIYH.info　でビデオ・デモンストレーションやダウンロード用のサイトをご覧ください。

病院への紹介

　FBTとスコリオメーターの使用ついて理解できたと思いますので、今度は、どういった症例がカーブ測定の目的で病院に紹介が必要になるのかを知ることです。もし、下記の基準

の1つ以上に当てはまる場合、専門家に相談するよう指示されるでしょう:

→ 明らかな背骨の弯曲(カーブ)
→ FBTで、胸椎（背中上部）または腰椎（背中下部）の片方のサイドに隆起がある
→ 脊椎のどの位置でもスコリオメーターによる計測値が７度以上になる
→ 頭と頚部を過伸展しても平らにならない曲がった背中
→ 左右の肩の高さの違い、腰やウェストにできる「しわ」など他の適合する症状

遺伝子検査

装具や外科手術と比較して、遺伝子検査は脊柱側弯症を管理する予後医療技術活用の第1ステップとして広く認識されています。

医学研究は、今や大きな前進を成し遂げ幅広い診断ができます。そして、子供が将来大きな脊椎弯曲を発症するかを予測する具体的な遺伝子マーカーも発見されています。

2009年に、科学者と専門家らによって、患者の脊椎の弯曲状態が数年後にどうなっているのかを予測できる特定の遺伝子マーカーを識別していることが報告されました。 一連のゲノムベースの研究を通して、課題に取り組んでいる遺伝学者は、思春期特発性脊柱側弯症（AIS）の発症や進行に関係がある可能性が高いDNAにある1つの遺伝子多型マーカーを突き止めました。

面白いことに、脊柱側弯症の進行レベルを予測する遺伝子検査は、側弯症治療の方法論全体を変える大きな可能性を持っています。特に装具や側弯症手術の将来に大きな影響があることが予測されます。

覚えておいてほしいこと

たとえ研究で、あなたの遺伝子が側弯症を起こす可能性が高いことを示したとしても、直接の関連性を見せる具体的な

証拠はありません。ですから、このような遺伝子マーカーがあると診断されたとしても、脊柱側弯症が確実に発症するという必要条件ではありません。

遺伝子検査は一般の人に何を意味しますか？

　一般人にとって、脊柱側弯症の遺伝子検査分野での大きな進歩は、カーブの検出がより簡単になったことを意味します。しかしながら、脊柱側弯症の有無を診断するために、この遺伝子検査が基本スクリーニング・ツールとして使用されていないことに注目する必要があります。その代わりに、子供が脊柱側弯症を持っていることが確認されると、特定のDNAマーカーを検査し、カーブが将来どの程度進行するかを予測するのに使います。

Scoliscore™ – 大きな進歩

　これまで、脊柱側弯症の遺伝子検査の基本について見てきました。こんどは、特定の検査をより詳しく説明します。

　Scoliscore™として知られている遺伝子検査、DNAベースの分子の検査がAxial　Bio-Tech社によって開発されました。この会社は、特定の子供が脊柱側弯症を発症しやすいかどうか、それがどの程度の側弯症なのかをこの検査によって予測できると主張しています。側弯症の患者に精神的な安心感をもたらす以外に、治療や不必要な病院への訪問費用の出費を防ぎ節約になります。一方で、マイナス面もあります。専門家は現在のところ、検査は、9歳～13歳の思春期の白人で、25°以下のカーブを持つ場合のみ、テストが有効であると指摘します。この検査を乳幼児発性脊柱側弯症や若年性発性脊柱側弯症の患者に応用することができないのは明らかです。

　Scoliscore™ は、10°～25°の脊椎のカーブがある9歳～14歳の男の子と女の子に使うことができます。検査の後に、脊柱側弯症の患者は、大きく３つのグループに分類されます：

- 進行のリスクが低いグループ
- 進行のリスクが中等度のグループ

- 45°以上のカーブが予測される、進行の可能性が高いグループ

検査を行なうために、患者の唾液をサンプルとして採集し、リストのDNAマーカーをテストします。結果は、1〜200の数値でランク付けされます。50はリスクが低い(ロウリスク)とするポイントです。180〜200はリスクが高い(ハイリスク)とされ、将来、手術の可能性が大きいと考えられています。

画像検査

画像検査は、脊柱側弯症スクリーニングで陽性となった人に弯曲の範囲を知るために使います。

医師は、状況によって異なる画像検査を提案します。例えば、あなたがFBTあるいはスコリオメーターのような基本スクリーニング・テストで陽性と判断されると、カーブの範囲を測定するためにレントゲン等のオプションが指示されます。

同様に、左胸椎の弯曲、異常な痛み、異常な神経などの症状や腫瘍、脊椎分離すべり症あるいは脊髄空洞症による脊髄への悪影響があることを示す徴候が見られる場合にはMRIの指示が出るでしょう。

画像検査の一般的なものを以下にリストしています:

- レントゲン
- ＣＴスキャン
- MRI
- 脊髄造影法
- 椎間板造影像

重要な画像検査のいくつかを簡単に紹介していますので、さらに読み進めてください。

レントゲン

　子供が最初のスクリーニングで脊柱側弯症の疑いがある
とされると、レントゲンの指示が出るでしょう。レントゲン
は、現在使われている中で、最も経済的で一般的な画像検査
です。基本的に痛みがなく非侵襲的な画像検査のレントゲン
は、電磁波が体を通った後、写真用フィルムに吸収されて画
像ができます。１００オングストローム以下の比較的短い波
長を持つX線は、さまざまな厚さの層を突き抜けることが出
来ます。この映像を使ってカーブとその範囲を診断、特定し
ます。

重要

子供または思春期の子共が、脊柱側弯症診断ためにレ
ントゲンを撮った場合、記録を大事に保管することが
重要です。これは、後に背中の障害を起こした場合な
どに医師が記録を見る必要があるためです。

脊柱側弯症の典型的なレントゲン画像

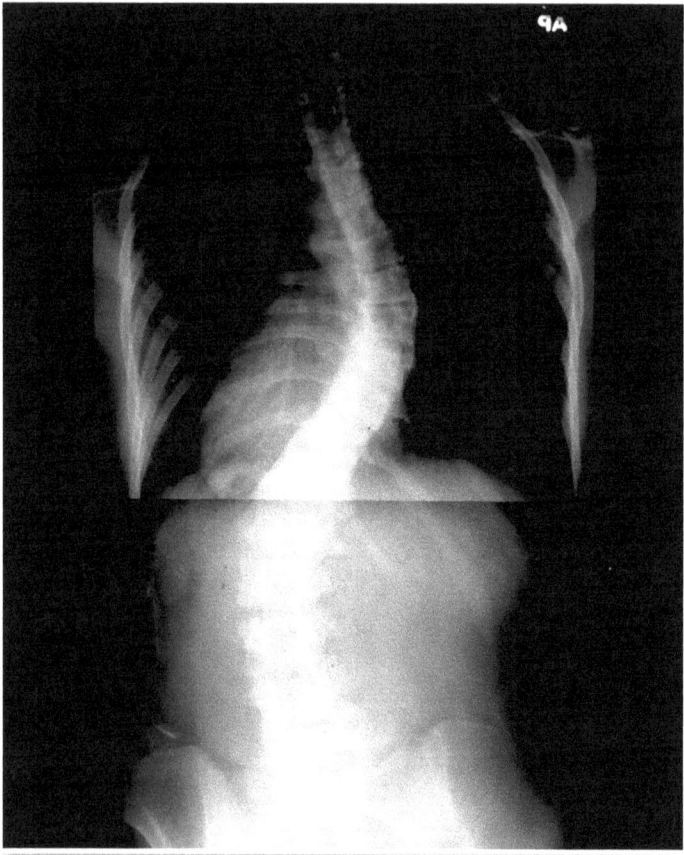

　脊柱側弯症の範囲と重症度を特定することに加えて、後弯症と前弯過度のような他の背骨の奇形の特定にもレントゲンは役立ちます。思春期のケースには、医師が今後のカーブの進行具合を判断する材料となる骨格の成熟度の見極めにもレントゲンが使われます。

どのように実施されますか？

　脊柱側弯症では、レントゲンの機械が真正面にセットされ、あなたはそこにまっすぐに立つよう指示されます。画像がとられている間、動かない様に指示されるでしょう。短い波長の電磁エネルギーを少量使って、撮影後に分析で使う写真をとります。

磁気共鳴映像法（MRI）

　先進的な画像検査である磁気共鳴映像法（MRI)は、通常、最初の診断で指示は出されません。最初にレントゲンを撮った後に行ないます。脊柱側弯症の症例では、MRIは脊髄と脳幹の異常を特定することが出来ます。

MRI 実施のイメージ

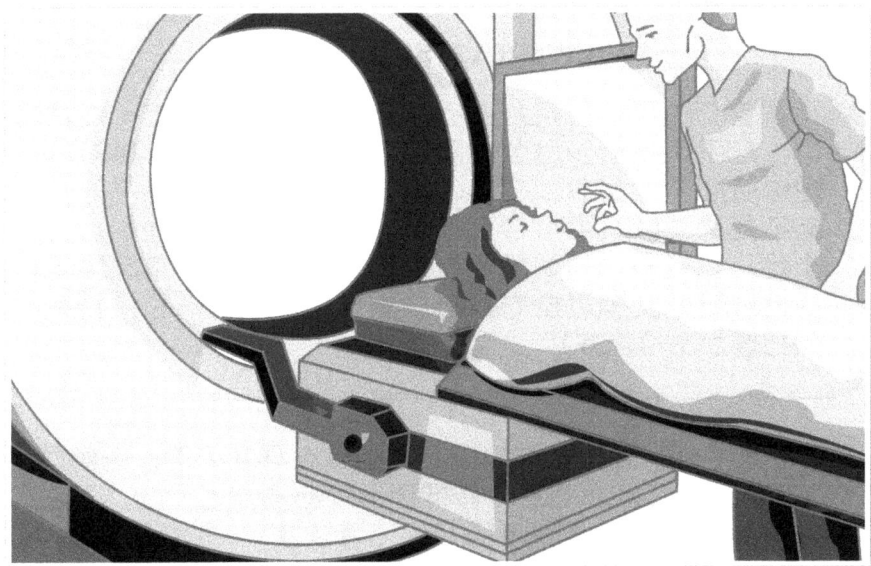

　MRIが脊柱側弯症の症例で特に好まれる理由の1つは、骨はもちろん、軟部組織の明確なイメージをも見ることができるからです。そのため、軟部組織に起因するどんな脊椎の変形でも明瞭に認識でき適切に対応できます。

どのように実施されるのですか？

　MRI検査では、あなたは狭いテーブルの上に横たわるよう指示されるでしょう。このテーブルはトンネルのような機械を通過し、電磁波を使って脊椎のイメージを撮影します。このイメージは医師により分析されます。検査のレベルによりますが、MRI検査には20分～90分かかります。

コンピュータ断層撮影（CATスキャン）

　ＣＴスキャンとしても知られているこの画像検査は、臨床ではコンピュータ断層撮影（CATスキャン）と呼ばれています。コンピュータを使い、詳細な体の構造のデジタル3D(立体)画像を作ります。基本的にレントゲンとコンピュータ解析技術を組み合わせており、信頼性の高い詳細な脊柱側弯症の分析法となっています。

知っておいて欲しいこと…

　医師に閉所恐怖症があるかを知らせておいてください。ＣＴスキャンは広く開いているのに対し、MRIは短い時間ですがトンネルのような場所で耐える必要があるため、MRIよりＣＴスキャンの方が良いかもしれません。（表の強調箇所を参照ください：ＣＴスキャンとMRIは交換可能ではありません、それぞれに特有の指標があります）

　ＣＴスキャンは、脊椎の横断面画像を写すので、医師は、体の中を見ることができ、脊椎変形があるかどうか、および変形の範囲を正確に判断することできます。　今のところ、ＣＴスキャンは、骨の詳細なイメージを見ることができる最も良い画像検査の１つであると考えられています。

どのよう実施されるのですか？

　テーブルの上に横たわるよう指示されます。このテーブルはゆっくりと動いて、CTスキャナーを通り抜けます。CTスキャナーは、大きなドーナツ型の機械です。このプロセスでは、細いエックス線を使って脊椎の3D（立体）画像を作成し、この画像を分析に使います。

各画像診断検査の利点と不利益な点

	利点	不利益な点
レントゲン	経済学的、速くされることができる、放射線被曝がより少ない	軟組織と脊髄の変化を検出することができません
MRI 磁気共鳴映像法	脊髄を含めた、骨と軟部組織の詳細なイメージを見られます	高価, 閉所恐怖症の患者への適応が困難
CTスキャン	正確な結果を与える骨髄像と椎間板造影像のような他のテストと併用できる 放射線被曝がより少ない、閉所恐怖症の患者に実施できる	妊婦に適用できない 場合によりMRIほど詳細でない

その他の検査

A) 血液検査

脊柱側弯症の血液検査はまだ初期の段階にあり、そのためにあまり一般的ではありませんが、血液検査は存在し、確かに補助的なオプションの役割をしています。脊柱側弯症の典型的な血液検査は、血液サンプルおよそ10mlを採血し、そこから血球を分離します。

この血液検査の基本概念は、ヒト細胞(人間の細胞)のメラトニンに対する反応にあります。研究では、特発性脊柱側弯症と診断された人のメラトニン・シグナル伝達パターンが非常に異なっていることが証明されました。

B) 生化学的な検査

この検査は、生化学に基づく検査で、血中の2つのタンパク質、オステオポンチン（OPN）と可溶性の CD44 （sCD44）の濃度を測ります。研究では、血中OPN濃度が特発性側弯症の発症と関連がある事を示しています。事実、外科手術の症例（コブ角　≧４５°）は、軽度の脊柱側弯症患者と比較して高いOPN値を示します。

同様に、sCD44はフリーOPNと結合してOPNが脊柱側弯症あるいは脊柱変形の進行を引き金となることを予防する保

護分子です。手術症例が最も低いsCD44値を示すのはこのためです。

スクリーニングの手順 – 全体像

各ステップで陽性となった場合、次のステップの検査実施が推奨されます。

ステップ 1 姿勢の検査、一般に目で見て確かめる (姿勢の傾き、目で見て分かるカーブがある)
↓
ステップ 2 アダムス式前屈検査 (FBT) 運動による身体検査
↓
ステップ 3 スコリオメーター (カーブの範囲を特定)
↓
ステップ 4 遺伝子検査、必要であればその他の検査
↓
ステップ 5 画像診断 (レントゲン、CTスキャン、MRI)

第6章

重症度

　　脊柱側弯症のカーブ測定において、最も重要な唯一の単位について詳しく説明します。それはカーブの角度です。異なる重症度の脊柱側弯症と、コブ法（Cobb Method）を使った重症度の測定方法、そして最後にカーブの分類方法をご紹介します。　カーブの測定および分類の両プロセスは、側弯症の治療法を決定するために使います。

　この章までに、脊椎の弯曲がどのように起こるのか、そしてカーブが明らかな姿勢の傾きを引き起こすこと、特に肩や骨盤の位置にその傾きが現れることを理解してきました。側弯症がある人の外見の変化や歩き方、動いたり座ったりする様子も正しく理解できたと思います。脊柱側弯症を理解するには、臨床で分析し特定できる原因によってどのように脊椎に弯曲が起こるのかを理解することが必要です。身体検査で目に見える不均衡があると、精密な一連の検査をすることとなり、各種画像診断を含む臨床ツールが使われることになります。前章で理解したこれらのステップは、脊柱側弯症の陽性結果を裏付けるためのレベルの高い検証プロセスです。

　診断が確定すると、医療のフォーカスは正確で数値化したカーブの測定とカーブの分類に移ります。この段階では、カーブの大きさが医療の最大の関心事です。初期検査は、スクリーニングによる脊柱側弯症の確認あるいは否定することに

フォーカスしていますが、ここでは、カーブを数値化することに重点をおいています。治療計画全体の方向性は、カーブ測定の結果に基づいて考案されるべきです。脊柱側弯症を早期にスクリーニングし、側弯症の有無を確定およびカーブを数値化することが、治療の結果に大きく影響するという事実が、カーブの測定が重要な仕事であることをより強調しています。

つまり、カーブの測定と分類プロセスの唯一の目的は、治療計画の作成と、数多い治療方法の中から治療法を選びだすことです。

重症度に関すること

スクリーニングで発見され、脊柱側弯症があることが確定すると、ここからは側弯症の重症度、分類、進行性が最大の焦点です。脊柱側弯症治療計画の全体は次の３つの要素に基づいて決められます：

→ 弯曲の起因（先天的、特発性、外傷性、退行性など）

→ 現在のカーブの大きさ

→ カーブが進行する見通し（遺伝子検査や他の検査結果を含む臨床上の特徴に基づく）

弯曲を引き起こす原因とその基礎原因が治療法に与える影響についての詳細は、第 2 章と第 3 章をご覧ください。カーブの大きさは、治療計画を決定する最も重要な因子です。治療計画は、カーブが今後どの程度進行するのか（進行の見通し）にも影響されるでしょう。次のセクションでは、カーブの角度に関するすべて、カーブの測定方法と数値化についてを一緒に勉強していきます。

臨床的な分析を紹介する前に、医学の世界では、カーブの角度に基づいて脊柱側弯症が定義されることを知っておいてください。

脊柱側弯症のカーブの角度は何を意味しますか？

　脊柱側弯症では、角度が脊柱の弯曲の範囲を決定する測定単位です。弯曲の角度は、脊柱側弯症のステージを特定し、ステージの決定は、必要な次の治療を明確に示します。

　脊柱側弯症研究会などの研究グループは、立った姿勢で撮影したレントゲン写真にコブ法を用いて計測した横向きの弯曲が10°を超える状態を脊柱側弯症と定義しています。次のセクションでコブ法について詳しく説明します。

　脊柱側弯症は軽度で気付かれないような弯曲から重度なカーブまで範囲が広く、脊柱弯曲の角度について理解することは、自分の正確な健康状態を知る意味で重要です。

カーブの測定

　多くのツールや統計、幾何学的な技術が脊椎カーブの大きさを測るために使われます。ツールを使って角度を測定するために、まず脊椎のレントゲン写真を撮影します。このプロセスの最も重要な目的は、カーブの進行具合を評価し、その結果を基に今後の治療方針の基礎を作ることにあります。

　コブ法とハリントン後方タンジェント法の2つの方法がカーブ測定に使用されます。コブ法が矢状面上と冠状面上の両方で変形測定に使用できるのに対し、ハリントン法は矢状面上の変形測定にのみ使用します。

　弯曲の測定に加えて、カーブの重症度測定でもある脊椎のねじれの測定方法もあります。ねじれの測定は、カーブ尖部の椎骨(頂椎)の椎弓根を詳しくチェックし、正中線からのずれ具合を評価します。正中線は基本的に椎体の中間を通る仮説的な鉛直線です。理想的には、ねじれのない椎骨の2つの椎弓根は正中線から等距離にあります。椎弓根の正中線からの相対的な距離を表わすために0〜4のスケールを使います。

コブ法

　コブ法は、広く一般的に使われ、最も認知されている標準的な側弯症カーブの測定方法です。発明した整形外科医の名前が付いたコブ角は、脊柱が弯曲している部分の端（終

椎）を特定して測定し、カーブの角度を測定するために、一対の直線と垂直線を描きます。1935年に、リップマン（Lippman）が、前後像のレントゲン写真上で椎体終版に垂直線を引き、側弯症のカーブを分析するこの手法を提起しました。この手法は、1984年までにコブ（Cobb）によって一般化されました。

　ここに、コブ角の計測手順をステップ毎に記載しました。

コブ法の手順

　カーブの重症度測定にはコブ法を使います。コブ法による測定方法は、一般に以下の手順で行われます。

ステップ 1

　直立姿勢で脊椎全長のレントゲン写真をPA面から撮影します。PA面は、後前像で、背中から前に向かってX線があたります。このようなレントゲン写真を撮るために、医師は背中をレントゲン機に向けて、まっ直ぐ立つように指示します。写真は首の上から骨盤まで、背中全体をカバーします。場合によって、医師は前後像（AP）での撮影も指示します。この場合、レントゲン機に向かって立つように指示されます。

ステップ 2

　カーブの終椎を特定します。カーブの始まりと終わりの椎骨を終椎と呼びます。

ステップ 3

　医師は、レントゲン写真上に手書きで2つの直線を引きます。最初の直線は、カーブを構成する最も上の椎骨の上にある椎間板上に引きます。2本目の直線はカーブを構成する最も低い椎骨の一番下に引きます。

ステップ 4

　これらの2本の線から垂線を引きます。2本の線は特定の角度で交差します。

ステップ 5

　医師は、この角度を計測します。これがコブ法による実際の値です。測定された角度は、コブ法で測定したので、コブ

角と呼ばれます。レントゲン写真上に記録され、各検査結果の簡潔なサマリーとなります。[1]

コブ角

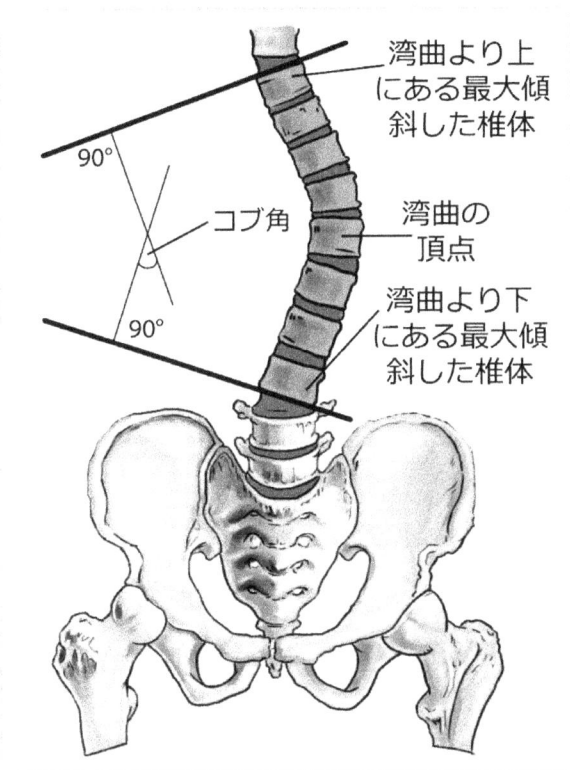

湾曲より上にある最大傾斜した椎体

コブ角

湾曲の頂点

湾曲より下にある最大傾斜した椎体

90°

90°

解釈

コブ法の結果は通常、下記の様に解釈します：

- 20度以下＝軽度側弯症
- 25度から70度＝中度側弯症
- 70度以上＝重度側弯症
- 100度以上＝高度側弯症

誤差の種類と範囲

コブ法はカーブの大きさを測る方法として最も一般的な手段ですが、脊椎の3次元的変形を完全に表わすことができないと専門家は指摘します。コブ法に関する調査では、種々の理由による誤差と異なる観測者による誤差があり、2.8°～10°の測定誤差を生じることが報告されています。また、コブ法に使うレントゲン写真の撮影では、毎回体の位置がわずかに違うか可能性を専門家は指摘します。そういったことから、コブ法を使う場合、3°～5°の誤差が生じることを念頭に置くことが大切です。側弯症研究会（SRS）によると、以下に説明しているように、一人の整形外科医が同じレントゲン写真を測定する場合の誤差(観察者内誤差)は5°以内であるが、2人の整形外科医が測定した場合の誤差（観察者間誤差）は10°にまで及ぶとしています。

このように、誤差の範囲に影響する要因は数多くあります。例えば、コブ法で何度も測定する場合、測定者による誤差と同じ患者を何度も計測する時に起る測定毎の誤差です。:

- 同じ観測者が、何回も計測
- 1人の患者を異なる数人の観測者が計測

成人特発性側弯症では、骨格の未成熟、不完全な骨形成、終椎の奇形といった要因が角度計測の誤差を大きくしていることは十分に研究で証明されています。このような研究の1つは、多くの計測結果から観察者内誤差は+/-9.6°、観察者間誤差は+/-11.8°であると報告しています。

椎骨重心計測法

実証には更なる調査が必要ですが、面白いことに最近の研究は、椎骨重心計測法の信頼性も議論しています。

カーブの状態を知るために、コブ法でどのように終椎間を計測するかを理解しました。しかし、椎骨の表面角は終椎の構造にバリエーションがあるため計測が困難です。腰椎前弯（CLL）での椎骨重心計測法は、この問題を補います。この技術では、L1、L2 と L5椎体の輪郭(等高線)が前弯の角度を

決める基礎をなします。この方法は前弯を持つ患者への効果的な前弯角度の測定方法と見なされています。

椎骨重心計測法

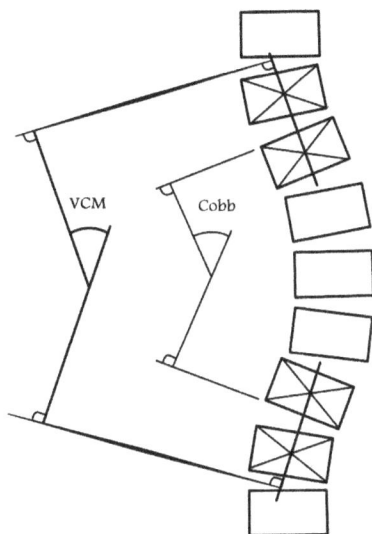

椎骨重点計測とコブ法による側弯症カーブの比較
略称：VCM＝椎骨重心計測法。

カーブの分類

　最初のスクリーニングと診断、カーブの計測が終了すると、カーブを分類する準備に入ります。側弯症のカーブは多くの基準に基づいて多様な方法で分類されます。

　このセクションでは、弯曲の測定が終了した後に、脊椎外科医が使う最も一般的なカーブの分類方法をいくつか簡単に紹介します。

　カーブを分類する最も一般的かつ第1の方法は、コブ法で計測された角度を基に分類する方法です。先に述べましたように、側弯症の重症度を4つに分類することができます：

　　→ 軽度側弯症：20°以下、この側弯症は重度の変形はなく、基本的な経過観察以上の治療は必要ない場合もあります。

→ 中度側弯症：25°〜70°、間近に起こる健康リスクはないが、後に深刻な合併症を起こす可能性があります。

→ 重度側弯症：カーブが70°を超える場合、呼吸困難になり、酸素欠乏が起こります。これは、側弯症の変形による血胸の大きさが異なるために起こります。

→ 非常に重度な側弯症：カーブが100°を超える場合、肺や心臓がスペース不足のために再造形されることになります。

レンケ（Lenke）分類システム

レンケの分類方法は、基本的に側弯症を多次元的に見ることでより完全な状況を把握し、より効果的なカーブ矯正の計画を立てることができます。この方法は、6つの基礎カーブパターンとこれらのカーブを形成する追加的な要因を特定します。(図参照)。

では、このシステムについて詳しく見てみましょう。臨床医は標準的なレントゲンもしくは脊椎のレントゲンを撮ります。もし、コブ法で弯曲の角度計測のためにレントゲン写真をすでに撮っていた場合、この写真を使うこともあります。各ポジションで撮影したレントゲン写真を評価し、脊椎のカーブ1つ1つを以下の基準に沿って分類します：

→ 脊椎のカーブがある部位
→ カーブの大きさ
→ 矢状面上での変形

脊柱側弯症のためのレンケ分類法

カーブのタイプ (1-6)

腰椎変更因子	タイプ 1 (主に胸椎)	タイプ 2 (胸椎2重)	タイプ 3 (2重メジャー)	タイプ 4 (3重メジャー)	タイプ5 (TL/L)	タイプ 6 (TL/L - MT)
A	1A*	2A*	3A*	4A*		
B	1B*	2B*	3B*	4B*		
C	1C*	2C*	3C*	4C*	5C*	6C*
矢状面構造の可能性のある要因（特定のカーブタイプを決定）	正常	PT後弯症	PT and TL 後弯症	TL 後弯症	正常	TL 後弯症

T5-12矢状面アライメント変更因子: −, N, or +
−: <10°
N: 10-40°
+: >40°

カーブのタイプ – レンケの分類法

Type	近位の胸椎	主な胸椎	胸腰椎 /腰椎	記述
1	非構造性	構造性 (メジャ*	非構造性	胸椎メイン (MT)
2	構造性	構造性 (メジャ*	非構造性	胸椎2重 (DT)
3	非構造性	構造性 (メジャ*	構造性	2重 メジャー (DM)
4	構造性	構造性 (メジャ*	構造性 (メジャ*	3重 メジャー (TM)[5]
5	非構造性	非構造性	構造性 (メジャ*	胸腰椎 /腰椎 (TL/L)
6	非構造性	構造性	構造性 (メジャ*	胸腰椎 / 腰椎ー胸椎メイン (TL/L-MT)

構造性の基準
(マイナーカーブ)
近位の胸椎 - 横向けの歪み Cobb≥25°
 - T2-T5 後弯症 ≥ +20°

胸椎メイン - 横向けの歪み Cobb≥25°
 - T10-L2 講話症 ≥ +20°

胸腰椎 / 腰椎 - 横向けの歪み Cobb≥25°
 - T10-L2 後弯症 ≥ +20°

*メジャー=一番大きいコブ角の値, 常に構造性
マイナー= 構造性基準の他のカーブ
Type 4 - MT または TL/L はメジャカーブの可能性あり

頂椎の位置
(SRS 定義)

カーブ	頂椎
胸椎	T2-T11/12 椎間板
胸腰椎	T12-L1
胸椎/腰椎	L1/2椎間板-L4

変更因子

腰椎変更因子	CSVL と 腰の頂椎の位置		矢状面の胸椎 T5+T12	
A	椎弓板の間にCSVLがある		- (低)	<10
B	尖体にCSVLが触る		N (正常)	10°-40°
C	完全にCSVL が内側にある		+ (高)	>40°

カーブタイプ (1-6)+ 用地変更因子 (A, B, C)+胸椎矢状面変更因子r (−, N, +)

分類 (e. g。 1B+): ....

上記の表はレンケの分類法による側弯症の分類の詳細を記載しています。

キング（King）の分類法

　キング分類法は、側弯症のカーブを5つのパターンに分類し、外科的治療の決定時に用います。

　キング分類法では、特発性側弯症を以下の2つのパラメータを使ってカーブの重症度を決定し、5つのタイプに分類します。

　パラメータ:

- コブ法の計測結果
- 前屈レントゲン写真からの得た柔軟性指数

　5つのタイプ:

タイプ1 – 腰椎と胸椎の真ん中で交差するS字形カーブ

タイプ2 – 胸椎と腰椎のカーブが中央線より上で交差するS字形カーブ

タイプ3 – 腰椎のカーブが中央で交差しない胸椎のカーブ

タイプ4 – 5位の腰椎が仙骨の中央にあり、4位の腰椎がカーブの方向に向いている長い胸椎のカーブ

タイプ5 – 1位の胸椎が上側のカーブの凸型に向かって曲がっている胸椎の2重カーブ

　この分類法には2つの大きなデメリットがあります。それらは:

- 評価時に矢状面の情報が除外されます。
- この分類法は2重カーブや3重カーブを考慮できません

キングの分類法

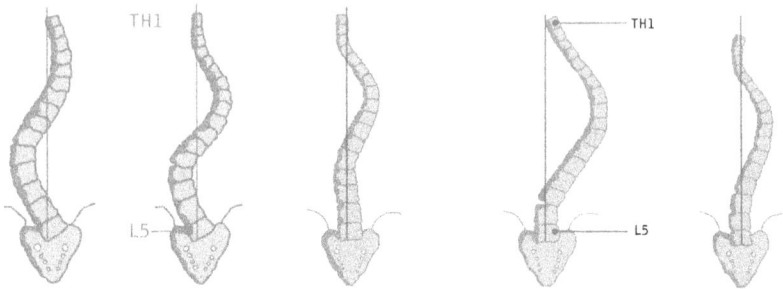

医師が教えてくれないこと…

- → コブ法は変形を量的に計測する一般的によく使われる方法ではありますが、カーブの計測には他の分類法も必要です。
- → 経過観察以外に現在、処置は必要ないと言われた場合も、角度は重要な情報です。
- → 計測が正しければ、角度が常に、弯曲の進行を止める治療オプションを選択する要因となります。
- → 計測値にエラー(誤差)はつきものです。ですから、たとえ角度が非常に大きい結果が出てもパニックを起こす前によく考えてください。

第7章

カーブの進行

　　　ーブの計測と分類が終了すると、あなたの側弯
　　　症の正確な治療法を決めるまであと一歩のとこ
　　　ろまで来ました。この章では、弯曲が今後どの
程度進行するかを推測するときに、医師が考慮する要因につ
いて説明します。進行性の側弯症カーブが存在することによ
る最終的なリスクにも触れていきます。

カーブの進行について

　カーブが今後どの程度進行するのかについての適切な知
識はとても重要です。それは、思春期では骨格が完全に成熟
する時点まで、カーブは非常に速く進行する傾向にあるから
です。過去数十年にわたる集団調査から、側弯性カーブの
進行が、カーブの大きさとパターン、患者の年齢、リッサー
（Risser）サイン、そして女性の場合は初潮の時期と強い相
関性を持つことが証明されています。

　では、いつ、自分のカーブが進行したと言えるのでしょう
か？専門家は、コブ角に5°以上増加があった場合に進行した
と定義づけています。ここで、カーブの進行についてもう少
し詳しく理解していきましょう。

知っておいて欲しい大切な事

　脊柱側弯症がどういった疾患であるかを理解しようとする時にはカーブの原因とカーブ進行の要因には微妙な違いしかありません。(ほぼ同じに見えます) 前者はなぜカーブが起こったのかについて説明するのに対し、後者はカーブが現状以上に進行する要因について説明しています。

　脊柱側弯症のスクリーニングと診断は、治療への単なる第1歩に過ぎません。あなたの担当医が治療を始める前には、カーブがどの程度悪化するのかを正確に知る必要があります。診断の終わり頃に、医師は特定の指標を使うでしょう。これは、カーブがどの程度悪化する可能性があるかの予測値を出すものです。大規模調査では、他因子の存在にもかかわらず、最も正確にカーブの進行リスクを定義づけた因子は、身体成長の可能性とカーブの大きさでした。

　この予測値が概算であって、精確な進行度を予測することは不可能ですが、近い将来カーブがどのように動くかの暫定的な見解を得ることは出来ます。次のセクションでは、医師が今後のカーブの変化を特定する時に使う4つの主要な指標、もしくは予測因子を紹介します。

因子：相関関係

　ここで、紹介する因子には単独の因子もあれば、他の要素と相関関係を持つ要素もあります。例えば、年齢は、カーブが将来進行するかどうかの重要要素ですが、カーブの進行は性別や現在のカーブの計測値にも左右されます。このように、各因子は単独でも、相乗作用としてもカーブの将来を決める因子として大切です。

カーブの進行：4つの主要因子

カーブが進行する可能性を予測する4大因子もしくは指標を紹介します。

1. カーブ - 位置と重症度

研究は、初期のコブ角の大きさがカーブ進行を長期的予測する上で主要指標の1つであることを明確に指摘しています。コブ角の測定値もまた、カーブが骨格成熟後にも進行するかどうかを示します。コブ角の25°は、長期的なカーブ進行への重要な境界値であることが多くの研究で証明されています。そのため、側弯症のカーブが25°以上であった場合、カーブが進む可能性がより高くなります。事実、コブ角の計測値に比べると、カーブ計測時の年齢や性別あるいは骨格の成熟度はそれほど重要でないことがあります。

それでは、重要な因子を見ていきましょう。

カーブの大きさ/範囲

→ 骨格が成熟した時点でカーブが30°以下の場合、それ以上の悪化の可能性は低い。

→ もし、カーブが30°～50°の場合、一生の間に10°～15°進行する可能性が高い。

→ 骨格が成熟した時点のカーブが50°を超えていた場合、1年に1°以上の割合で進行する可能性が高い。

→ 思春期(13歳～19歳)にカーブが25°～30°であった場合、早い進行が起こる可能性が高い。

カーブの位置

→ 胸部のカーブは、胸腰部もしくは腰部のカーブより悪化する可能性が高い。

→ 発見時に50°以下であった胸部のカーブは、50°以上であったカーブよりも悪化が遅い傾向にある。

→ T12胸椎より上位に尖部があるカーブは、腰部の独立したカーブよりも悪化する可能性が高い。

→ 骨格成熟時点で30°を超える腰部のカーブは、より小さい角度のカーブより悪化する可能性が高い。

→ ダブルカーブパターンは、シングルカーブパターンよりも悪化する傾向にある。

2. 診断時の年齢：骨格成長の直前

　脊柱側弯症では一般的に、子供の年齢が上がるとカーブが悪化する傾向が低くなると言われます。例えば、19°以下のカーブがあると診断された13歳と15歳以上の女の子2人を比較した場合、13歳の子は10%以上という非常に高い割合で悪化し、15歳以上の子では悪化の割合は4%です。

　脊柱側弯症と診断された思春期の子供では、身体の大きな成長の可能性が残っていると、悪化のリスクが高くなります。思春期の急激な骨格成長が側弯症カーブの悪化に影響する主要因子の1つであると報告する研究が多くあります。

　脊柱は年齢と共に成長し、骨格が完全に成熟するまで成長を続けると考えられています。そのため、年齢と骨格成熟度の相関性は非常に高くなります。

　それではここで、重要な基礎的論理を理解していきましょう。若い人のカーブが進む速度は骨格成熟度のステージに依存します。つまり、骨格が未成熟な思春期もしくは子供は骨格が成熟した人よりも速い速度でカーブが進む可能性が高くなります。

骨格の成熟度とは？

　骨格成熟度は個人の骨組みもしくは骨格が成長する過程に使う用語です。椎骨の成長が予測される発育の最大値に達したとき、その人の骨格が成熟したと言います。人の成長や発達は決して一様ではなく、常に加速と減速の症例があるため、骨格成熟度の評価は、医学では大きな意味を持ちます。このような評価を基にして最適な治療法が決められます。

　脊柱側弯症では、以下の2つの評価方法のうち1つを使って骨格の成熟度を評価します：

　　　➔ リッサー法

　　　➔ 手と手首の骨端の融合

　骨格が成熟に達したとき、腸骨突起の骨化と椎骨の成長停止といったパラメータがよく計測に使われます。骨盤部の骨発達が完了したと考えられるとき、腸骨突起の骨化が起きます。通常、この段階で個人の骨成長が完了したことを示しま

す。人間の骨が最終的に硬い構造を形成する骨化が、常に完全な骨格の成熟を示すわけではありません。リッサースケールによる報告でこの様に記載されていたとしても、椎骨の成長停止と完全な骨化のタイミングが一致しないケースもしばしばあります。

骨格成熟度と骨化

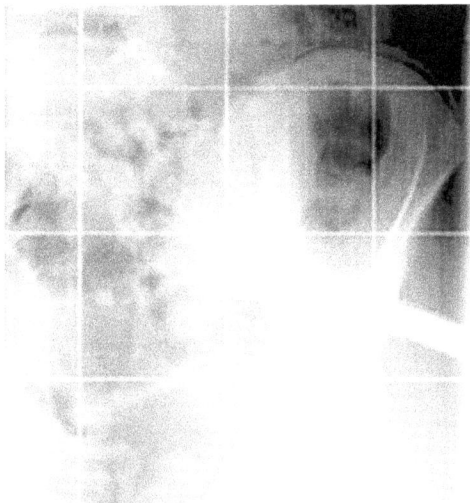

骨盤の骨化ステージ(リッサーサイン)は骨格成熟度と相関性があり、レントゲン写真で見られます。

リッサー-ファーガソン類別

リッサー-ファーガソン類別は、基本的に0〜5段階で、どの程度骨格成長が残っているかを計る指標です。この指標は腸骨突起の骨融合プロセスを段階に分けて評価します。リッサースケールでグレードが低いと、この先もまだ大きな骨格成長が起ることを示し、グレードが高いと、骨格成長が成熟に近く、脊椎のカーブがこれ以上進まない可能性が高いことを示します。リッサー法を使った骨格成熟度の計算についてより詳しく理解するために次のセクションを読んでください

標準的な前後方向のレントゲンで腸骨突起と腸骨稜の骨化を見ることで、リッサー法による骨格成熟度の計測ができます。

リッサーグレードは以下の様に分類されます：

- Grade 0 =骨化なし
- Grade 1 = 25%以下の骨化
- Grade 2 = 26%-50%の骨化
- Grade 3 = 51%-75%の骨化
- Grade 4 = 76%-100%骨化
- Grade 5 =骨突起の完全な融合

以下の図参照

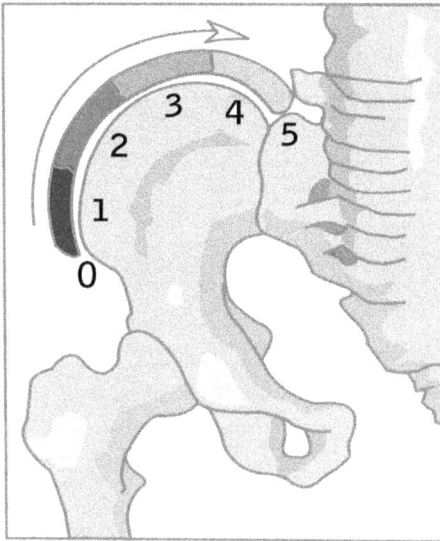

ッサーグレード – 0 から 5

腸骨突起の骨化が、リッサーサインを出します。

カーブ進行のリスク - コブ角とリッサーグレードを基に測定

カーブ (角度)	成長の可能性 (リッサー・グレード)	リスク*
10 - 19	限定的 (2 - 4)	低
10 - 19	高い (0 - 1)	中等度
20 - 29	限定的 (2 - 4)	低/中等度
20 - 29	高い (0 - 1)	高
>29	限定的 (2 - 4)	高
>29	高い (0 - 1)	非常に高い

＊カーブ悪化リスク: 低リスク = 5 - 15 %; 中等度リスク = 15 - 40 %; 高リスク = 40 - 70 %; 非常に高いリスク = 70 - 90 %。

骨格の成熟期を超えたカーブの進行

　上記で述べてきた事は、骨格成熟後に起こるカーブの進行でも同様に重要となります。一般的な例では、30°を超える腰部のカーブは、骨格成熟後も一定の速さで悪化する傾向にあります。同様に、骨格が成長した成人でカーブが50°～70°と診断された場合、ほぼ1年に1°の割合で進行します。

成人のカーブの進行

　側弯症のカーブは、特に骨格成熟期にコブ角が30°を超える場合、成人になっても進行する傾向にあることが報告されています。思春期のカーブ進行に多くの研究が注目していますが、成人のカーブ進行は、年に0.5°から2°の割合で、思春期より遅いですが、独特なパターンも見られています。

思春期の子供に30°以下の弯曲がある場合、悪化の可能性が低いですが、50°以上の弯曲があると、成人してからも悪化する危険性が高くなります。事実、6歳や7歳で軽度側弯症と診断された場合でも、年配になって大きな悪化が起こる場合があるため、定期的なモニターと管理が必要です。

　成人のカーブが進行する要因について言及すると、頂椎のねじれ度がカーブ進行を予測する指標です。また、これは、側弯症手術の必要性と手術を受ける時期の予測にも使われます。

成人のカーブの進行

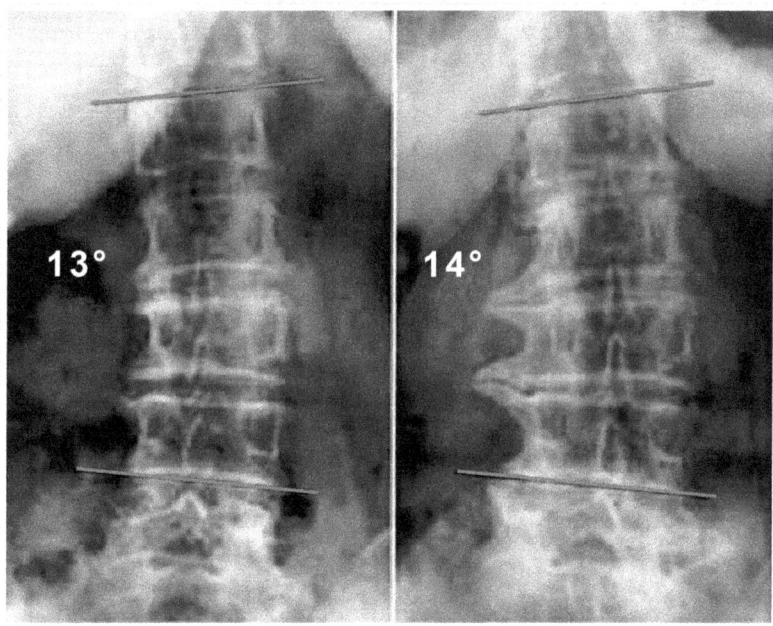

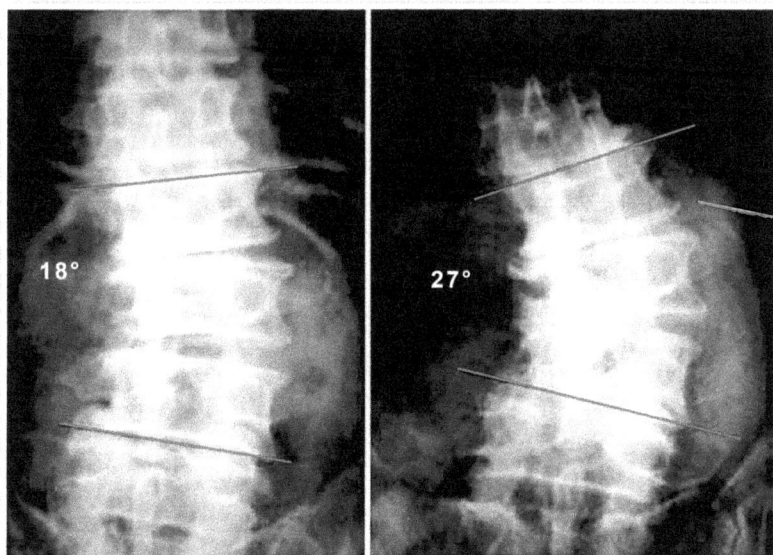

上のレントゲン写真は20歳以上の成人2人のカーブ進行を移しています。スクリーニング時に大きなカーブを持つ方がより進行の可能性が高いことが見られます。

結論

　年齢もしくはそれに相応する脊椎成長が、カーブ悪化に実際影響するかどうかが最近の議論や研究の重要な論点になっています。カナダの研究者であるフォンファ・ウー氏と彼の共同研究者は、性別やカーブの大きさ、重症度などの要因の中で年齢が最も重要性が低いとした結果を発表しています。

3. 性別

　研究では、子供の性別とカーブの進行の可能性に強い相関性がある事がよく取り上げられています。この相関関係は、カーブのパターンや大きさ、骨格成熟度などの他の要因よりも重要であると考えられます。一般的に、脊椎変形の研究では性別による違いが顕著であり、男の子と比べて女の子の側弯症が進行する可能性は高い結果が出ています。また、男の子と比較して女の子が側弯症を発症する率は、少なくとも10倍は高く、比率で現わすと男女比が1：11と非常に大きな差となります。

　その他の興味深い研究結果では、腰部に脊柱側弯症があり、1インチ(2.8センチ)以上の脊椎のずれがある女の子は、カーブの進行が少ない傾向にあることが分かっています。次の図では、女の子のカーブタイプから、どのように悪化の予測を決定するかについて詳しく記載しています 。

　女の子では右胸部のカーブと2重の大きなカーブが最も高い悪化リスクを持っていますが、男の子では左腰部のカーブが最も悪化する傾向にあります。また、30°以上の側弯症カーブが女の子にある場合、同じ角度のカーブがある男の子に比べて悪化の可能性が高い傾向にあります。

悪化が起こりやすい
女の子のカーブのタイプ

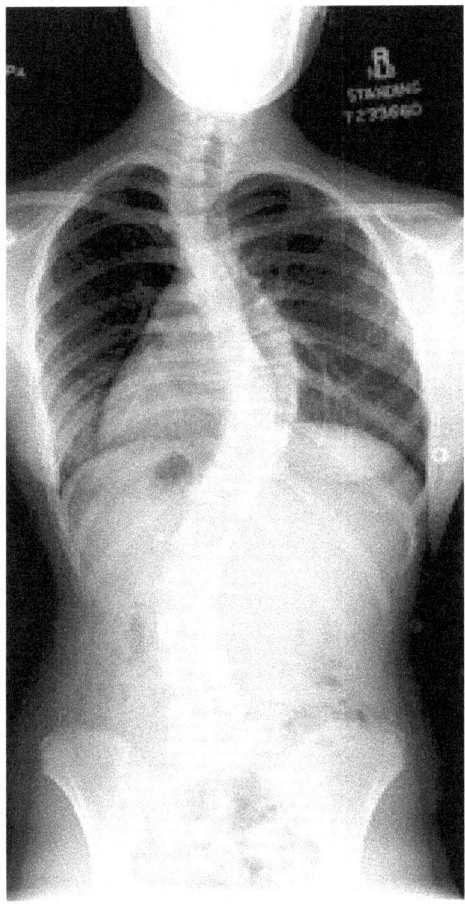

女の子では、最も悪化しやすいカーブパターンは、右側の胸部カーブと2重の大きなカーブです。

4. 思春期／初潮の時期

　一般的に見て、女の子の側弯症カーブは、11歳、12歳頃の初潮の直前に最も進行します。一方、男の子は少し遅い13歳、14歳頃にこのようなカーブの進行が見られます。

　実際、思春期、特に初潮が始まる頃に側弯症と診断された女の子は、毎年10°〜15°の割合で、悪化を経験することが多くの調査で証明されています。

　もし弯曲の発見が初潮前だった場合、若い女の子のカーブは非常に高い確率で悪化します。事実、20°以上のカーブを診断された初潮前の女の子は、早い悪化を経験します。他方、20°より小さい軽度のカーブで、骨格が成熟に達していた場合、そのように早い悪化は見られない傾向にあります。

　カーブ進行の予測と、思春期の初潮との相関性に関して言及すると、カーブのパターンと初潮時のコブ角そしてカーブの進行速度は、進行の強い予測因子です。例えば、30°以上の若年性側弯症の場合、急速なカーブの進行が見られ、手術を受ける可能性が100％に近いです。

　性的な成熟度を評価する研究ベースの手法である、タナー分類は、カーブ進行の予測に使う重要なツールです。一般的に、タナー分類のステージ2またはステージ3でカーブが最も大きく進行します。

　タナー分類法は、両方の性別共に陰毛の成長、男の子では性器の発育、女の子では乳房の発育を基に分類しています。

他の因子

　これまで説明してきた因子以外に、遺伝因子や後成的な遺伝など他にも影響を及ぼす因子もあります。ある研究は、異なる環境下にいる一卵性の双子が、側弯症発症の確率だけでなく、カーブ進行の速度もほぼ同じであったことを報告しています。他の因子には、身長もあります。例えば、25°〜35°のカーブを持つ14歳の少女が、同年齢の女の子達よりも背が低かった場合、同じ年齢で同じ角度のカーブを持つ背の高い女の子よりも進行のリスクは低くなります。また、先天性側弯症を持つ子供は、出生後年齢と共に非常に早いペースで悪化していく傾向にあります。

下の表はカーブの進行を左右する因子についてまとめています。また、現在のカーブがどの程度で、どれぐらいの速さで進行するのかを教えてくれます。

サマリー：進行を決定する因子

決定因子	相関関係*
年齢	年齢が低い方が、進行する可能性が高い
性別	一般に女の子の方がより高い確率で進行する
カーブ（角度／向き／大きさ）	2重カーブはより早く進行する
初潮／性的成熟度	発見時のカーブが大きいほど、より早く進行する

*研究報告により異なります。

進行性カーブの主なリスク

　治療しない側弯症のカーブや、非常に激しい悪化は容姿はさることながら、身体の機能にも大きな問題を起こします。しばしば長期間に渡るカーブが進行した結果、背中や肩腰、下肢そして首に継続する痛みと姿勢のアンバランスを生じます。

　しかし、進行性カーブの最も一般的かつ危険なリスクは、肺機能への影響です。

　胸部のカーブが進行すると、重度の息切れを起こします。また、吸気を取り込む総肺活量に線状の減少が起こります。カーブが100°に達すると総減少量は20％に低下すると予測されます。カーブ進行に関連して胸郭の変形が起こり、最終的に拘束性肺疾患を引き起こす事にもなります。

　肺機能と息切れについては第 4 章を参考にしてください。

　脊椎の関節炎症である脊椎症は、進行性カーブのもう1つのリスク因子です。カーブが進むに従い、脊椎の関節が炎症を起こし、椎間板のクッションの役割をする軟骨が薄くなっ

ていきます。結果、痛みを引き起こす骨棘を形成する場合も
あります。

　特に女性の場合、脊柱側弯症に骨質量減少を症状とする骨
減少症を併発する事もあります。骨減少症を治療せずに放置
すると、閉経後の女性では骨密度が大きく減少する骨粗鬆症
の原因となります。思春期の側弯症もまた、老年期に骨粗鬆
症を起こすリスクを増加させます。

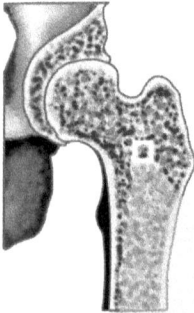

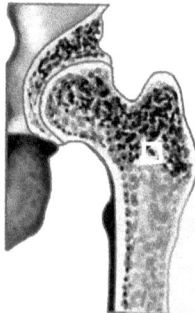

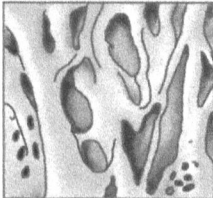

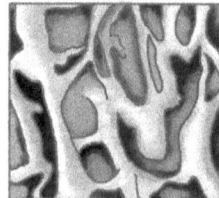

| 正常な骨 | 骨粗鬆症の骨 |

もう1つの進行性カーブ、特に成人の進行性カーブの主な
リスクは、治療選択への影響です。事実、早期発見できれ
ば、カーブの進行予測を正確に計ることができ、更なる外科
手術を避けれる可能性があることを研究が強く指摘していま
す。

　これに加え、進行性カーブを持つ患者は、身体の障害や外
見上の問題から発生する大きな心理的ダメージや、結果とし
ての生産性の低下そして生活の質（QOL）の低下に苦しむこ
とが考えられます。

脊柱側弯症患者のケーススタディ：進行速度！

　数多くの要因によってカーブの進行性が決定してい
るとしても、激しい悪化は、すべての患者に同じ様な
心理的なインパクトを与えます。エレナは8年生(中学
2年生)で13歳の時、初めて脊柱側弯症の診断を受けま
した。カーブは、数年でほんの30°〜46°まで進みまし
た。医師らは、カーブが50°を超えた場合のみ手術をす
るようを勧めました。

　その間に、エレナの外見は変って行きました。左側
の肋骨が突き出すようになり、反対側と同じではなく
なってきました。臀部が平らではなくなり、特に立姿
勢では、体の片側が横に傾き始めました。右の胸郭に
あるこぶはエレナが屈んだとき、せむしの様に見えま
した。このことは、エレナを強い自意識過剰にさせ、
居心地悪くさせました。友達の前で、水着を着る事が
気になり始めま、洋服が合わないので、きちんと服を
着ることができなくなりました。ついに、彼女の姿勢
全体がおかしく見えるようになり、人前に出ることを
不安に感じるまでになりました。そして、ようやく脊
椎融合術のリストに載ることになり、18歳の時に脊椎
固定術を受けました。

第8章

治療オプション

　　このセクションでは、あなたの脊柱側弯症を治療・管理するオプション、非侵襲的なオプションも含めて紹介します。また、各オプションの分析法など治療オプションに含まれる詳細について説明します。そして、最後の手段としての外科手術をいつ決断するかについても触れていきます。

序文

　　基本的に脊柱側弯症は、文字通り体の後部の骨である脊椎の疾患です。体の生命線が侵される病気があるかもしれないこと知るのは、とても恐ろしく、自身を喪失するものです。しかし、科学的研究の発展と詳細な脊椎変形の分析のおかげで、脊柱側弯症患者は、病気を管理、予防する良いツールを使うことができるようになりました。あなたの弯曲が軽微なものであろうが、手術しか治療オプションが無い状態になるまで早く進行する弯曲であっても、側弯症は各段階で効果的に対処、管理そして治療する事ができます。

　　この章では、あなたの側弯症の重症度やステージによって、選択可能な治療法のオプションを紹介していきます。このガイドラインを使って、あなたの弯曲を治療・管理する方針を選択していく事が望ましいです。

1) 経過観測と管理

消極的な治療コースとしてよく考えられますが、経過観察は通常、以下のタイプの脊柱側弯症患者管理の第1ステップです：

→ カーブが25°〜30°以下で、骨格成熟に達しておらず、まだ成長が見込まれる患者。

→ カーブが45°以下で成長が終了した患者。

→ 炎症、筋痙攣または下肢の長さが均等でないなどの状態を原因としたカーブをもつ患者。

→ 小さなカーブを持つ子供で、バランスの取れたパターンである場合。

基本的に、進行リスクが低いカーブを持つ患者は、経過観察が理想的なケースです。例えば、側弯症のカーブが25°〜40°である17歳以上の男の子や15歳以下の女の子は、一般に経過観察を取ります。この様なケースでは、臨床医は定期的なスクリーニングとレントゲンを実施して、カーブが進んでいないかを確認 します。

イラスト- 経過観測が推奨される症例

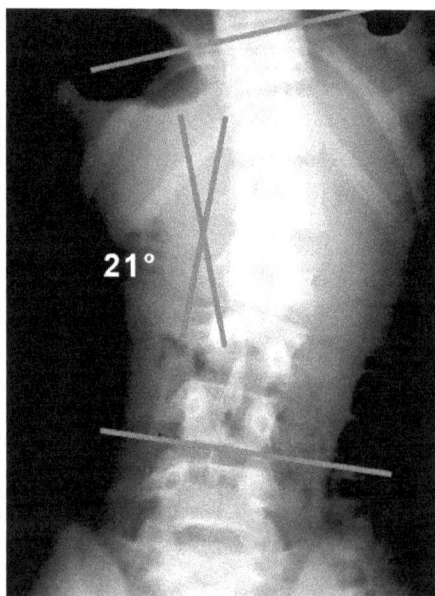

右腰部の側弯症を診断された16歳の男の子のレントゲンは、悪化の見通しが低かったので経過観察が勧められました。

進行度が低い側弯症の2つの主要な治療段階は、経過観察と管理です。先に進む前に、この2つについて少し理解していきましょう。

経過観察

　経過観察で最初のそして、最も重要なパートは、現在あるカーブが脊椎にとって危険でないことを確認することです。身体検査と連続したレントゲンによる、継続した脊椎とカーブの観察、およびモニタリングにより、医師は成長を記録し、今後の進行を予測します。カーブの悪化を引き起こす可能性のある因子については第7章を参照下さい。

管理

　この治療法の第2パートは、現在あるカーブの管理です。医師は、カーブの進行を抑制するために、問題のある姿勢など可能な原因の特定と、食事療法、水泳／ピラテス／ヨガなどの運動、または私の最初の著書である「自然療法による脊柱側弯症予防と治療法」に書かれているような、弯曲の矯正を助ける特別に組まれたプログラムなどの非医療的な療法を勧めるでしょう。

経過観察と管理で使うツール（療法）

　この段階におけるカーブの経過観察と管理の目的で医師は、以下の様々なツール（療法）を使います:

- 姿勢コントロール
- 運動を含む理学療法
- 作業療法
- ヨガ／ピラテス
- 栄養療法
- 電気刺激
- カイロプラクティック療法の相談
- 代替療法

専門家の言葉

　脊柱側弯症患者にとって経過観察が、本当に正しく推奨すべき方法であるかは、しばしば議論となります。中には、カーブがモニター段階で管理出来るのなら、治療する前に悪化させる必要がないとして、経過観察反対派の専門家もいます。この考えの専門家グループは、カーブが発見されたら直ぐに、手術を避けるために保存的治療を始めることが最良であると提唱しています。原始的で保存的なアプローチが専門家の間で広がったのは、この理由があるからです。

　一方で、これに反対派の専門家は、カーブが小さく、悪化する恐れがない場合、治療の合併症を予防するためにも経過観察が望ましいとしています。事実、このグループの研究者によれば、理学療法、院内集中側弯症リハビリテーション（SIR）と装具の3大治療法はしばしば、脊柱側弯症を管理する上で効果がある保存的な治療形態であるとしています。次のセクションでは、医師が経過観察と管理に使うと考えられる方法の重要な特徴をそれぞれ紹介します。

姿勢コントロール

　姿勢の管理はしばしば、脊柱側弯症の非侵襲的治療もしくは経過観察と管理ステージの第1ステップと考えられます。姿勢の検査時には通常、次の側面が考慮に入れられます:

> → 脊柱側弯症と姿勢の相関性

> → 姿勢バランスにおける脊柱側弯症の影響

> → 脊柱側弯症をコントロールする姿勢習慣の変更

　脊柱側弯症を患っていると、過度に足の回内がおこるため足裏アーチが少なくなり、次のような姿勢障害や姿勢変化を引き起こします:

- 頸骨と大腿骨の内側へのねじれ

- 骨盤の低下、直立時、歩行時にねじれている側へ骨盤が落ち込みます。

- 骨盤の傾斜、仙骨基部の低下は更なるバランスの崩れを引き起こします。

- 弯曲が胸椎まで進行した場合、肋骨隆起（背こぶ）ができる可能性があります。

不適切でバランスの崩れた姿勢は、特に特発性側弯症においては患者におそらく最も顕著な症状であり、時として明らかな側弯症の影響です。一般に脊柱側弯症を持つ患者は姿勢安定調節機能が低く、研究でも特発性側弯症がバランス調製機能を変化させることが証明されています。更に、脊椎のカーブは、体節間の結びつきも変化させることが知られており、これは側弯症を持つ子供の姿勢を劇的に変える可能性があります。

人間の脳は実際に姿勢を調節する能力を持っているということが実証されており、側弯症ではそれがバランスを崩す原因となっています。事実、側弯症患者では、前庭皮質や脳幹などの脳の一部でバランス異常を引き起こしている事が実証されました。

面白い事に、脊柱側弯症を持つ患者は、カーブのある場所、つまり腰部、胸腰部、胸部などによって異なる姿勢の特徴を示します。静的及び動的姿勢調節機能の研究では、腰部にカーブのある患者は静的姿勢に最も大きな影響を受け、胸部にカーブのある患者は動的姿勢に最も大きな影響を受けることが証明されました。

これは何を意味するのですか？

この調査は、あなたのカーブが脊椎の下部（腰椎）にある場合、座っている時もしくは静かに動いていない状態の時に、姿勢の不安定度が最大になるという事です。他方、カーブが脊柱の中部（胸椎）にある場合、動的姿勢もしくは動いている状態の時に姿勢の不安定度が最大になるという事です。

姿勢再訓練 ― 3つの方法

　ここまで、姿勢が脊柱側弯症に与える影響を見てきました。ここからは、軽度の側弯症の姿勢習慣をどの様に正していくか、またその効果について詳しく紹介していきます。

a) 器具の使用

　近年、姿勢を安定させ側弯症カーブの進行を止めること、矯正することを目的とした器具が側弯症患者に大きな効果をもたらしています。Meditrac社が提供しているバーテブトラックやダイナミック・ブレース・システム（D.B.S.）がこの一例です。この器具は、とても使いやすく、カーブの治療を目的とした携帯型のダイナミックな腰椎牽引システムです。使用初期には、ブレースシステムは脊椎への圧迫を減らし、椎間腔を広げる働きをします。長期使用では、カーブの進行を抑制するため、アライメントがずれた脊柱分節を元のバランスの取れた位置に戻すように圧力を使います。

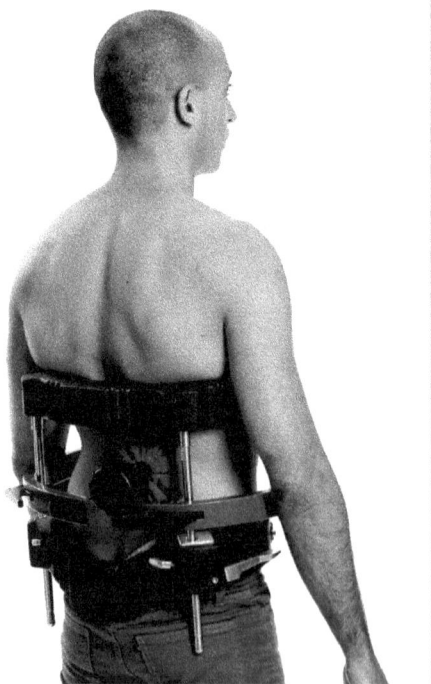

バーテブトラックとダイナミック・ブレース・システム（DBS）

b) 自発的な観察と自分でできる矯正

　次にできる事は、自分の姿勢習慣を観察し、異常や長時間の不適切な姿勢をしていないか見る事です。カーブが発見された場合や、長時間コンピュータに向う場合、背中や首に負担をかける姿勢を続ける場合にこの自己観察は適しています。もし、姿勢習慣に問題を見つけた場合、良い姿勢を保つよう気をつけることで、これらの習慣を正すことができます。このような自己矯正は、脊椎の安定性を取り戻す効果があり、姿勢変形を治す重要な方法であると思われます。

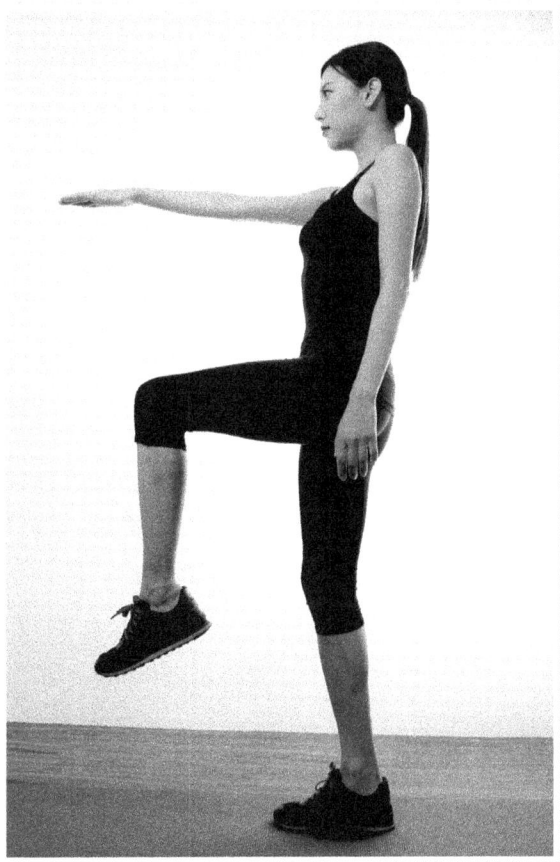

姿勢に関する10の大切なヒント

傾き、歪んだ姿勢のために長年にわたり失ってきた姿勢のバランスを取り戻すために役立つ10のヒントを紹介します。

1. 直立姿勢の練習。背中と頭を壁につけ、前を見ます。その状態を1分間保ち、休憩します。これを繰り返します。

2. 1日の活動を通して、特に長時間続ける活動で猫背(前屈み)になる徴候に気をつけてください。

3. 特に外を歩くとき、まっすぐな姿勢で歩く。

4. エクササイズや運動をする時、出来るだけ理想的な姿勢を維持するよう心がける。

5. いすの高さを調節し、床と太ももが平行で、膝が腰の位置にあり、足の裏が床につく状態にする。

6. いすの背と背中の間に小さなクッションを置いて、背骨がまっ直ぐになる様に座る。これは、運転時や車に座っている時にも重要です。

7. 可能な限り、座っている時に足を組まない。足を組むと体のアライメントにずれが生じます。

8. 常に硬いマットレスで寝るようにする。

9. 日々のエクササイズで筋肉を伸ばす。

10. 立ち姿勢の時、足を平らに付ける。片足に体重を載せているとカーブを引き起こしたり、悪化させたりします。

c) 外部からの刺激療法

このツールは、明らかに異常な姿勢を正すツールであり、姿勢矯正を指導する専門家の指導下で使います。基本的に外部からの圧力をかけることで、外受容の刺激もしくは平衡反応が刺激され、患者が体の異なる部位を使って姿勢をわずかに矯正もしくは調節する方法を習得します。

2) 理学療法

脊柱側弯症が基本的に脊椎のバランスの崩れである事から、理学療法は背骨をまっ直ぐにし、元のバランスを取り戻すことを助けます。

脊柱側弯症がある場合、理学療法を受けるよう指導がされる場合もあります。理学療法では、体の対称性を最適にするためのエクササイズが以下の目的で処方されます:

- 個別に姿勢矯正をする
- 体幹の筋肉を強化する
- 総合的な背骨のサポート力を改善する

理学療法やピラテス、アレキサンダー法などの種々の運動は、体のバランスと不適切な姿勢を穏やかに正しいアライメントに戻す方法と考えられています。事実、側弯症の基本原因が筋肉や悪い姿勢にある場合、理学療法は大変奏功します。

脊柱側弯症に理学療法が効くのですか？

横断的研究では、理学療法エクササイズが脊柱側弯症管理に効果的であることを示しています。個別に理学療法を受ける場合も、整形外科医の指示で受ける場合も、側弯症を持つ患者の柔軟性と機能性維持を助けます。ドイツ、バート・ゾーベルンハイムにあるSchroth（シュロス）クリニックのデータでは、理学療法が重度側弯症患者の肺機能改善と、痛みの軽減に効果的である可能性を示しています。

　言い換えると、神経筋障害や先天性異常、外傷、年齢に関連した変形などの基礎原因がない場合、理学療法が最大の効果を発揮する可能性があります。しかし、これらの基礎原因のある症例でも、理学療法を他の治療法と組み合わせる事で、ある程度の効果が期待できます。

　理学療法は脊柱側弯症に焦点を置いた治療法ではありませんが、脊柱側弯症の根本的治療を構成していることは確かです。背骨の強化と脊椎の自然なバランスの改善、カーブの悪化抑制、そして治療の成功に貢献します。

　更にこのセクションでは、脊柱側弯症の保存療法で使われる運動やヨガのポーズをいくつか紹介しています。

3) シュロス式エクササイズ

　シュロス法（Schroth Method）は、脊椎変形に対する主要な理学療法アプローチと考えられています。脊柱側弯症を3次元的に治療するこの療法は、脊柱側弯症を基本的にいくつもの姿勢の障害と見なし、以下を助けます:

- 痛みの軽減
- 肺活量を向上
- カーブの悪化の抑制
- 姿勢バランスの改善
- 手術の回避

　1920年にカタリナ・シュロス氏(1894-1985)により開発されたシュロス法は、ドイツでは1960年ごろまでに標準的な外科的手術を必要としない脊柱側弯症治療として定着し

ました。ドイツ、ゾーベルンハイムのカタリナ・シュロス脊椎変形センター（Katharina Schroth Spinal Deformities Centre）では、理学療法士や患者へのシュロス式エクササイズの指導が行われます。毎年、1200人近い患者が選ばれ、6週間の集中入院理学療法コースに参加します。

　側弯症で起こりえるカーブのパターンは大きく異なるにも関わらず、シュロス法では、ほとんどの典型的な症状に対応するために、以下の3つの基本的なカーブパターンのみを対象としています:

- 機能側弯症の4カーブパターンと特別な形態の4カーブパターンとして胸腰部のカーブパターン
- 骨盤が中央にある機能性側弯症の3カーブパターン
- 代償不全の機能性側弯症の3カーブパターン

シュロス法の3つの主要な基礎論理

　脊柱側弯症のシュロス法は以下の3つの基本論理をベースとして機能します:

- 3つの異なる構成要素としての体幹
- 回転性の呼吸
- 姿勢の矯正

以下のセクションで、これらを個別に説明します。

a) 体幹の3つの構成要素

　シュロス法による治療では、体幹は3つの積み重ねられた長方形のブロックに分けられ、骨盤帯、胸郭と胸帯を含みます。側弯症を発症した場合、これら体幹の3ブロックは垂直軸からずれ、最終的に脊椎が横向きにずれます。下図がこれを上手く説明しています。

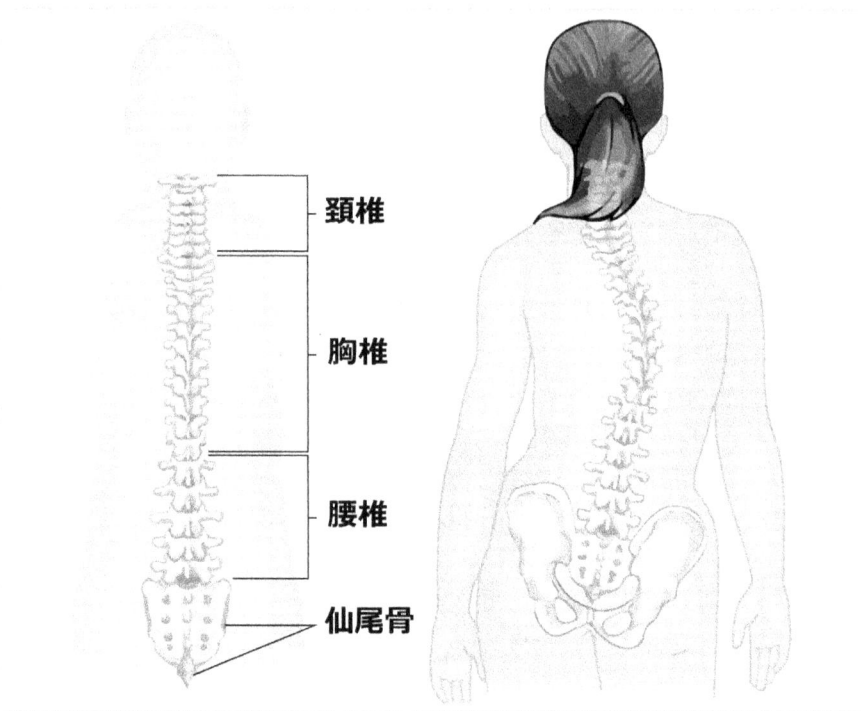

図：頚椎、胸椎、腰椎、仙尾骨

b) 回転性呼吸

これまで学習してきたように、肋骨は関節で椎骨の横突起につながっています。シュロス運動をすると、適切な呼吸運動により体幹のねじれが減少していきます。

この運動論は、呼吸性胸郭移動として知られる新しい概念に基づいています。この理論では呼吸運動を使って内側から凹んだ側の肋骨を広げてやります。最終的に、より広いスペースが作られ、肋骨を正しいアライメントへと戻します。

c) 姿勢の矯正

シュロス法の運動による姿勢矯正は、上記の回転性呼吸法の延長です。まず姿勢の矯正による姿勢障害を改善することで、先に述べた肋骨のスペースの拡大ができます。

一般人にとって何を意味しますか？

シュロス法の運動は、カタリナ・シュロスによって作られた理論に基づいています。彼女は、脊柱側弯症は基本的に不規則な姿勢による障害で、それが更に脊椎の構造に影響を及ぼすという理論を研究しました。彼女の呼吸運動と姿勢矯正の原理を通して、シュロス法は患者が間違ったパターンを自覚し、自己認識と体系的に計画された運動を通して、体に正しい姿勢アライメントを再訓練する指導をします。

4) ヨガとエクササイズ

古代インドでリラクゼーションと疾病からの解放を目的に使われていたヨガは、脊柱側弯症の効果的な保存的療法でもあると考えられます。

姿勢バランスを取り戻したり不規則な姿勢の矯正だけでなく、ヨガはストレス解放の主要なツールであるとも考えられています。それによって、アライメントの治療に重要な要素であるリラックスする能力を向上させます。実際にヨガを常習的に行うことは、体重をコントロールし、ストレスレベルを軽減するので側弯症治療過程を早めることが証明されています。

ハタヨガの1種であるアイアンガーヨガは、姿勢アライメントに重点を置いており、また不規則な姿勢が側弯症の特徴的な症状である事から側弯症患者に有益です。

ヨガが脊柱側弯症に役立つ5つの方法

最も重要な運動とヨガのエクササイズについて詳しく説明する前に、ヨガが側弯症にどう役立つのか特徴を理解していきましょう。

1. ヨガは、体のバランスの崩れへの自覚を増し、姿勢を正そうとする考えを持たせます。
2. ヨガは、筋肉の進展と強化によって脊椎変形と関連のある痛みや緊張を緩和します。

3. ヨガのポーズは立ち姿勢を改善し、足を強くすることで脊椎が伸び、側弯症に伴う緊張を緩和するように働きます。

4. 膝屈曲筋、大腿四頭筋、腰の屈筋をストレッチするヨガのポーズは、姿勢改善に有用である事から側弯症の治療に役立ちます。

5. 意識呼吸に重点を置くヨガのポーズは、側弯症に伴う肺機能異常の改善に役立ちます。

熟考するポイント

側弯症の経過観察と他の保存治療法と同様に、ヨガもまた、規則を守り、一貫したやり方で長期に指導に沿って行う場合にのみ、カーブを戻す効果があると考えられます。

運動とヨガのポーズ

　脊柱側弯症のための一般的なエクササイズのやり方をいくつかリストしましたので、参考にしてください。

胸部カーブの矯正

　このエクササイズの目的は、正しい姿勢を維持する練習を
し、運動感覚を再訓練できる準備をすることです。このエク
ササイズは、次のステップで行ってください:

1. 高い椅子にまっすぐに座ります。
2. 左手で椅子を持ちます。
3. 右腕を上へゆっくりと伸ばし、斜めに曲げます。限界
   まで伸ばします。
4. 反対側の腕も同様にして、これを5セット繰り返しま
   す。

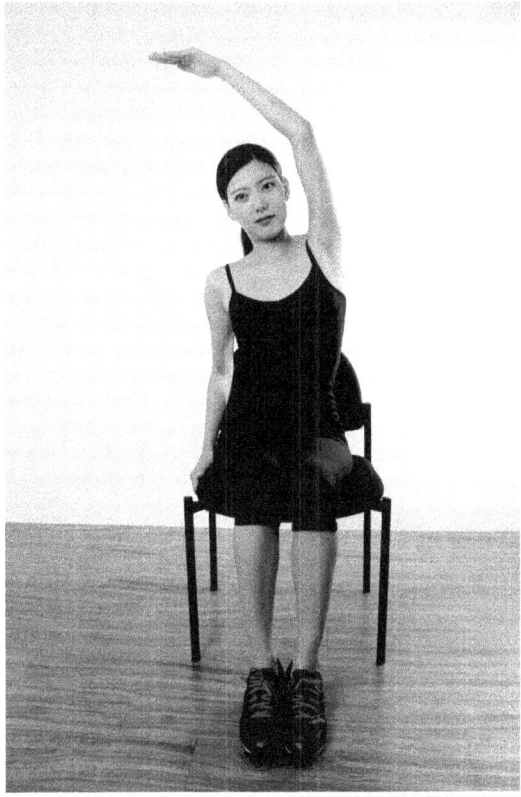

右胸部、左腰部側弯症の矯正

このエクササイズの目的は、右胸部カーブの特徴的な原因である胸椎のねじれ矯正です。このエクササイズは次のステップで行ってください:

1. マットの上に床と一直線になるように仰向けに寝ます。
2. 両手を頭の後ろに置きます。
3. 左のひざを曲げた状態で上げます。
4. 頭を軽く持ち上げるようにして右ひじを左ひざに付けます。この時、腹筋はリラックスさせておきます。
5. 反対側も同様にして10回繰り返します。

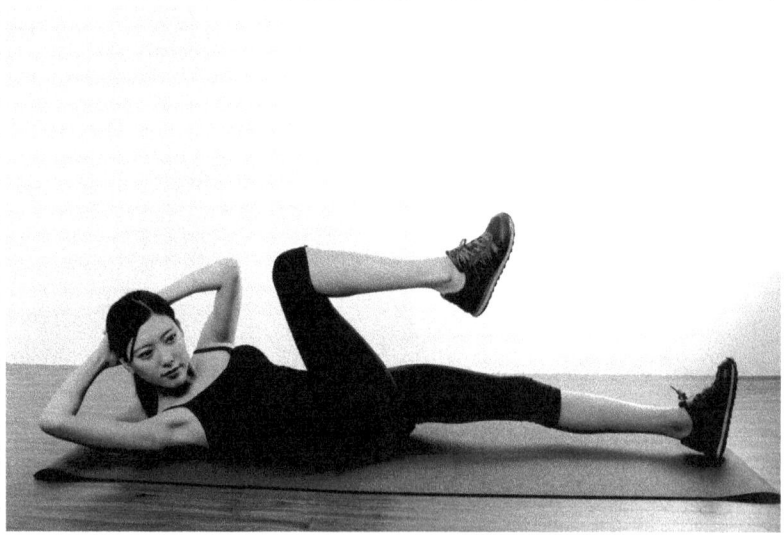

座位ツイスト

　脊椎のツイストをするこのエクササイズは、側弯症の弯曲を戻すのに役立つと考えられます。正しい方法でこのエクササイズをするために、次のステップに従い行ってください。

1. 背の高い椅子に真っ直ぐに座り、左側が椅子の背に面するようにします。
2. 足を床にしっかりと付けます。
3. 左手で優しく押して胴を左へねじり（ツイスト）ます。
4. 肩甲骨を背中でギュッと寄せるようにして、背骨を伸ばした状態に保ちます。
5. 回を増すごとにねじり(ツイスト)を大きくしていきます。
6. 反対側も繰り返します。

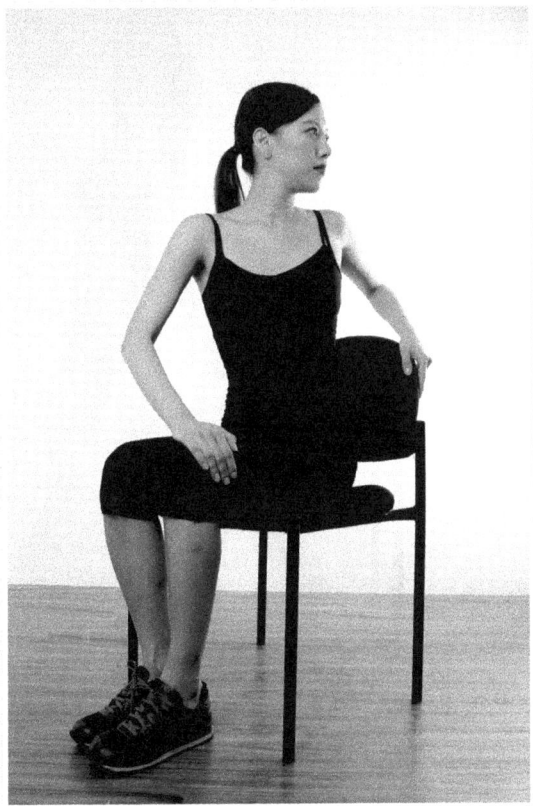

ヒッチ運動

　このエクササイズは、腰部と胸腰部のカーブに最も効果があります。骨盤が凸型に飛出している側に持ち上げられるので、脊椎を正しいアライメントに戻す様、筋肉を使うことができます。ヒッチ運動は下記の手順で行ってください:

1. 両足でまっすぐ立ちます。
2. かかとをカーブの凸側に向けます。腰とひざをまっすぐに保つようにします。
3. このヒッチ姿勢を10秒ほど保ちます。
4. 必要であれば椅子の背で体を支えてください。

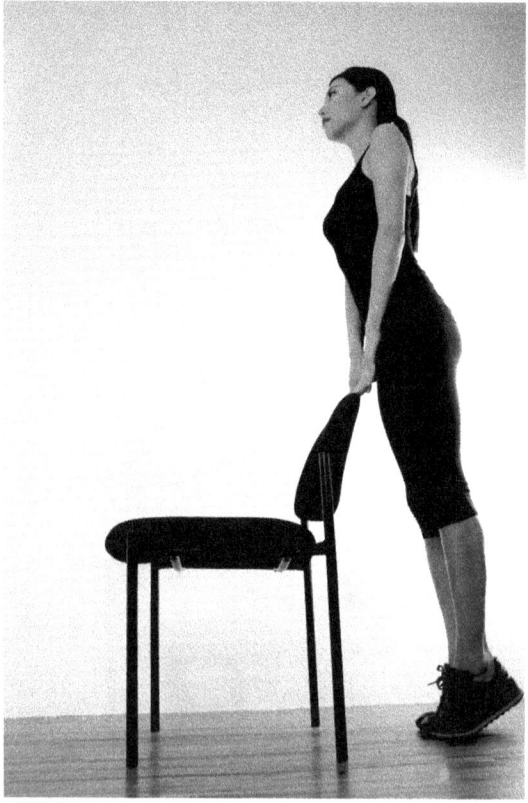

体幹強化エクササイズ

　これまでの運動に加え、体幹強化エクササイズをいくつか取り入れることができます。中でも最も重要なエクササイズを記載しました:

腹部の強化

1. マットにまっすぐに横になります。
2. 腕を横に置き、ゆっくりと右足を90°の角度まで持ち上げます。そのまま10を数えてください。
3. 徐々に足を下ろしていきます。まず床から60°の位置まで、それから30°の位置まで、そしてリラックスします。
4. 足を替えて繰り返します。

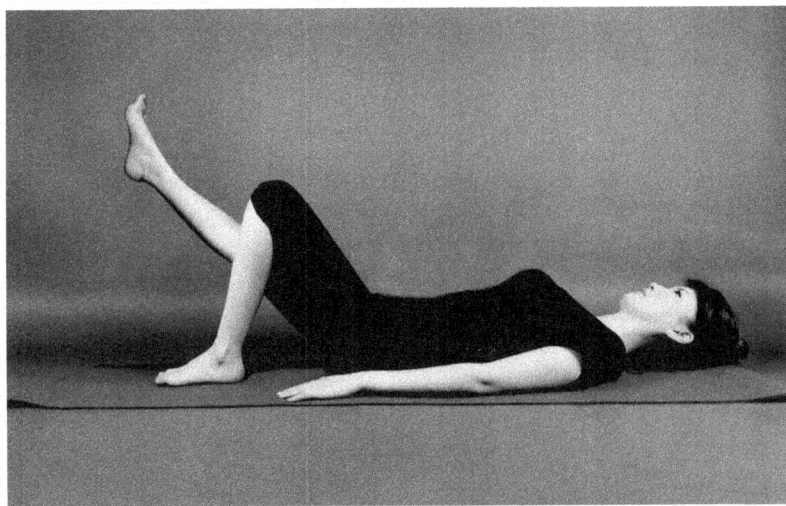

自転車こぎ

1. 床に仰向けに寝て、足を上げます。
2. 足で自転車を漕ぐような運動をします。
3. この運動をしている間はずっと背中が床についている状態を保ちます。

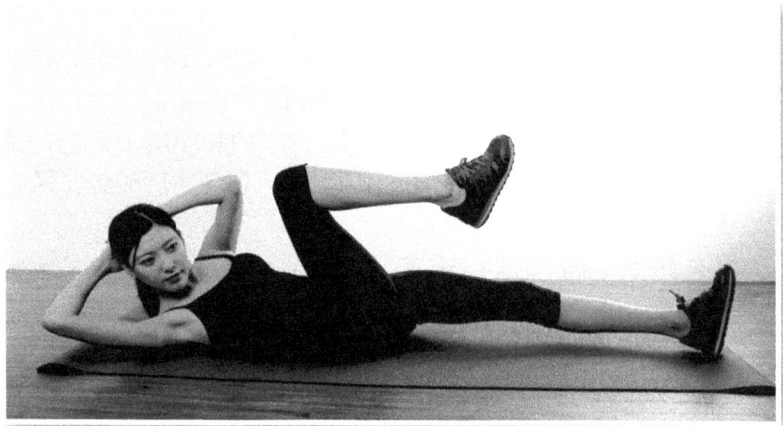

背骨の安定

1. おなかを下にして横になり、腕を前に伸ばします。
2. 方方の腕と対角の足が一直線になるように持ち上げ、5秒間保ちます。
3. 手と足を替えて各サイドを10回ずつ行います。

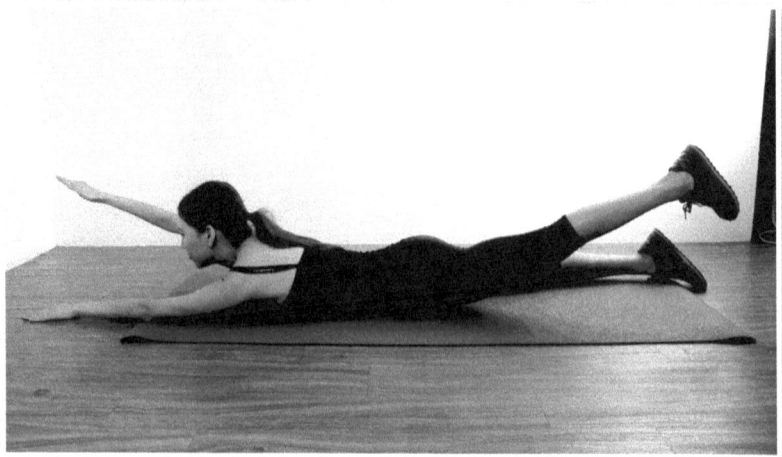

壁を使った直角ストレッチ

このエクササイズは脊椎を伸ばし、肩を広げて背中上部の筋肉のバランスを整えることを目的にしています。ステップに従いストレッチを行ってください:

1. 60～90センチほど壁から離れて立ちます。
2. 腰の幅に足を広げます。
3. 前に屈んで両手を壁につけ、肩幅の距離に位置します。
4. 最終的に、胴体と足が直角になり、手が腰の高さで壁に押し付けられる状態にします。
5. 足をしっかりと床につけ両手で壁を押します。
6. これを各セッションで5から6回繰り返します。

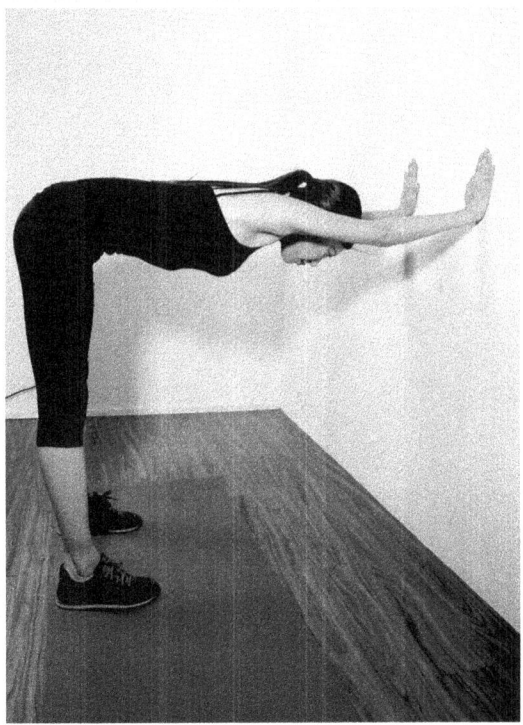

ハムストリング（大腿部ひざ屈筋）のストレッチ

緊張したハムストリングは姿勢を悪くするので、このエクササイズはとても効果があります。ステップに従って運動をしてください。

1. マットの上に仰向けに寝ます。
2. 抵抗バンドもしくはタオルを輪にして右足の裏に掛けて両端をそれぞれの手で持ちます。
3. 左足は伸ばしたままで、ゆっくりと右足を上向け、頭の方に伸ばしていきます。
4. ハムストリングに痛みを感じた場合、しばらく停止し、またもう少し奥まで伸ばしてください。
5. 反対側の足も繰り返します。

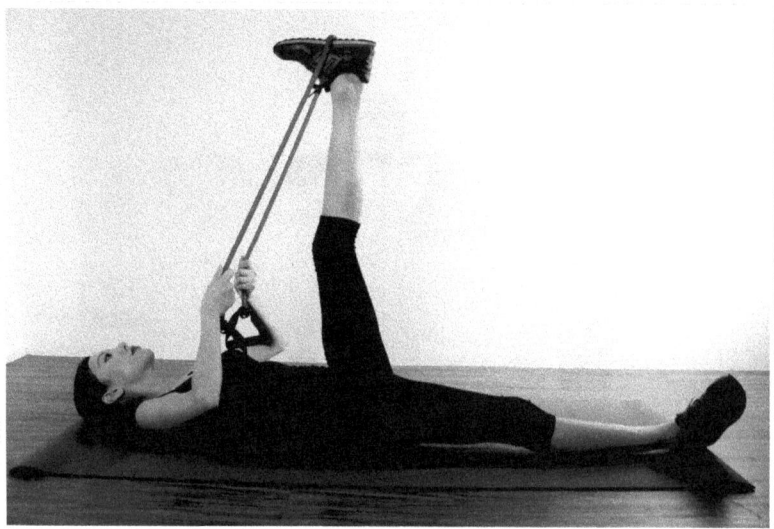

ランジ

以下のステップに従って側弯症に効くランジを行ってください:

1. ひざをついた姿勢で床に座ります。
2. 右足を前に出し後方の足のひざを床につけます。
3. ゆっくりと前に突き出して前方の足のひざが距骨（くるぶしの骨）の上に来るようにします。この時、ひざが距骨より前に出ないことが大切です。
4. 太ももの後ろと股のつけ根が伸びているのを感じるようにしてください。
5. これを繰り返します。

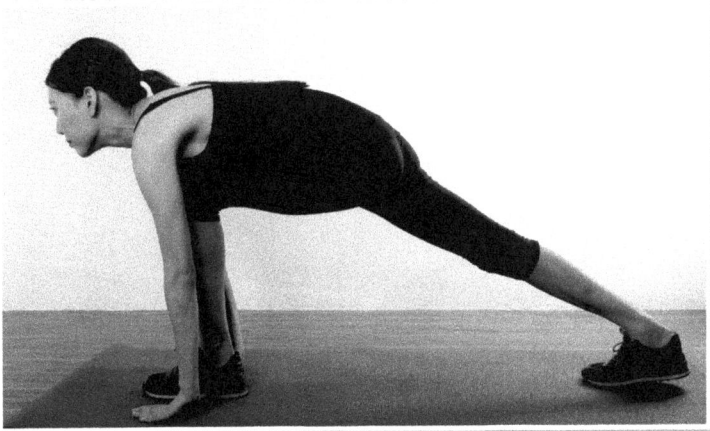

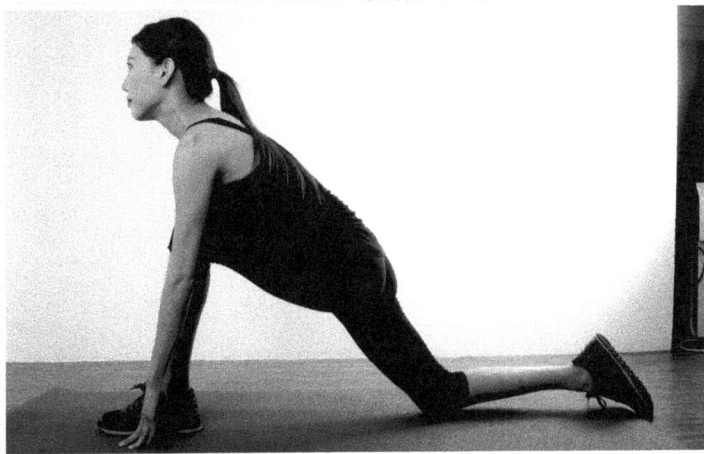

腰を開く運動

このヨガのポーズは以下のステップで行ってください:

1. 四つ足で這う姿勢になってください。
2. 右足と膝を前方に持って来て（膝を曲げた状態で）下ろしてください。
3. 腰は直角になるように起し、左足をまっすぐ後ろへ伸ばして下さい。
4. 両手を前の位置に置いて、ゆっくりと腰を下ろしてください。
5. 足を替えて繰り返してください。

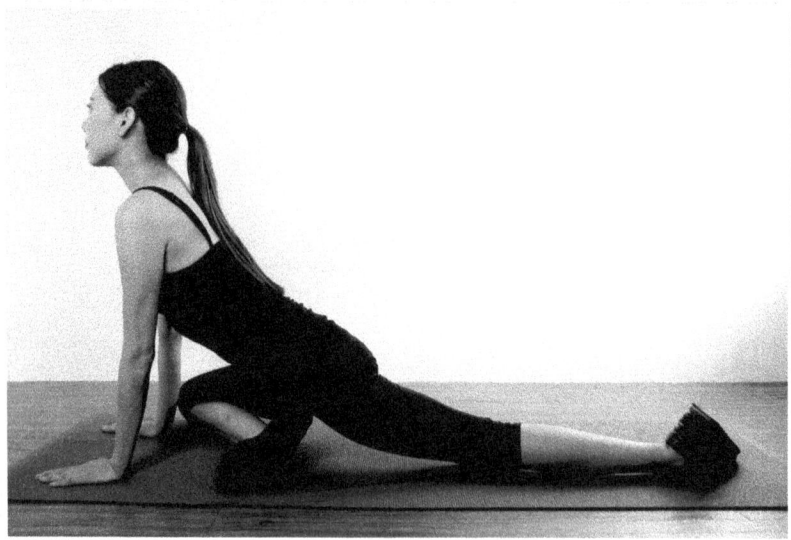

3点ストレッチ

このヨガポーズは以下の手順で行ってください:

1. キッチンのシンクまたは他の手すりなどがある所に面してまっすぐに立ってください。
2. シンクの手すりを持って引くように後ろに下がります。
3. 足先がシンクの方を向いた状態で足をまっすぐにして、腰から前屈みになり腰からおしりにかけて伸ばします。
4. 足が直角になるように膝を曲げ、太ももが床と平行で、膝がかかとの真上に来るように数歩前に行きます。
5. この状態で、少し後ろに引くようにします。
6. かかとを床に付けた状態で、数歩前に進みます。
7. おしりを下げてスクワットの格好になり、後ろに引きます。

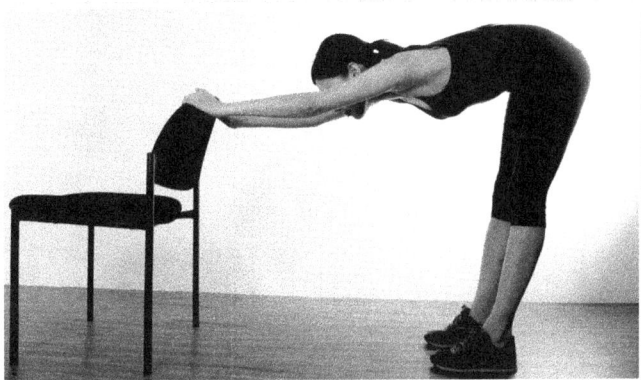

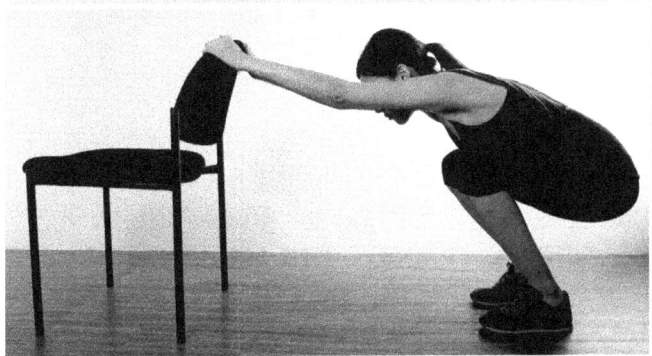

5) 作業療法（OT）

　脊柱側弯症は一般に、患者の人生における多くの側面を取り囲む統合的な障害とみられています。姿勢と脊椎の変形として始まり、日常生活に関連した種々の事が影響を受け始めます。例えば、側弯症の発症と治療や装具の必要性が出てくることに伴い、患者のキャリア(職務経歴）に影響が出るかもしれません、また呼吸などの身体機能が損なわれるかもしれません、さらに自尊心や自信が低下する恐れもあります。下図でこれを分かりやすく説明しています。

　このため、脊柱側弯症のような障害では、単なる身体的障害の水準を超え、治療に包括的でホリスティックなアプローチが必要とされるのです。

脊柱側弯症の多面的なインパクト

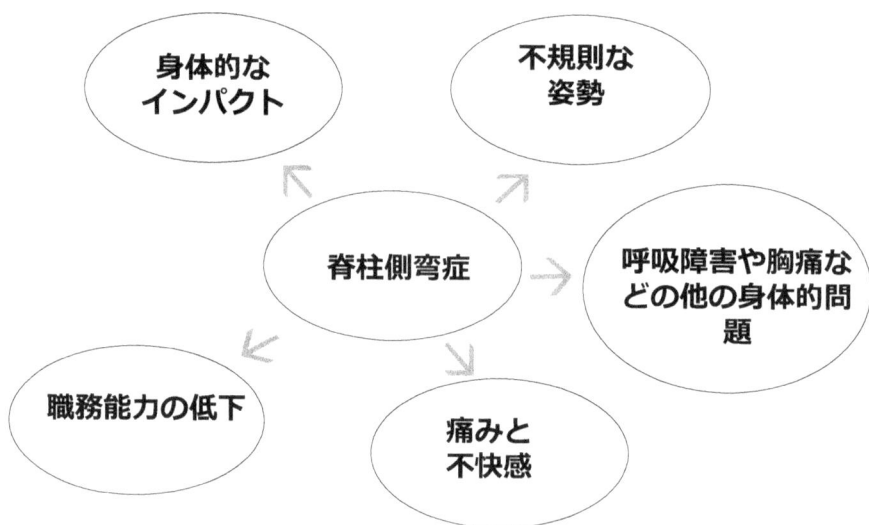

　こういった意味で、作業療法は、患者が脊柱側弯症と診断された直後に受ける必要のある効果的な治療法と考えられています。脊柱側弯症の経過観察ステージに組み込まれた治療の一貫と見なされ、作業療法のホリスティック・アプローチは多くの面で脊椎変形治療を進める上で役に立つと思われます。

では、作業療法士はどのような支援をするのですか？作業療法士は、脊柱側弯症の総合的な状態管理を支援します。基本的に、以下の治療アプローチ(方針) を作成して、通常の生活機能を取り戻すよう支援します:

→ カーブを元に戻すもしくは進行を止める

→ 職業能力を最善の状態に再興する

→ 低下した自尊心や自信を取り戻す

　最も重要な作業療法の基本的な特徴は、治療期間に患者が積極的に治療アプローチの作成に貢献することです。

脊柱側弯症への作業療法—重要なハイライト

　脊柱側弯症を患う多くの患者が作業療法士の療法から利益を受けますが、最も効果がでる患者のタイプは、病気や怪我によって脊柱側弯症を発症した人達です。それは、日常生活動作（ADL）に障害を起こしているからです。作業療法士は基本的に下記のステップを通してあなたが日常生活を完全に独立して遅れるよう支援します:

→ 現状および各生活面へのインパクトを分析します。

→ 最適な療法の戦略を立てます。

→ 継続的に成果を評価し戦略を改定していきます。

　ここで、作業療法がどのように脊柱側弯症に役立つのか、いくつかの重要なハイライトを理解しましょう。

→ 適切な活動分析と日常生活動作の変更を実施して、状態に合った治療計画を立てます。

→ 症状への理解を助け、各症状を管理する最も良い方法を指導します。

→ 寝るときの姿勢、座るときの姿勢、そして立っているときの姿勢の姿勢再訓練を指導します。

→ 側弯症のために損なわれたであろうセルフケアをするための最も良い方法を指導します。

→ 治療法の効率と結果、特に痛みの管理ツールや運動を評価します。

→ 生産性を上げる最良の方法を指導し、電動車椅子などの道具の必要性を評価します。

→ 仕事を適切に評価し、結果と生産性を改善する方法を提案します。

→ あなたの状態に適するように生活習慣を変える最良の方法を指導します。

→ あなたに整形外科的装置や補助的な器具（特殊な服、コルセット、ロール、ウェッジ、枕など）の最適な使用法を訓練します。

6) 食事療法

人間の体は、身体的構造から栄養そして心理的な健康まですべてのバランスが取れているという前提で働いています。もし、この自然なバランスが維持された状態で日常生活を送れるなら、身体とそのシステムは非常に上手く働きます。 しかしながら、病気や悪い生活習慣などの要因に自然のバランスが崩されると、異常が表面化してきます。

食事と栄養について言及すると、体の自然なバランスを崩す食品群は特定でき、そして体を正しいバランスを取り戻すための適当な食事レジメを作成する事が出来ます。

治療の第1ステージ・ツールとしての食事の働きを知るために、まず食品の欠乏がどのように脊柱側弯症の原因となるかを理解することが重要です。1955年から1990年にアメリカとヨーロッパで書かれた文献による調査では、栄養が特発性脊柱側弯症の病因の中でも主要な因子である事が明らかにされています。[1] 食事の変化が好みの味覚や食習慣に影響する遺伝子の作用を変化させるという事実は、脊柱側弯症治療のツールとしての栄養の役割の重要性を説明しています。事実、多様な環境変化や母親の食事事情が、このような後成的遺伝子ステータスを変化させる可能性があることを証明する十分な研究があります。[2] このような研究は以下の2つの事実を裏付けしています:

→ 食事は、特発性側弯症の決定的かつ重要な要因になり得る。

→ 食事の改善は脊椎側弯症治療の効果的な第1段階になり得る

食事の役割を確認しましたので、今度は不規則な食事を見分ける方法と、良い食事習慣を作るガイドラインの紹介に移ります。

ステップ1 間違った食事パターンの特定

側弯症治療に食事療法を取り入れる場合、最初の大切なステップは、問題を引き起こしていると思われる食品を特定することです。

側弯症の症状と小麦またはグルテン感受性に相関性があることが研究で分かっています。この点について、小麦と関連のある抗体は、しばしば側弯症の発症とも関連が有ります。この観点から、小麦アレルギーや食品への感受性がないかを調べることが最初に必要となります。このステップはまた、脊椎カーブの発症に関連があると思われる栄養素の1つが不足状態にないかを分析する役割もします。脳の松果体から分泌されるホルモンのメラトニンが不足することは、このような栄養不足の1例です。

メラトニンは、思春期の成長サイクルと関連性があります。メラトニンの不足は、通常より早い、性的成長を引き起こします。つまり、思春期の子供が性的な成熟を早く向かえることを意味し、最終的にカーブ進行の速度に影響を及ぼします。その上、メラトニンは細胞間のカルシウムの作用に影響を及ぼすカルモジュリンと結合します。特発性脊柱側弯症と診断された患者では、高濃度のカルモジュリンが検出される場合が多く、これに相関して血中のメラトニン濃度が低くなります。

このようなことから、もし特発性脊柱側弯症と診断された場合、食物アレルギーや感受性、栄養素の不足を定期的に検査することが必要となります。

ステップ 2 健康的な食事計画を作る

　健康的な食事指導の中で最も重要な指導は、脊柱側弯症の栄養療法にも当てはまります。脊柱側弯症に対応する正しい食事は、次のことを助けます:

- 不必要な体重を減量する
- 代謝を改善する
- 関連する栄養の不足を改善する

4大栄養素

　側弯症を持つ患者の正しい食事は、バランスの取れた骨の健康と骨に必要な栄養素をすべて満たしています。もし、脊柱側弯症と診断された場合、以下で述べている栄養素を十分に取るようにしてください。

1) カルシウム

　骨量を増やすことの他に、カルシウムは神経と筋肉にとって重要なミネラルでもあります。適切な量のカルシウムの摂取と正しい方法でカルシウムの吸収がされることが重要です。以下のリストを参照して脊柱側弯症を患っている場合に摂るべき食品と避けるべき食品について理解してください。

2) ビタミンD

　この栄養素は、体が食品やサプリメントからよりカルシウムとリンを吸収するのを助け、また、健康な骨にとって必須栄養素でもあります。

3) ビタミンE

　ビタミンEは強力な抗酸化作用を持っており、フリーラジカルを防ぐことで免疫機構を強化する作用があります。この重要な栄養素は筋肉の強化と筋組織の健康維持を助ける栄養素として知られています。

4) ビタミンK

　ビタミンKは骨形成能力の高い栄養素です。この能力により、ビタミンKは、特に年配の世代の骨粗鬆症など、骨に関連する疾患を予防する事ができます。

摂るべき食品と避けるべき食品

　以下の表は、脊柱側弯症がある人が摂るべき食品と避けるべき食品の詳細なリストです。

摂るべき食品	避けるべき食品
新鮮な野菜	柑橘系のフルーツとジュース
新鮮なフルーツ	ソーダや炭酸系の飲み物
肉、卵と鶏肉	人工甘味料
ミルク、チーズ、乳製品	脂質、油
新鮮な食品	コーンシロップ、フルクトースシロップ
種実類（ナッツ、種）	菓子類
健康に良い脂質	紅茶、コーヒー
	精白小麦粉
	ジャンクフード/揚げ物

ちなみに…

食事療法については、脊柱側弯症患者に良い食事の基本を詳細に説明している「自然療法による脊柱側弯症予防と治療法」（ケビン・ラウ博士）が役に立ちます。助けになる食品群から必要とされる栄養素まで、そして最後にあなた自身の代謝タイプと側弯症を基に実施すべき理想的な食事計画、この本にはこれらすべてが詰まっています!

7) 電気刺激

　理学療法や栄養の改善が、期待した効果を出さない脊柱側弯症の症例もあります。この様な患者にとって電気刺激は、痛みの緩和とカーブの進行を止める可能性があるオプションとして考えられています。

名前が示すように、電気刺激は筋肉や筋肉グループに電流を流し、収縮を起こさせることで筋肉を強化するために使われる方法です。電気刺激は、血流の改善と動作範囲を増加することで脊柱側弯症治療に役立つと信じられています。この方法は、広く筋肉の柔軟性と順応性を高める最も安全な方法と考えられています。

　先に進む前に、電気刺激療法についてより詳しく見ていきましょう。電気刺激療法には3つの基本タイプがあります。これらは、一般的な電気刺激、筋肉刺激、経皮的末梢神経電気刺激（TENS）で、それぞれに以下の使用目的があります：

- → 一般的電気刺激療法、痛みの緩和と傷の治癒
- → 筋肉刺激、筋肉の痙攣を減らし、筋肉を強化する
- → TENS - 慢性の痛みの治療に使用

どう作用するのか？

　電気刺激を脊柱側弯症に使用する目的は、骨格のカーブ周辺の筋肉を収縮させることです。

　電気刺激療法の使用には、この療法の訓練を受けた理学療法士が、皮膚用電極を体幹の筋肉にあてるように貼ります。脊柱側弯症のカーブが最も大きい場所で最大の収縮を起こすように電極を置きます。専門家はこのような電気刺激療法の多くは、特に子供の症例では、夜、患者が寝ている時に実施するべきであるとアドバイスしています。

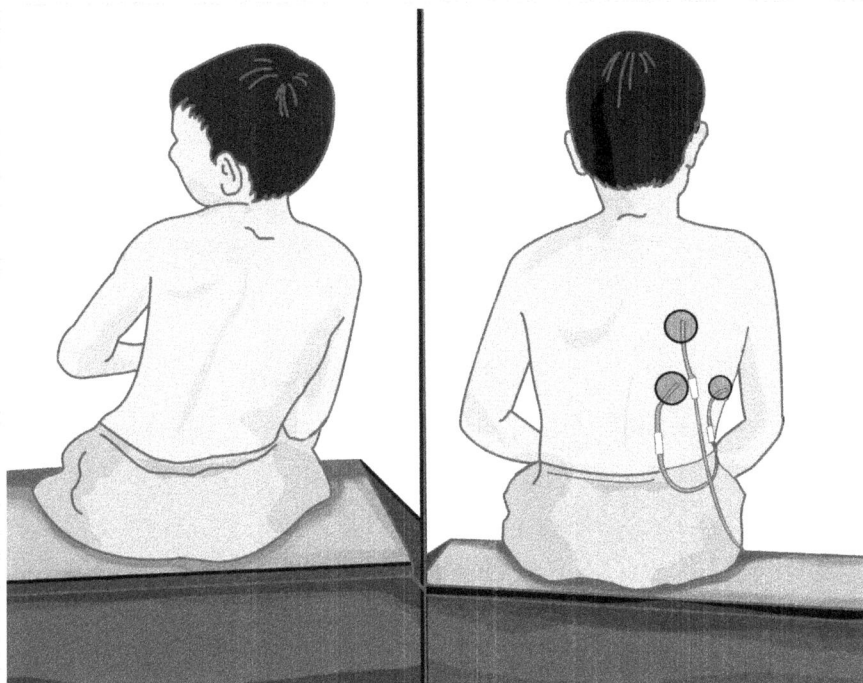

**側弯症のカーブを持つ子供が電気刺激治療を
受けているところ**

大切な情報

　電気刺激治療が適応となる子供は、脊椎のカーブが
35°以下で、少なくとも2年以上の成長が見込まれるべ
きであると専門家は指摘しています。

効果は？

　電気刺激療法を受けた脊柱側弯症患者間の対照比較分析で
は、およそ44%の有効率が証明されました。この調査による
とカーブの矯正は、刺激を受けた筋肉と、カーブを起こして
いる椎骨が、相互に結合している骨格のレベルアーム（肋骨
や骨盤など）の長さと同じになるまで改善されました。

しかし、他の調査では、電気刺激療法で治療された40人の患者に効果があったとするものの、失敗の割合が50%にも達しする報告があります。また、他の調査では表面電気刺激療法が満足できる装具療法の代替療法となり得ることが報告されており、保存的治療の不可欠な要素であるとされています。同様に、107人の進行性特発性側弯症患者への長期治療調査では、30°以下のカーブの悪化予防に93%成功率を示しています。

8) カイロプラクター

カイロプラクティックは、薬や手術に頼らず背骨の調整との管理に注目することから、脊柱側弯症へのホリスティックな治療法と見なされています。

一般的に言って、カイロプラクティックによる治療は以下の目的を満たすことが期待されます:

- 脊椎の安定生を改善する
- カーブの進行を止める
- カーブを小さくする

ランダム調査の報告では、カイロプラクティックによる治療が痛みと不快感を軽減させ、症例によっては、カーブの進行を止めるなど、70%の症例に効果があることを示しています。最近の調査では、カイロプラクティック治療が成人の脊柱側弯症に付随する障害や痛みの軽減に大きな効果が見られました。これらの結果から、カイロプラクティックによる調節が、脊椎を正しいアライメントにすると共に神経の圧迫を軽減することに役立つことが分かってきました。

どのようにするのか？

側弯症のために始めてカイロプラクターに来院すると、カイロプラクターが高度に標準化された初期検査と徹底的な病歴の問診をすることが分かります。大抵のカイロプラクターはまた、生活様式や家族歴、全体的な健康状態について詳しく質問するでしょう。この点で言うと、最初の来院で、アダム式前屈検査（FBT）をされる可能性が高いです。この検査

と、いくつかの動作検査が最初に行われ、カイロプラクティックがあなたに適切かどうかを決定します。

　カイロプラクターは、手による処置で腱と靭帯をほぐします。この脊椎への刺激を通して、カイロプラクターは筋肉が本来あるべき位置に戻るようにします。

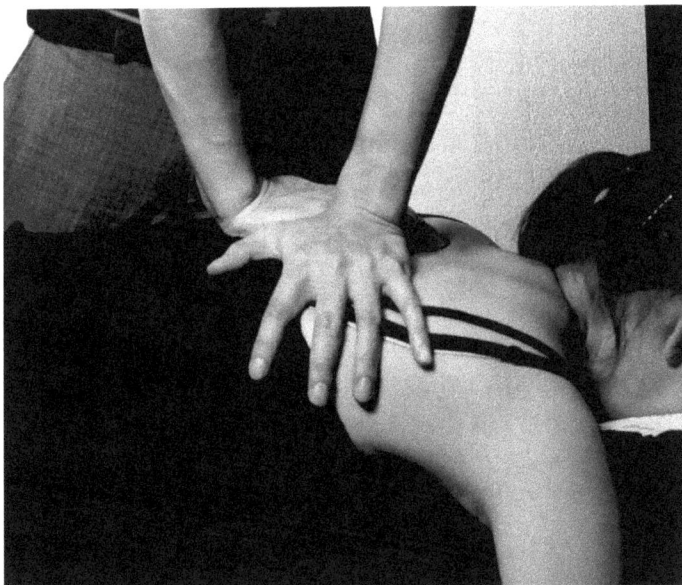

カイロプラクターによる脊柱側弯症治療

　カーブの重症度と詳細な病歴を基に、カイロプラクターは以下に述べている治療法からあなたの治療を1つ選びます。治療が適切で有れば、2つ以上のカイロプラクティック技法を組み合わせることを決めます。

　　→ トラクション・マッサージ：この方法の目的は脊椎の周りの筋肉を弛緩させ、脊椎を心地よく動かせる様にします。この施術では最初に、枕を膝の下に置いて、仰向けに寝る様に指示されます。そして、背肉をマッサージして、ストレッチさせるため、背中で特別にデザインされたローラーが上下に動かされます。

→ エクササイズ：これまでに説明してきたようにエクササイズには、脊柱側弯症に伴う痛みや不快感を緩和する作用があると思われます。カイロプラクティック治療の一環として、背中や首、四肢の強化を目的として特別に組まれたエクササイズの指示が出されます。

→ マッサージ：正しいテクニックのマッサージは痛みを効果的に軽減し、循環をよくし、脊柱側弯症の状態改善に役立ちます。また、電気刺激療法や筋肉刺激、超音波治療、冷感/温熱治療などの他オプションと組み合わせることで更なる効果も期待できます。

→ 生活様式の改善：生活様式による問題は、知られている以上に脊柱側弯症の原因に大きな影響があると思われます。このためカイロプラクターは、適切なライフスタイルの改善を提案します。この改善には、飲酒量の減量、禁煙、健康的な食事などが考えられます。事実、脊柱側弯症治療のベストカイロプラクターは、側弯症の状態を改善するために細かい食事やエクササイズの指示も出します。

　カイロプラクティックの治療の一環として、シューリフトや脊椎手技、電気刺激療法、アイソケミック/アクティブエクササイズ法などの補完的治療の指示が出される可能性もあります。興味深いことに、脊柱側弯症の患者にこのようなデバイスを使ってもあまり良い結果は出されていません。

統合的アプローチ

　脊柱側弯症は、変形に対するホリスティックで自然な療法として異なる治療を統合させると効果が高くなることがよくあります。たとえば、適切な食事改善と適切な運動を組み合わせることが、脊柱側弯症に効果的なアプローチと考えられています。他のリソースや本、ヘルスインユアハンズの「脊柱側弯症の予防と矯正DVD（国際版）」などのDVDで説明している手法を参照ください。また、クリニックに予約を取っていただくと、このような統合的治療法についてお話しします。

9) 代替療法

　自然療法は、人間の健康に本来のバランスと活力の状態を取り戻すので、効果的な場合が多々あります。大きな脊柱の変形を起こす脊柱側弯症には、作用が緩和な代替療法や自然療法が上手く奏功しないかも知れないと専門家は疑問視しています。しかし、調査では自然療法、漢方や代替療法が、脊柱側弯症の治療に必要な要素である体のバランス回復と疼痛緩和に効果的であることが証明されています。

　とは言え、検討している代替療法が十分に調査され科学的に脊柱側弯症への効果が証明されているのかを確認することが大切です。

　このセクションでは、脊柱側弯症に使われる一般的な代替療法のいくつかを紹介します。

a) ホメオパシー

　主な側弯症の症状改善を目的として、以下のホメオパシー療法が側弯症に使われます:

- カルク・カーブ（炭酸石灰）
- ブライオニア

- フッ素石灰
- 硫化石灰
- 塩化水銀
- シリシア（二酸化ケイ素）
- リン酸
- ナックス・ボミカ
- アーセニック（ヒ素）
- ベラドンナ

b) エッセンシャルオイルとアロマセラピー

　背中や首、足に沿って9つのエッセンシャルオイルを垂らし、様々なプレッシャーと湿温を使うレインドロップ・テクニックとしていられる方法が効果的であると専門家は指摘します。

c) ハーブ治療

　骨の健康に重要なミネラルであるシリカなどの必須栄養素に対する体の要求を満たすために、薬草のホーステイル（スギナ類）治療を試して見てください。更に、ホーステイルを薬草茶に入れることもできます。別の方法として、ホーステイルのチンキを水におよそ10〜15滴たらし、定期的に服用することもできます。ホーサテイルのジュースを大さじ1杯毎日服用しても効果的です。

d) バイオフィードバック

　これは、脊柱側弯症治療に使えるもう1つの補完医療の技術です。バイオフィードバックでは基本的に、マインドを使って心拍数などの体の機能をコントロールすることを教えます。電気センサーに接続され、体の情報を評価し受け取ることを教えられます。結果的に、体に小さな変化を起こす方法を習います。この主な結果は筋肉の弛緩と痛みの開放です。

その他の治療法

この他にもいくつかの治療法があります。もし患者の状態からこれらの代替療法が適していると確認された場合、試すことができます。他の療法には以下のものがあります:

- バッチフラワー
- 感情解放法 (EFT)
- 東部/仙骨治療
- ボーエン法

オプション間の違い-
多面的アプローチ

経過観察時に使われる治療法の選択をすることは簡単ではありません。理学療法やヨガ、姿勢訓練など多様な手法の利点の違いは微妙です。多くの組み合わせた治療法が効果的であることから、多様な治療法を同時に取り入れる多面的なアプローチは、最も良く効果を出せることが多くあります。自身の体の反応を知り、自分に合った脊柱側弯症の管理計画を立てることを学ぶ必要があります。

現段階では、研究が十分にされていない改善治療法や、現実的でなく虚偽に宣伝された早期完治や治療を実施されないよう強くアドバイスします。

---

10) 装具

装具とは何か

　装具は、体のアライメントを本来の状態に戻すことを目的としてカスタマイズされた整形外科的装置です。装具の歴史は1945年ごろ、BlountとSchmidtが脊椎固定手術の後や非外科的治療に使用したことから始まったとされています。脊柱側弯症学会によると。毎年、３万人もの子供が側弯症の管理目的で装具を付けています。

　装具は、カーブの進行を予防する目的で使われる装置で、側弯症の治療やカーブを本来の状態に戻す効果はあまり期待できません。

装具を着ける時期は？

　もし、脊柱側弯症のカーブが以下のいずれかに当てはまる場合、医師等から装具の着用が指示されます:

- → 軽度のカーブ（25°〜40°）
- → 進行性のカーブで1〜2年の間に5°以上進行した場合
- → 骨格の成熟度が未熟で、まだこれから大きな成長が見込まれる場合（リッサーグレード＝0〜2）

装具の種類

　脊柱側弯症のカーブ進行を抑制する目的で使われる装具には、種類があります。これらは、装具のマテリアル、着用位置、着用する時間によって分類することができます。

検討するべき要因

　どのタイプの装具を使うべきかを決定するとき、医師または義肢装具士（このような装置製作の専門家）は通常、以下の要因を考慮に入れます。

- → カーブの位置
- → カーブの柔軟性
- → カーブの数

→ 椎骨のねじれとねじれの位置
→ 年齢、性別、職業
→ 病歴

以下に各装具の簡単な説明を記載しました。

a) ミルウォーキー型装具：完全な体幹装具

　完全に体幹をカバーする装具であるミルウォーキー型装具は、1日23時間着用し、運動や入浴時のみ短時間だけ装具を外します。このタイプの装具は、幅の広い平らな金属棒が前面に、2本の短い棒が背面についています。背面の棒は、首の辺りにあるリングに固定されます。このリングは、顎と頭の後ろを置くためにあります。

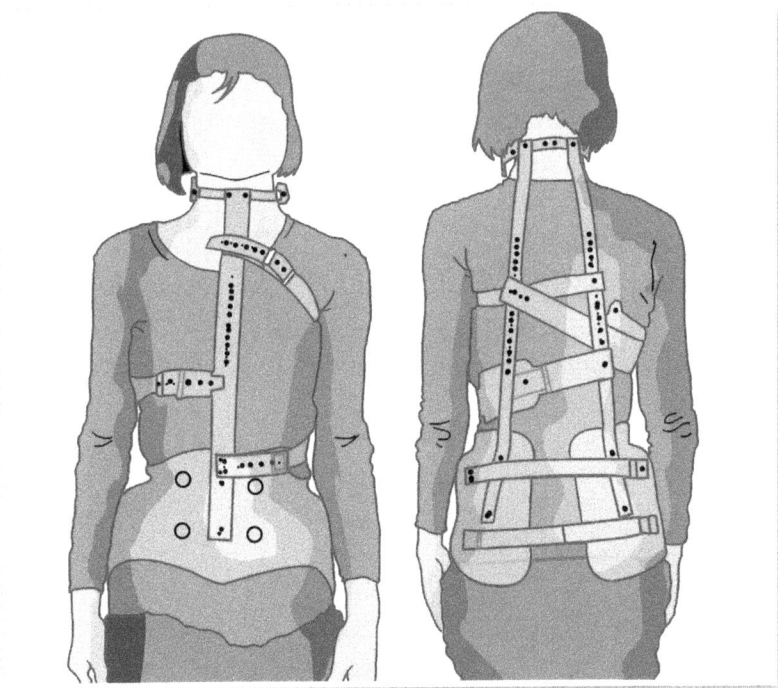

b) チャールストン型装具：夜間着用型

　夜間着用型装具として最も汎用されているチャールストン型装具は、体の鋳型を取って製作するプラスティック製装具で、3つのストラップで固定するようになっており調節が可能です。チャールストン型は、日中の不快な装具着用から解放してくれる使用勝手の良い装具です。専門家はこのような夜間着用型装具が、深夜からAM 2時頃にピークを迎える十代の子供の成長ホルモンの生産リズムを上手く利用していると考えています。

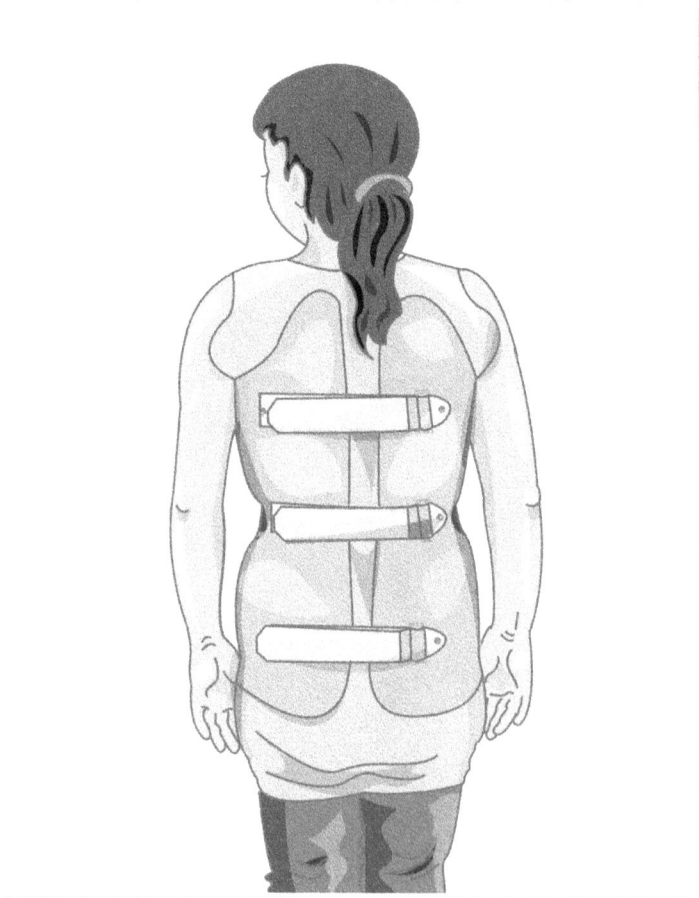

c) ボストン型：胸腰仙椎装具（TLSO）

　ボストン型装具は、背中の中央や腰にあるカーブの治療に最も効果的な装具であると言われています。また、世界で始めて特許を取ったパターン化されたモジュールとを使った既成装具システムです。基本的に胸腰仙椎装具です。つまり、背中の型を取って製作した装具で、皮膚にぴったりと密着します。

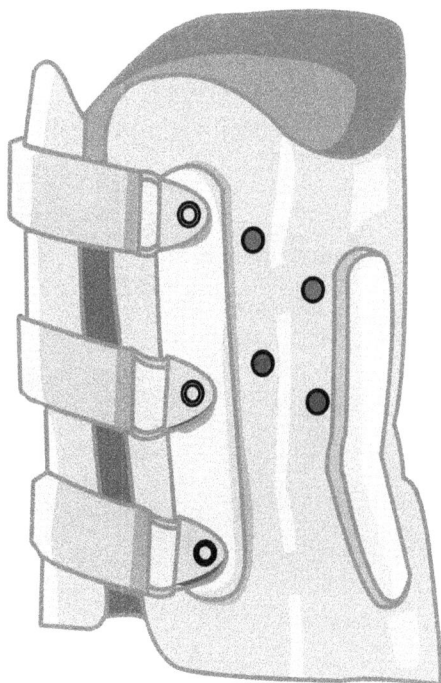

d) プロビデンス夜間専用型

　もう1つの夜間着用型装具であるプロビデンス夜間専用装具は、日中の着用による不格好さと不快感から解放してくれます。この装具は、患者が調整パッドを予め設置したオーソメトリ台上に横になって測定した数値から製作します。この装具はボストン型装具と一緒に使われる場合もあります。

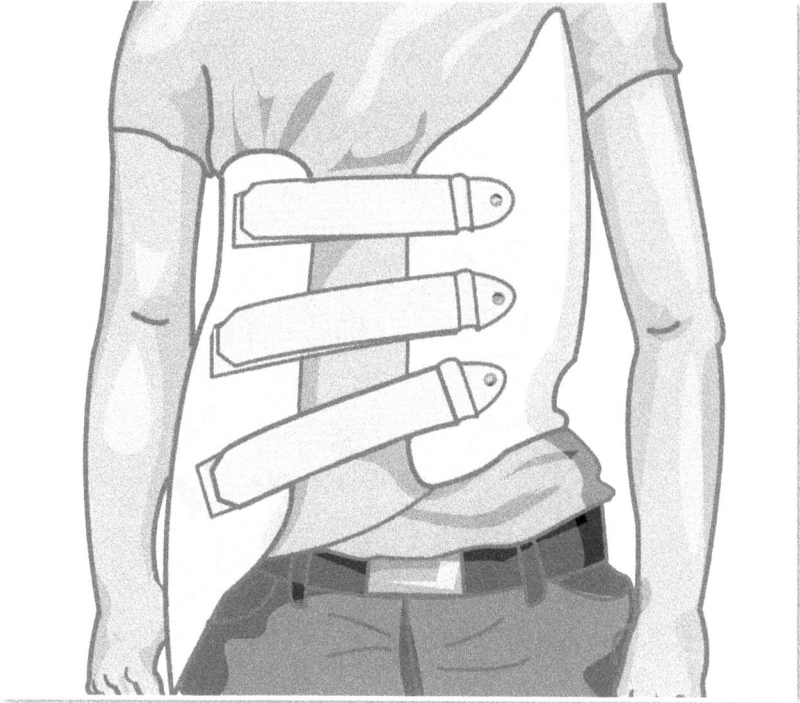

e) スパインコア装具：柔軟性のある装具

　スパインコア装具は柔軟性のある装具として知られており、ぴったりした金属やプラスティック製の硬い装具から開放してくれます。スパインコア装具には調節ができるベルトが付いており、ベスト部分は基本的にコットン地でできています。このため、動きを制限されることがありません。

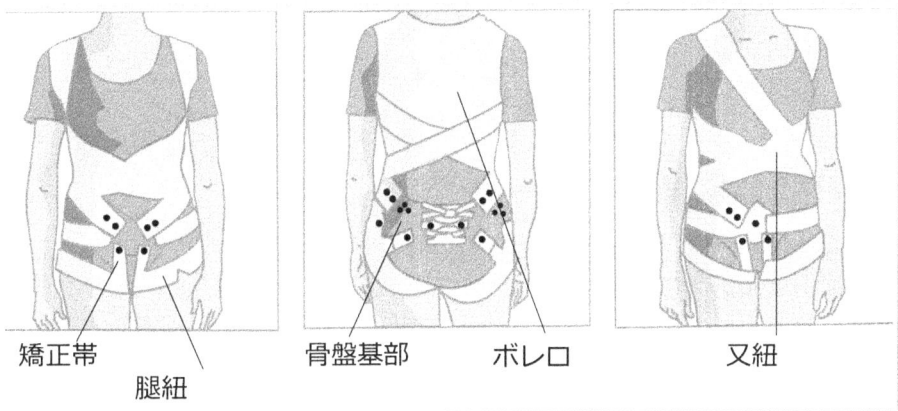

矯正帯　　　　　　骨盤基部　　　ボレロ　　　　　　又紐
　　腿紐

装具は有効ですか？

　有用な装具や避けた方が良い装具について多くの意見があります。装具の有効性についての研究・調査からの見解を説明する前に、装具利用の明らかな利点と欠点について簡単に検証しましょう。

利点：装具着用に前向きな要因

→ カーブの進行を止める可能性がある
→ 脊椎を正しいアライメントに戻す可能性がある
→ 現在の多様な装具は便利で衣類の下にも着用できる
→ 日中の体の動きが改善する（夜間着用装具）

欠点：装具着用を避けた方が良い理由

→ 構造が硬く、柔軟性がないため動きを制限する可能性がある

→ 装具のマテリアルが更なる問題（アレルギー）を引き起こす場合がある

→ 装具を適切に着用しない場合、カーブが悪化する場合もある

→ ほとんどの装具は1日中着用が必要であり、不快である

→ 装具の着用を止めるとカーブが元に戻るか悪化する可能性がある

→ 外見上の大きな問題となる場合があり、特に十代の子供には自信喪失につながる可能性がある

専門家の意見

　装具は、脊柱側弯症治療の長く継続されてきたオプションです。そのため、調査研究での治療効果に対する評価が大きく分かれています。例として、1993年にダブリンでゴールドバーグが発表した装具着用しなかった症例の観察研究によると、興味深いことに、彼女のクリニックでは、過去に装具着用していた症例とほぼ同数の患者が脊柱側弯症手術を受けていました。

　また、コクラン・サマリーを見てみると、実際に、装具の着用は、経過観察や電気刺激などの療法よりも側弯症管理に効果的であることを示す証拠はあまりありません。また、このような研究は、今日の装具システムの妥当性や有効性に疑いを示しています。

　しかしながら、側弯症研究会（the Scoliosis Research Society）による類似の調査では、治療されなかった症例と比べて、装具着用が実際にカーブの進行を防いだことを明らかにしました。このような調査は装具の有効性が根拠に基づくことを指摘していますが、臨床報告では、確実にこの治療法の使用が減ってきていることを強調しています。

　事実、装具着用にも様々なオプションがあります。例えば、チャールストン夜間装具のような夜間型装具は、夜、就寝中に使用できことから、その効果が高いことが証明されています。ある調査では、調査の対象となった95症例のうち77％がチャールストン夜間装具の着用で改善し、25°〜30°の

のカーブを持つ患者では80%が、31°〜40°の大きなカーブを持つ患者では76%が治療の成功を実感したとしています。

SRS Natural History and Prevalence Committeeが実施した別の分析結果では、背面電気刺激療法を受けた患者の成功率は39%である一方、少なくとも92%の症例で装具がカーブ進行を止めることができたことを明らかにしました。同様の調査でも、同じく装具の使用により体が成熟した時点で50°以下に縮小したカーブは、長期間にわたりカーブが悪化しない傾向にあることが証明されています。

サマリー − 実際にどういうことですか？

患者としての脊柱側弯症治療への装具着用の有用性に関する重要なポイントをまとめました:

→ 装具着用は、カーブの進行を止める役割をします。

→ 装具は、変形の治療というよりも、状態の管理やカーブの進行を止める目的のツールです。

→ カーブが起るの徴候を早期に特定し、脊柱側弯症予防と矯正DVDやヘルス・イン・ユア・ハンズの書籍また、その他ツールに説明されている方法を事前に取り組むと装具の効果がより出やすくなります。

→ 硬い装具は筋肉萎縮の原因になることが多い。

→ 思春期や10代の子供には、外見的な問題から装具着用は一般に良いオプションとは言えない。

→ 装具は、45°を超えるカーブには効果が見られない。

→ 装具は、子供がまだ幼く、骨格の成熟が終わるまで、処方された時間と期間を守って着用する場合に最良の結果が得られる。

→ 長期間にわたる装具の着用（特にミルウォーキー型装具やボストン型装具）は身体へのダメージや病気の原因となるかも知れません。また、痒みや発疹などの皮膚の症状を引き起こす可能性もあります。

→ 硬い装具は、呼吸や肺活量を抑制するかもしれません。

→ 他の保存的治療と同様に、装具のみでは脊柱側弯症に効果がない場合もあります。

→ 年齢によって効果に差が出るように、男女間でも効果に差があります。

→ 臨床試験では、装具による改善が装具の着用を中止した場合にも残るのか結果が分かれています。

→ 装具は、動作範囲の制限や身体的な不快さのため一生使えるのオプションではありません。

11) 外科手術

最後の選択肢

側弯症基金は、毎年およそ3万8千人の患者が脊椎固定術を受けていると推定しています。他の報告では、これまで行ってきた治療法に関係なく、脊柱側弯症の症例の6%が手術を受けるであろうことを発表しています。

脊柱側弯症の治療オプションでは、これまでに紹介したツールを使った経過観察と管理が、未だに最も広く好まれているオプションです。姿勢コントロールや理学療法、電気刺激、食事管理などに取り組む治療法を使うことで一般的に期待される結果があります。これらの中で最も重要な効果は:

→ カーブ進行を止める

→ 痛みの緩和

→ カーブを部分的に改善

→ カーブによって損なわれた能率の向上

適した矯正方法を見つけるまで、専門家はこれらの施術を多様に組み合わせます。しかし、保存療法では必要な結果が出せず、手術を検討する必要があるケースもあります。手術を提案される上位10の理由をリストしました。

上位10の手術を検討する理由

1. 脊柱のカーブが40°以上で他の保存療法では満足の
   いく結果を出せない。

2. カーブは小さいが次の理由で結果が満足できない場
   合：外見的な問題、仕事上または生活の上でネガテ
   ィブな影響が有る場合。

3. カーブが大きくて、運動や電気刺激療法の効果が得
   難い場合。

4. カーブの大きさや治療に関わらずカーブが我慢でき
   ない苦痛や不便さの原因となり、通常の生活に支障
   をきたす場合。

5. カーブが原因で肺機能異常や心疾患などの重篤な疾
   患が起こる可能性がある場合。

6. 診断の多くがカーブの矯正できる可能性を指摘して
   いる場合。

7. 患者の骨格の成熟度とカーブの進行速度が適切であ
   ると診断された場合。骨格の成熟度と進行速度の両
   方が手術に適したステージである事が必要です。

8. 患者の健康状態やライフスタイルを考えて、運動や
   装具などの治療ができない場合。

9. カーブ進行が最大となり、これ以上の進行が起こる
   可能性は低いが、合併症が続けて起こる場合。

10. カーブがクオリティーオブライフ（生活の質）の
    全般に影響を及ぼす場合。

脊柱側弯症患者のケーススタディ：
装具の個人アカウント

　11歳の小学生の女の子が脊柱側弯症と診断されました。水泳好きな彼女は、活動的な生活が変形を回復させるだろうと考え、心配していませんでした。家族的に脊柱側弯症の遺伝子がある事も分かっており、カーブ発症は予想範囲内でした。

　彼女のカーブが分かった時、医師はおよそ2年間の経過観察を指示しました。不幸にも、2年後に医師を訪れた時、劇的にカーブが進行していたことが分かりました。毎日24時間、2年にわたり装具着用するよう指示が出されました。これまでも非常に活動的なライフスタイルであった上に、装具は、居心地が悪く、汗をかきやすくなり、彼女は硬い装具に慣れることができませんでした。

　何とか2年間装具を着けて過ごすことができ、カーブが改善していると言われることを期待していました。しかし、彼女の脊椎には、胸部カーブと腰部カーブの2つの大きなカーブがあり、両方のカーブが危険な段階にまで進行していたことを知り、ショックを隠せませんでした。胸部のカーブは45°に、腰部のカーブは55°まで進んでいました。

　装具を長時間着けていたにもかかわらず、カーブの改善は見られませんでした。このため、脊柱固定術が残された唯一のオプションになりました。これは多くの患者を診てきた私の意見ですが、多くの場合、装具のみでは効果が期待できません。私の最初の著書「自然療法による脊柱側弯症予防と治療法」でなぜ装具だけではカーブを減らし、進行を止める効果が期待できないのかを理論的に説明しています。結局、ライフスタイルの変更や定期的な運動、装具を着用/非着用で実施するリハビリテーションなどの自然療法が、脊椎を強化させ、カーブを安定させるより良い効果的な治療法ということです。

第 2 章

手術への道のり

第9章

手術の決断

　の章は、保存的治療のすべてをすでに実施した患者さん、または医師等から外科手術が最善の方法であると助言された患者さんに向けて書いています。　ここに、側弯症手術があなたに適しているかどうかを決定する様々な要因を紹介します。

手術 − オプション

　脊柱側弯症の全治療過程は、あなたと医療従事者が典型的な「経過観察」を考えるところから始まりました。あなたのカーブが発見され、側弯症のステージがどの段階であるのかを知るためにカーブが測定されたでしょう。もしあなたがまだ骨格成熟に至るまで時間があり、カーブが25°〜30°であった場合、あるいはカーブがおよそ45°で骨格の成熟が完了していた場合、すでに厳しい姿勢管理と食事管理、運動、ヨガ、電気刺激療法、理学療法・作業療法治療、カイロプラクティックによる調整などを受けて来たことでしょう。　もしこれらの方法でカーブが止まり、症状が沈静化する症例であった場合、この先も単にこれらの保存的療法を続けることでしょう。

　しかし、調査では、以下の様な脊柱側弯症のケースがあります:

→ カーブが進行して生命を脅かす状態に陥り、手術のみがオプションとなる場合

または

→ カーブが痛みや不快感を起し、患者の日常生活に大きな障害となる場合

脊柱側弯症の全体的な治療計画の中で、外科手術は最後の頼みです。しかしながら、外科手術は決して単なるもう1つの治療形態と考えるものではありません。脊柱側弯症の外科手術は注意深い分析と考慮を必要とする一生の決断です。結局、脊柱側弯症の手術は、非常に侵襲的な手術であり、術直後やもっと後になっておこる合併症のリスクを伴います。

これまで、スクリーニング、診断、カーブ測定のそれぞれのステージについて説明してきました、それでは、大変難しい決定である外科手術を受けるかどうかの決断について説明していきましょう。脊柱側弯症の手術を受けるべきかどうかの決断用ツールとして使える7つのポイントを紹介します。この章の後半では、あなたが受ける手術、術後の効果、生活にあたえる影響についての理解を確認する項目があります。

それでは、これら7つの決断要因を詳しく見ていきましょう。

自分に尋ねる7つの質問

1. カーブの状態は？

脊柱側弯症の矯正手術を考える場合、カーブの状態を知ることが大変重要です。カーブに関するいくつかのポイント、つまりカーブの重症度やカーブの位置などを考慮に入れる必要があります。それではここで、カーブに関する重要ポイントのいくつかを説明しましょう。

カーブの重症度：一般的に、コブ角が45°～50°で、カーブによりひどい不快感がある場合、外科手術がオプションとして提案されるでしょう。これは、特に小さい子供や思春期の子供、思春期前の子供に当てはまります。

カーブの位置：脊柱側弯症の起っている位置によって、つまり脊柱の上部（胸椎）、脊柱の中央、（胸腰椎）もしくは脊柱の下位（腰椎）かによって、医師は外科手術が唯一可能なオプションであるかを決めるでしょう。

2. 骨格の成熟度は？

どの程度骨格の成長が残っているかによって医師は決定を下していきます。ここでの重要な点は、脊椎がまだ成長中であるか、または完全に成長が終わったかです。もし、カーブの角度が大きく、骨格の成長まで時間がある場合、医師は手術の実施を待つでしょう。反対に、カーブが45°程度で骨格が成熟に達しているか成長が終わっている場合や、カーブが重大な問題となっている場合には手術が適切なオプションになるでしょう。骨格の成熟、リッサーサインおよび骨格の成熟度が脊柱側弯症のカーブ進行度にどのように影響するかは第7章を参照してください。

ここで重要なことは、カーブが進行する可能性があり、骨格の成熟に達していない場合、多くの症例で手術時期を待つことになるでしょう。

3. カーブが進行するリスクは？

カーブが進行する恐れのある患者は、手術を薦られる傾向にあります。カーブの進行リスクを決定する因子については第7章を参照してください。例えば、骨格の成熟に達していない場合、カーブが進行する可能性が非常に高くなります。同様に、成人でカーブが50°を超える場合、カーブが進行する可能性がありますので手術が必要となります。

4. どのぐらい保存的療法、非侵襲的治療法の効果があったか？

一般的に、経過観察に対する判断は、姿勢コントロールや食事療法、理学療法、ヨガ、電気刺激療法、カイロプラクティックによる調節などの効果を分析するためにおよそ6ヶ月から12ヶ月としています。ここで、もう1つの考慮に入れるべき大切な点は、装具着用があなたのケースにどれ程効果があるかです。例えば、子供への手術はカーブが80°を超える

まで避ける病院もあります。しかし、子供の症例で50°のカーブがあり進行が早い場合、すぐにも脊柱側弯症の手術を受けることになります。

　私は、非侵襲的な方法を使った保存的療法が、常に最初のオプションであるべきだと強く信じています。手術を考えるまでに、他のオプションをすべて試してください。また、よく理解した上で決定を下すために、神経外科医や整形外科医の意見を聞くことが良いでしょう。

5. 手術に耐えられる健康状態ですか？

　これまでのことに加え、あなたの自信の健康状態も検討に入れる必要があります。あなたの現在の健康状態はどうですか？バランスの取れた食事と運動を続けていますか？言い換えると、健康な生活様式を守っていますか？これらすべては、手術やその後の回復期に起るであろうリスクにあなたが耐えることが出来るかが分かります。次の章で手術に伴うリスクについて詳しく紹介します。

6. 手術費用を用意できる経済状態ですか？

　脊柱側弯症の手術は人生の中で最も費用の高い出費かもしれません。米国の調査では、毎年2万人近い脊柱側弯症患者がハリントン・ロッド埋め込み手術を受けていますが、1回の手術の平均予算12万ドルとしています。医師の診察、リハビリ費用など関連する費用も含めて、どこまでが保険の適応範囲かを知る必要があります。第11章で、より詳しくこのような費用について紹介します。これらの要素は、国毎に異なりますが、費用の調査や確認は大変重要です。

7. シナリオの比較

　どちらがより重要ですか？脊柱側弯症がある状態での生活にかかる費用およびその不快さですか？それとも、手術費用ですか？このことは、決断を下すに際し最も重要な側面です。ご自身で以下の3つの要素について比較調査をする必要があります。

　これらの3つの比較要素は、現在のあなたの生活と手術後に予測される生活です。3つの比較要素を分析した後で、手

術をせずに変形と共に生きていくことができるのか、予測されるリスクや手術の結果、副作用に立ち向かうかを決めることができるでしょう。

まず始めに、以下の3つの生活面から脊柱側弯症によるインパクトを分析します：

a) 健康

全体的な健康上の問題はどの程度ですか？呼吸困難や日常動作が困難などの進行した合併症が発症し始めていますか？ご自身に問いかけてみてください、これらの症状と生きていくことはできますか？それとも手術を受けた方が良くなるのか？

また、弯曲が体の他の部位にも影響し始めているのかを確認することが必要です。例えば、神経性の合併症、肺機能の異常、胸部の圧迫感などの症状が現れ始めた場合には、脊柱側弯症手術が必要かもしれません。

b) 経済状態

現在、毎日の治療、セラピーや医薬品にどれぐらい必要ですか？手術費用を出すよりも、正しい食事や運動、治療のための生活様式にお金を使うことを望みますか？

c) 自身の生産性

日常生活でどの程度生産性が落ちていますか？これら生産性の損失を含めて生きていく方が良いと思いますか、それとも手術を受けて生産性が改善することを希望しますか？このような比較調査はあなたが手術に対して受けたいと思っているのか、反対なのかを決める助けになるでしょう。

注意： 上記に上げた要因は互いに相関して存在する要因であす。例えば、あなたのカーブが45°以上で骨格の成熟に達していて、非侵襲的な方法で現在の状態を管理することができると信じているとします。この場合、手術を受けずに脊柱側弯症を管理していくことができるかもしれません。それでもなお、少なくとも1年に1回は専門家の診断を受け、カーブ進行のサインはないか診てもらう必要があります。

サマリー

　最後のまとめとして、脊柱側弯症手術が自身に適したオプションであるかどうかを決めるために検討する最も重要な項目を次ページのチャートで簡単に纏めました。

サマリー－脊柱側弯症手術が必要ですか？

☐　コブ角の測定値が40°以上ですか、そしてそのカーブは連続した検査で測定値が大きくなってきていますか？

答えが「はい」の場合、外科手術をオプションとして真剣に考える必要があります。

☐ 体、骨格および脊椎がまだ成長する年齢ですか？

答えが「はい」の場合、脊柱側弯症の手術の決定を待つことを考えることが出来ます。

☐ カーブの角度が進んだことによる特別な問題を抱えていますか？

答えが「はい」の場合、非侵襲的治療がカーブに効果が無かったことが考えられるので、手術を考えて下さい。

☐ 手術に掛る費用を捻出できますか？

もし、手術が唯一可能なオプションと思われる場合、このことは非常に重要です。それは、費用の高い施術には適切な保険が必要だからです。

☐ 手術に耐えられるだけの健康状態ですか？

手術を受ける前には、良い食事、定期的な運動と健康な免疫システムを維持していください。

☐ 適用可能な非侵襲的治療をいろいろと組み合わせて試しましたか？

すべてのオプションをやってみてください。

☐ 手術のリスクしない場合の痛みや不快さと共に生きるコスト（リビングコスト）を分析してみましたか？

あなたの能力を最大限に使って、必ずすべての要因の比較分析をしてください。

脊柱側弯症患者のケーススタディ：
困難な選択！

カーブの大きさは通常、手術を実施するか、しないか、を決める唯一最も重要な要因です。

12歳の女の子が学校のスクリーニングで15°のカーブがあると診断されました。カーブは軽度でしたので、経過観察をする事になりました（私はこのオプションを絶対に勧めません）。しかし、2年後に再度スクリーニングしたとき、カーブが既に30°〜35°にまで進んでいることが分かりました。この時点で、非侵襲的な方法でカーブが抑制できることを期待して装具を着用しました。残念なことに、彼女の思春期は非常に遅く来ました。このため、装具着用はカーブに効果を示しませんでした。彼女が高校の2年生になる頃には、カーブが40°〜45°にまで達しました。しかし、医師は、彼女に痛みがあまりないということで、手術を先延ばしにしてきました。

残念なことに、数年の間に、彼女のカーブは70°にまで進みました。これは、ちょうど彼女が第1子を生んだ1ヶ月後でした。医師は、ついに脊柱固定術の手術をすぐに受けるようアドバイスし、出産から7ヶ月後にようやく手術が実施されました。経過観察はカーブを悪化させる傾向にあり、古いアプローチです。脊柱側弯症の最初の徴候が見られたら、脊椎の強化と周囲の筋肉のバランスを取り戻すことをするべきです。妊娠時期は非常に重要な時期です。これは、母親が赤ちゃんを効率良く世話をし、自分の脊柱側弯症を悪化させない方法を学ぶ必要がある時だからです。私の著書「脊柱側弯症の方のための健康的な妊娠・出産完全ガイド」でより詳しい情報を参照ください。

第10章

脊柱側弯症手術のリスク評価

先の章では、手術への決断に関して支援してきました、ここで決断プロセスを支援しながらより細かなステップを見ていきます。この章を通して、脊柱側弯症手術に伴う予測されるリスクと合併症をあげていきたいと思います。

この章では、脊柱側弯症手術の最中や術後に起こりえるリスクや合併症についてそれぞれ解説していきます。この情報は、手術を受ける患者さんが実際に直面するであろう術中と術後のリスクについて、学んで頂くことを念頭に置いています。その上で、外科医と共に患者さん自身が、手術による利益がリスクより高いのかを判断できるようになります。

全般的な外科手術のリスクを言えば、脊柱側弯症のカーブ矯正術を受けた患者の5%に合併症が起こります。また、1993年から2002年の間に実施された特発性側弯症のカーブ矯正を目的とした脊柱固定術の調査では、子供の合併症発症率は15%であったのに対し、大人では25%に合併症が起こっていました。

知っておくべき8つの医療リスク

このセクションでは、脊柱側弯症の矯正術によって起こりえる8つの重大な医療リスクについて紹介していきます。

1. 感染症

　術後の感染症は、器具の使用や環境因子によって引き起こされます。そして、脊柱側弯症手術の術後に最もよく見られる合併症の1つです。この合併症は、全症例の1-2%ではありますが、脳性小児麻痺の子供により高い頻度で発生します。これは、脳性小児麻痺を持つ子供の免疫機能が低いためです。

　感染を起こす主な原因の1つに、術後3週間の免疫システムの低下があります。これは、免疫システムが障害を受け弱い状態だからです。

　傷口の感染は、もう1つの術中・術後に起こる感染症の原因です。手術前に抗生物質を経口または静脈注射で投与し、術後一週間もしくはそれ以上の期間、抗生物質の投与を続けることで感染の発症をかなり抑えることができます。希なケースとして、感染の拡大を避けるために軽度の手術実施して傷口をきれいにし、消毒する必要がある場合があります。

2. 神経の損傷

　カーブ矯正の手術では、脊椎に余分な力がかかります。対麻痺（下肢の両側麻痺）は、このような手術で患者が被る最も一般的な神経障害です。

　神経障害が起こると、患者は片足もしくは両足の部分的、または完全な衰弱や無感覚が起ります。このような術中で神経障害を起こした場合、術後何年も経ってから腸や膀胱が弱くなることもあります。こういった理由で、手術中に定期的な神経のモニタリングが行われるのです。

　以下に説明しているツールやテストを組み合わせて、手術中患者は、脊髄の感覚路と運動路の両方を継続的にモニターされることになります。

Stagnaraウェークアップ検査

　ウェークアップ検査は、運動路の機能評価をするために手術中に実施されます。この検査では、体の感覚反応を確かめるために術中にほんの少しの間麻酔から覚まされます。麻

酔士は、あなたを覚醒させ、つま先を振ったり、足を動かしたり、そういった動きをするように指示します。もし、何らかの異常が見られた場合、医師は速やかに正しい処置をします。問題がなければ、手術の全行程は計画通りに進められます。

体勢知覚誘発電位 (SSEPs)

　もう1つの特殊なテストです。電気インパルスを足に送り、脳でこのインパルスを読みます。電気的な反応に少しでも低下が見られると、脊髄へのダメージを意味し、即座に適切な処置をする必要があります。運動誘発電位 (MEPs) は、手術中に脊髄損傷の可能性を評価するもう1つのツールです。このプロセスは、運動皮質に直接刺激を加えた後、筋肉の反応が記録されます。

　損傷の特定の他に、これらのツールや検査は外科医にとって安全かつ可能な矯正の範囲を知らせるガイドとなります。

3. ハードウェアと固定システムの問題

　多くの場合、固定術で使用するフックやロッド、スクリューなどの器具やデバイスが手術後に問題を起こします。フックやスクリューが外れるなどは、こういった報告されるリスクで最も良くあるケースです。症例の中には、脊椎をまっすぐにするために使われるフックが、実際、動いて本来あるべき位置から少しずれることもあります。このような位置のずれは、およそ5%の症例に起こります。特に酷い痛みを起こすケースやカーブが進行することが分かっている場合は、通常追加の手術が必要となります。

　加えて、ロッドの位置がずれたり不快感も予測される合併症です。場合によって、ロッド・システムが脊椎を正しく固定していない場合があり、これまでに得られた矯正成果を損失する可能性もあります。希に、通常チタン製やステンレス鋼製のロッドが壊れることがあり、脊椎が正しく固定されなくなります。

　また別のケースでは、ロッドが体の神経の多い場所をこすり始める場合もあります。このような不快感は、術後1年か

移植と融合 - 手術で何が起こるのか?

　後の章で実際の手術手順を詳しく説明しますが、ここでは、リスクを理解するために脊柱側弯症の手術の基礎を理解することが必要です。

　脊柱側弯症の手術は、大まかに言えば、下図で説明している様に2つのパートに分かれています。

　パート 1: 硬い鋼鉄製のロッドを用いて脊椎を真直ぐにします。

　パート 2: パート1で正しい位置に置かれた脊椎を、骨移植片を使ってその位置に固定します。骨移植片は、他の体の部分、例えば骨盤や骨銀行から得た骨片です。この固定（融合）は、脊椎がさらに弯曲するのを防ぎます。

脊椎固定術

鉄のロッドが椎骨の固定をサポートします

骨移植片を骨に成長し、椎骨と融合するように配置します

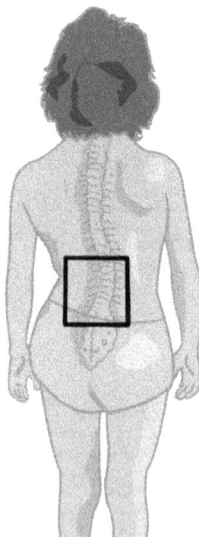

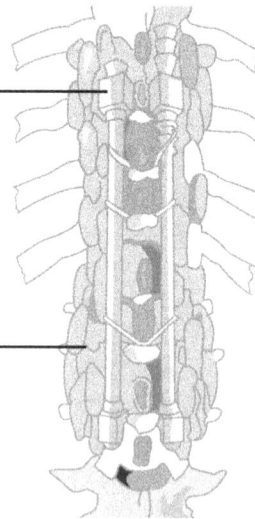

脊柱側弯症の脊椎

ら5年の間に生じ、一般に手術を受けた患者さんの10％未満に見られます。

このようなハードウェアや器具から生じる問題の多くは、修正するための再手術を必要とします。この手術では、大抵ハードウェアの交換や脊椎へのハードウェアの再設置とアライメントのやり直しがされます。

4. 偽関節

これは、手術を受けた脊椎の典型的な骨融合不全による障害です。患者のおよそ1～5％に発生する偽関節は、通常、手術を受けた後、何年も経ってから現れます。より具体的に説明すると、偽関節は通常は痛みを伴い、手術部位で仮の関節が形成されます。簡単な用語を使うと、骨移植片を使った部位が適切に治癒しておらず、さらに合併症の原因となっているケースのことです。この状態を治すために、外科医は融合していない部位に、さらに多くの骨移植片を配置します。

5. 薬や麻酔への拒否反応

時として、手術で使われる麻酔や医薬品に患者が副作用を起こすことがあります。もし、あなたが麻酔に対するアレルギーや拒否反応があることに気付いている場合、麻酔医に事前に面会し、手術中の合併症を避けるために相談してください。

6. 肺の障害

軽度から中程度の肺障害を起こす場合があります。すべての患者に発症する可能性がありますが、この合併症は、二分脊椎や脳性麻痺、筋ジストロフィーなどの神経筋疾患が起因で脊柱側弯症を持つ子供により多く発症する傾向があります。このような肺機能と関係のある呼吸やその他の障害は、一般に術後1週間後に発症し、重症でなければ3～4ヶ月ほどで治ります。

7. 椎間板変性

　腰椎の固定手術は、椎間板に大きなストレスをかけることになり、最終的に椎間板変性を引き起こす可能性があります。年齢を考慮に入れると、年齢層の高い世代は、より脊柱側弯症手術後の椎間板変性を患う傾向にあります。脊柱の一部が固定されると、可動性を維持するために固定された部分の上下のセグメントがより働くことになります。この負担が、酷い変性と摩耗、裂傷を引き起こします。

8. 出血

　この手術は大量の筋肉を剥離して広い範囲で骨を露出させるため、多くの場合、手術中の溢血もしくは多量出血、失血の危険を伴います。このため、専門家は、輸血の必要性に備えて、事前に患者に自己血輸血（自分の血液を輸血すること）や輸血血液の準備を勧めます。第13章で、このような準備について詳しく紹介します。

　この点における飛躍的な開発の1つは、手術前のエリスロポエチン（rhEPO）の使用です。エリスロポエチンは、骨髄での赤血球の生産を増加させると考えられています。

9. 他の合併症

　その他、発症は希ですが、一定の時間内に治療を開始しなければ重大な損傷を与える合併症もあります。そのいくつかを紹介します:

- 胆石
- 血餅
- 膵炎
- 腸閉塞

一般的な危険とリスク

1. 長期にわたる回復期

　ほとんどの外科手術に伴うリスクではありますが、カー
ブ矯正術は回復に非常に長い期間が必要なことが多くありま
す。

　健康にダメージを与える合併症が発生しなかった場合で
も、子供が脊柱側弯症の手術から回復するには少なくとも6
ヶ月が必要です。大人でも、回復のペースが非常に遅いた
め、回復にかかる期間は長期になると予想されます。全回復
期間を通して、活動が非常に制限されますが、後に得られる
メリットはそれだけの価値があるでしょう。実際のあなたの
回復にかかる期間は、病歴や年齢、性別、現在のカーブの重
症度など多くの要因に依存します。

　医師に相談し、回復段階の詳細と、リスクが期待されるベ
ネフィットを上回るのかどうかについての説明を受けてくだ
さい。

2. 慢性の痛み

　脊柱側弯症の手術を受けた後、背中、特に腰や背中の下部
に長期で慢性的な痛みを感じ、この痛みと共に生きていかな
ければいけないかもしれません。この痛みの主な特徴は、脊
椎骨が固定され脊柱の動きを制限し、動作のたびに中等度か
ら重度の痛みを引き起こすということです。更に、ロッドや

スクリューなどの固定に使われる器具は、一般的に取り出しません。しかし、場合によって、手術中に使われる椎弓根スクリューが緩くなり痛みを起こすため、取り除く必要がある場合もあります。

　脊柱側弯症の手術により、体幹を動かすことができなくなり、筋肉のバランスや強度が失われ、これらすべてが腰の慢性的な痛みにつながる可能性もあります。背中の柔軟性が低下する可能性も多く、このことが原因となって、急な動きや通常の動きで痛みを生じるようになります。

　希なケースですが、手術後数年経っても、手術による痛みが続く患者さんもいます。

3. 成長阻害

　多くの場合、特に非常に若い子供の手術では、固定による全般的な骨成長不全の高い危険性があります。外科医は、予測される骨成長へのダメージと手術をしない場合に予測される急速に進行するカーブのリスクを注意深く分析する必要があります。子供の身長には大きく影響しないかもしれませんが、全体的な成長阻害がおこる可能性があります。

知っておいて面白いこと！

専門家は発育不全を警告しますが、成人の脊柱側弯症の手術では、最終的に背が高くなったように見えることもあります。調査では、このような手術の後、成人では術前の身長よりも平均して、3/8インチ（1cm）から3/4インチ（2cm）も高くなったように見えます。

---

4. 関節炎の発症

　脊椎や他の関節炎は、通常、加齢に伴う摩耗や裂傷による結果ですが、脊柱側弯症手術を受けた患者では、このリスクが高くなる傾向にあります。このことは、曲げる、ねじるなどの動きによってかかる力が小さな部分に集中し、このため

強い力がかかることにより大きな損傷を引き起こす可能性があるためです。

5. 長期間残る傷跡

　脊柱側弯症手術の最も大きな外見的問題は傷跡です。この傷跡は、固定された脊椎の長さと同じ長さになります。もし脊椎のカーブが2つ以上ある場合、傷跡は実際、肩甲骨の真ん中から始まり骨盤まで達する可能性があります（下のイメージを参照）。

典型的な脊柱側弯症の傷跡

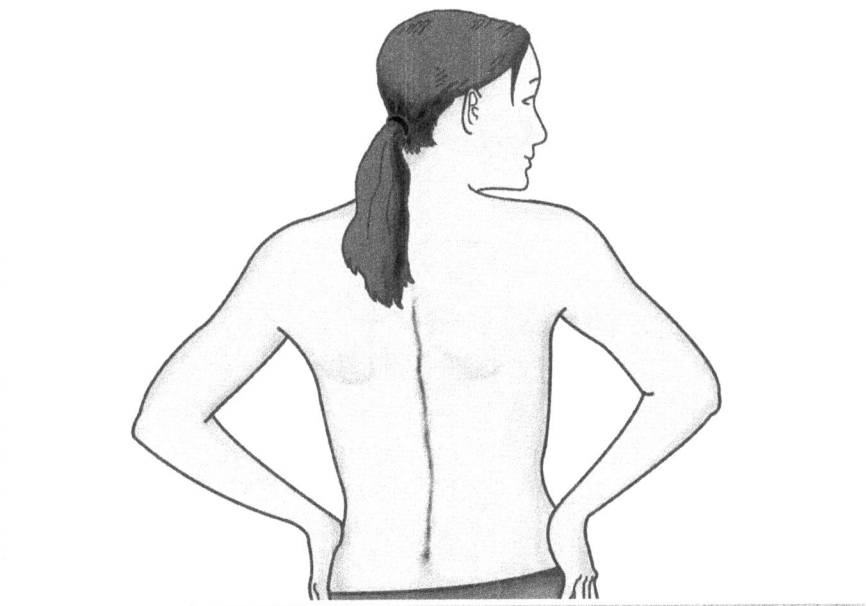

研究で分かっていること？

　脊柱側弯症カーブの矯正手術に伴う合併症とリスクは、医療関係者が患者にこの手術の適応をアドバイスする前に常に考慮に入れる要因です。標準的なハリントン方式だけでなく、比較的新しいCotrel-Dubousset法（CD法）にもそれぞれのリスクがあります。調査では、脊柱側弯症の手術でより合併症を起こしやすいタイプの患者も特定できています。例え

ば、『Spine Talk』 の最新号で発表された調査では、神経筋脊柱側弯症を持つ子共は、脊柱側弯症手の術リスクが高くなり、特に子供が60°を超えるカーブを持つ場合、その傾向がより強くなることが報告されました。

さらに、患者が骨切り術（骨を短くしたり、伸ばしたり、アライメントを替えるために骨を切断する手術）や、矯正術や前方と後方アプローチを同時に行った場合、合併症の割合がより高くなることが分かっています。第15章でより詳しくこれらの方法を紹介します。

高齢の患者さんでは、手術によるベネフィットが高い傾向にある一方で、合併症の割合もまた高くなることが知られています。合併症と年齢に関する調査では、25歳から44歳の患者グループの17%に合併症が見られた一方で、45歳から64歳の患者グループでは41%に、そして65歳から85歳の患者グループでは71%に合併症が見られました。しかし、若い年齢層のグループと比較して、高齢の患者グループでは、障害の改善と手術による痛みの改善割合が不釣合いに高い結果となりました。

脊柱側弯症患者のケーススタディ：
ロッドが壊れた！

1980年代中頃、当時30代前半であった女性が脊柱矯正のためハリントン法の手術を受けました。術後6ヶ月間、動かないように石膏のギブスが着けられ、その後の6ヶ月間プラスティック製のギブスを着用しました。ギブスが取れる頃までに、2本のロッドが割れてしまいました。その5年後、ロッドを取り除く手術を受けました。この時、彼女の年齢は39歳になっていましたが、脊椎は劇的に悪化し始めました。それから数年以内に、車いすを使用することになり、着替えやシャワーにも介助が必要になりました。

医師の説明では、彼女の背骨は基部がほぼ壊れていました。彼女に脊柱側弯症を再び発症したことが知らされました。彼女は、10代の頃に側弯症のために患っていた肺への圧迫が再発することも心配になりました。

第 11 章

費用の管理– 大きな出費

脊柱側弯症の手術は、他の大きな手術と同様に大きな決断です。あなた自身あるいはあなたの家族の一員のためであっても、脊柱側弯症の手術を受けるという決定は、事前に計画を立て、関連する様々な点を慎重に分析するべきです。手術をする決断をした後、一番最初で最も重要なことは、手術にかかる費用に関することです。この章では、この手術にかかる様々な費用について紹介します。

出費 – 考慮に入れる要因

推定では、米国で毎年2万人を超える人がハリントン・ロッド移植術を受けており、1回の手術にかかる平均的な費用はおよそ12万ドルです。

近い将来実施予定の脊柱側弯症手術に向けて、予算計画を立てることは、それ自体が大変な準備です。手術の予算面を理解するために、まず必要なことは、手術にかかる正確な金額を特定することです。しかし、一人一人の状況によって、脊柱側弯症の矯正にかかる費用も大きく異なります。

あなたの手術費用を算出する場合、まず考慮しなければいけない要因がいくつかあります。ここに、あなたが費用を算

出時に検討する必要がある最も重要な項目を数点リストアップしました。

1. カーブの大きさ

脊柱側弯症手術にかかる費用を算出するときに、考慮に入れなくてはいけない要因の中でも最初でかつ最重要な要因は、カーブそのものです。カーブの重症度、カーブの正確な位置、そして矯正に必要となるものすべてが実際の手術費用に加えられていきます。実際、入院期間や使用する機器の種類、さらに外科医師の専門でさえカーブの重症度が関与してきます。

2. 入院期間

入院期間に関するおよそのアイデアを持っておく必要があります。入院期間は、手術時の年齢や受ける手術のタイプ、あなたの健康状態によって異なります。入院期間はまた、起こすかもしれない術後の合併症にも影響されます。

3.病院と外科医師の選択

医師や医療施設、そして国には独自に決められた費用の規定があります。実際に、各国には脊柱側弯症手術の患者への支援に関する政策があります。たとえば、米国やカナダのシュライナーズ病院は、18歳未満の脊柱側弯症にはすべて、割引料金を適用します。一方、情報によると、ドイツなどの国では、数値には幅がありますが、脊柱側弯症の手術の費用が米国での脊柱側弯症治療コストよりも通常75％も安いと報告されています。

あなたの予算と適応可能な手術のオプションを比較する必要があります。あなたが選んだ医療施設や外科医によって、手術にかかる費用の大部分が決まります。第12章では、あなたの症例に適した外科医の選び方について詳しく紹介します。

4. 使われる器具の種類

　手術の費用は、手術に使われる器具の種類にも依存します。さらに、手術方法がどの程度新しい手法であるかにも関係します。時によって、新しい手法は試験中であり、長期間使用され確立した他の手法と比べて安いこともあります。また、手術に使われるフックやロッド、スクリューの値段に違いがあることから、これらについて理解することも役立つでしょう。

5. 保険の適用範囲

　あなたが受ける予定の手術に対し、あなたが加入している保険会社（プラン）が、正確に何を適用するのかを調査する必要があります。例えば、保険会社によっては、器具など手術費用の中の特定要素をカバーしない場合があります。加入している保険会社と連絡を取って、あなたの症例について、すべての要素をお話することを忘れないでください。また、保険がカバーする内容について、病院の支払い請求課と相談し、手術を受ける前に支払いの問題を解決する必要もあるでしょう。

見積もり - 予測される費用

　ほとんどの大がかりな医療行為と同様に、脊柱側弯症手術は高価な手術です。適切に計画し、予期せぬ費用も含めたすべての要因を考慮に入れて十分な予算を確保するようにしてください。

　脊柱側弯症手術の費用は、通常、上に述べてきたような数々の要因により異なってきます。標準的な脊柱側弯症手術では、上記すべての要因を考えると、１回の手術に7万5千ドル〜30万ドルの費用がかかります。

　それではここで、脊柱側弯症手術に必要とみられる費用の内訳を見ていきましょう。

i) インフラコスト(基盤費用)

インフラコストには通常、患者と付き添い人の入院費用を含みます。

ii) 手術費用

手術費用とは、実際の手術にかかる費用で、基本的に外科医と病院にかかる費用です。

iii) 薬剤費

薬剤費には、手術中に使われる抗生物質や痛み止め、麻酔などの薬剤にかかる費用に加え、術前と術後に処方される医薬品の費用です。

iv) 器具にかかる費用

外科医は、あなたのカーブを矯正するためにいろいろな種類のスクリューやロッド、ワイヤー、フック、その他の部品を使います。使用する器具のタイプによって、手術費用が異なります。

v) 術後後の治療にかかる費用

手術が終了すると、リハビリの目的で追加的な治療が必要となります。通常の生活に戻るためには、理学療法士やその他専門家の助けが必要になり、彼らの費用も手術の総費用に追加されていきます。

vi) 付き添い人の費用

通常、1人か2人の付き添い人が、一緒に病院に滞在することができます。この付き添い人の滞在費、食費、その他必要なものにかかる費用が発生します。理想的には、これらの費用が見積りの総費用に含まれているべきです。

下表はあなたが予算を計画し、手術にかかる概算費用を算出するためのチャートです。

経費見積もり表

支出の種類	見積もり費用
インフラコスト(基盤費用)	
手術費用	
薬剤費	
器具にかかる費用	
治療にかかる費用	
付き添い人の費用	
総計	

健康保険の適用範囲

脊柱側弯症手術にかかる費用は非常に高く、あなた自身の預金等から支払う以外に、経費を捻出するその他の方法を探すことが非常に重要です。この意味では、健康保険が間違いなく手術費用を部分的にカバーする一般的なオプションです。

適用されるもの、適用外のもの

脊柱側弯症手術での保険適用は、一般的に可能ですが、知っておくべきいくつかの細かいポイントがあります。希なケースですが、あなたが受ける予定の手術項目のいくつかを保険会社が不必要である、もしくは実験的であり行き過ぎた方法であると指摘する可能性があります。こういった場合、保険適用が最初の段階で否定されることもあります。そこで、この後の「事前承認」セクションで説明するように、医療スタッフが保険に適合する理由をつけ、保険会社と基本的な手術法について合意をする必要があります。

このセクションでは、脊柱側弯症手術で使う可能性のある施術の保険適用について、いくつか重要な点をまとめました。

→ この手術には骨移植が必要です。しかし、保険会社によっては骨移植に使われる骨形成誘導因子（BMP）技術を実験的なプロセスとして保険適用を拒否する場合があります。

→ チタン製の器具はステンレス製のロッドよりも高価であり、保険会社が不必要な経費として分類するかもしれません。

→ 手術室に入る外科助手と付き添い人の費用は、保険適用されないかもしれません。たとえ、彼らが医師の外科チームに入っている場合であっても拒否される場合があります。

→ 場合によって、PPO（優先プロバイダタイプの保険）が入院費を100%カバーする場合もあります。しかし、麻酔医や病理医、理学療法士などの手術チームの専門家の中には、PPOと関連付けられていない可能性があり、保険会社が、彼らのサービス費用を支払わない、または低い割合でのみ支払う場合もあります。他方で、専門家があなたの加入しているPPOネットワークに属している場合、保険会社はこれらのサービスを支払うでしょう。

事前承認

手術の日程を最終決定する前に、保険会社から事前承認を得るようにしてください。多くの場合、手術スタッフに専門スタッフが加わることになりますので、事前認証が取れていることを確認するでしょう。このステップの一環として、手術スタッフは保険会社があなたの手術にできる限り良いベネフィットを出すように保険会社と交渉します。

しかし、この事前承認には数週間から数ヶ月かかることを知っていることは重要です。つまり、脊柱側弯症手術に関する他の事を計画する前に、このことを念頭に置いて時間の余裕を持って計画を立てる必要があります。

上記に加えて、脊柱側弯症手術に対する保険規約が、通常、州や国によって異なることを知っていることも大切です。例えば、米国の保険会社は、一般的に側弯症手術にかかる費用の少なくとも半分をカバーします。また、カナダでは通常、国のヘルスケアシステムが脊柱側弯症手術費用の100%をカバーします。理論的には、あなたの主治医が、手術が必要であると判断し、この手術の目的が、単に美容上の理由だけではない場合、政府に費用を請求することができることになります。

予算管理のための5ステップ計画

1. あなたの手術について理解し、情報を得てください

これまでに述べてきた様々な要因について分析し、自分の手術について、できる限りの情報を集めてください。手術に関するすべての要因を注意深く検証し、実際にいくらかかるのかを正確に見積ってみてください。

2. 予算を見積る

ステップ1が完了すると、それぞれの副次的な費用を書き出すことで、より正確な見積を描くことができます。

3. 保険を適用する

PPOや保険会社が支払う費用を算出するには、前述の詳細を参照してください。あなたの保険では費用のカバーが不十分かもしれません、そして手術費用を準備するために別の手段を探す必要があるかもしれません。こういったケースは、下記の2つの場合に起こりえます：

- 保険に加入していない場合
- 加入している保険会社の適用範囲が不十分な場合

このような状況では、第2の保険会社を適用する、もしくは別のPPOや保険会社への切り替えを検討することができま

す。しかし、ほとんどの保険会社は、既存の健康状態を基に
カバーする範囲を決定します。

4. ギャップを知る

　あなたが手術費用の調達に手を尽くしても、まだギャップ
があるようでしたら、別の方法をいくつか検討することもで
きます。ここに、その様なオプションをいくつかリストアッ
プしました：

→ 外科医によっては、調査研究に参加する条件で手術
費用の割引をしてくれる場合があります。

→ シュライナーズ系医療機関では、18歳までの子供の
手術を無料で実施していますので、この医療施設の1
つにアクセスする。シュライナーズの医療施設は、
イリノイ州　シカゴ、サウス・カロライナ州　グリ
ーンビル、ハワイ州　ホノルル、テキサス州　ヒュ
ーストン、ケンタッキー州　レキシントン、カリフ
ォルニア州　ロサンゼルス、ミネソタ州　ミネアポ
リス、ペンシルバニア州　フィラデルフィアなどの
都市にあります。国際的には、シュライナーズ・ホ
スピタルはカナダのモントリオールとメキシコのメ
キシコ・シティーにもあります。

→ あなたの退職金口座や401(k)、またはIRAからお
金を借りることができるかどうかを確認してくださ
い。

→ 月賦での支払いなど支払いプランについて、病院の
代表者に問い合わせる。

→ 銀行融資やキャッシュ・アウト・モーゲージから借
入する。

5. バックアップ計画の準備

　これまで紹介してきた準備をすべて実施したとしても、バ
ックアップ計画を必ず準備してください。予期せぬ費用や手
術費用上の他の問題が起こった場合の準備として、親戚や親
しい友人に相談することを考えておきましょう。

脊柱側弯症患者のケーススタディ：
保険の問題！

　マシューの物語はすでに普通ではありませんでした。最終的に、マシューが乳児特発性側弯症と診断されたとき、彼はまだ6ヶ月でした。当時の状態から、医師らはマシューがたった6ヶ月で呼吸困難に陥るのでないかと心配しました。その理由は、彼のカーブが進行性で、しかも非常に速く進むタイプであったためでした。

　カーブ進行を抑制する目的で医師は装具着用を指示しました。装具自体、幼い子供が着用することは非常に困難でした。しかし、装具着用でさえカーブの悪化を止めることはできず、家族は脊柱側弯手術を受けることに同意しました。ところが、残念なことに、他の問題が発生しました。マシューの家族の健康保険は、州外での治療に適用されないものでした。脊柱側弯症の専門家は、カリフォルニア州、サンディエゴにだけいました。そして、カリフォルニアでの治療は、家族が現在加入している健康保険の対象外でした。マシューが紹介されたサンディエゴの脊柱専門家からの治療開始を許されたのは、地元ネバダ州の専門家とサンディエゴの専門家から診断を受けた後でした 。

第 12 章

手術時期、施設、外科医の選択

のセクションでは、あなたを担当する外科医と手術の時期、手術施設の選びかたにいて紹介していきます。情報に基づいたオプションの選択ができるようになるために、ご自身でも調査の必要がある分野についても調査してください。

なぜこんなことが重要なのか？

　医学、そして外科は、おそらく世界中で最もよく選ばれる職業の一つです。専門分野は多様にあり、この分野での専門知識を得る機会も多くあります。外科は医学の中でも専門性の高い分野であり、それぞれの外科医により提供されるサービスが、必ずしもすべての患者に合うわけではありません。知人の脊椎固定術を執刀した外科医が職業上非常に優秀であっても、その外科医があなたやあなたの症状に適しているとは限りません。

　外科医の資格や専門知識について確認ができたなら、最終的には病院や外科医の対応があなたにとって快適かどうかが問題になります！

脊柱側弯症手術のように複雑な選択をするときは、間違いなく多くの危険はありますが、慎重な分析と事前計画が良好な結果を生み出すでしょう。おそらく、あなたは術中、術後に起こるであろうリスクや合併症を検討してきたことでしょう。しかし、このようなリスクの多くは、最善の予防策をしていても起こりえますが、後に起こりえる問題を最小限にするために計画し、準備することをお勧めします。外科医の選択は、手術の時期や施設の選択と同様、おそらく自ら選択する事柄の中で、手術の成功を左右する最も重要な選択の一つでしょう。

手術日の決定

　ここまでに、あなたは脊椎のカーブ矯正手術を受けるという選択をしてきました。これまでの章で説明してきたように、あなたは手術のリスクを評価し、予算計画も立ててきたことでしょう。ここからは、ロジスティクスについて紹介し、そして手術の具体計画を立てていきます。既知の事かもしれませんが、3つの重要な事を決定する必要があります:

- 手術の日程
- 手術を受ける施設
- 外科医（執刀医）

　このセクションでは、最初にいくつかの基本的な手順に従って、手術の日程を決める方法をご紹介します。

ステップ 1 – カーブの評価

　最初に、カーブの状態を理解することから始めます。外科医と相談してカーブの進行度を確認し、手術を受ける最良のタイミングを把握する必要があります。例えば、外科医が手術時期をこれ以上遅らせるとあなたの健康へのリスクがあると判断した場合、手術の日程をできるだけ早期に設定する必要があります。必要な待機期間を判断し、それに応じて手術の日程を設定することができます。

ステップ 2 – 健康状態の分析

再度になりますが、外科医や脊椎専門家と一緒に、手術を受ける前に治療の必要がある病状を分析してください。たとえば、手術前に治療の必要のある発疹や関節炎を患っている可能性があります。ほとんどの場合、脊柱側弯症手術は、緊急性の高い手術ではありませんから、こういった症状への適切な治療がされるまで待つことは可能でしょう。

ステップ 3 – ロジスティックス管理

上記のすべてを検討した後には、最適な手術日を左右する他の要因も見てください。ここに、典型的な要因をいくつかリストしましたが、あなた自身の状態に関連した要因も他にあるでしょう。あなたの日程決定に影響する要因には以下があります:

→ しばらく仕事を休む必要があるので、職業上済ませておかなければいけない重要な約束があるかどうか。
→ 家族に出産、結婚式、卒業式などの大きなイベントが控えているかどうか。
→ あなたが女性であれば、手術予定日が生理の予定日と重なる様であれば、日を変えて予約をした方がよいでしょう。
→ もう少し待てるようであれば、気候もリハビリに影響するので、季節も考慮に入れてください。
→ 当面の旅行計画があるかどうか。
→ あなたの術後の面倒を見てくれる家族がいるかどうか。

病院の選択

このステップは、他の2つのステップと調整して決めていきます。手術のロジスティクスを調べるには、あなたが手術を受ける病院を実際に見学すると良いでしょう。

このセクションでは、あなたが手術を受ける施設や病院の選択に影響すると思われる要因を紹介します。

考慮するべき要因

1. 施設の所在地と近さ

　一般的に自宅からアクセスできる病院があると便利です。実際には、これは少し難しい決断かもしれません。あなたは、ケアの質とアクセスの容易さのバランスを見る必要があります。最初は、自宅に近い医療施設を選択する必要性が無いように見えるかもしれません。しかし医療施設が自宅からアクセスしやすい場所にあることで、治療や手術後のケアがより便利になります。

2. 保険の適用範囲

　一部の保険会社は、ネットワーク外の病院にはあまり保険を適用しません。加入している保険を適用して最大のベネフィットを受けるために、医療施設等の決定をする前に保険会社の詳細を調べて下さい。良い方法の１つとして、保険会社の専門医カテゴリーから資格のある整形外科医を探す方法もあります。

3. 病院の評判と実績

　特定の医療施設の評判や実績について詳しく調査できるソースがいろいろあります。以下に重要な情報源のいくつかを紹介します：

- 患者とその家族からのフィードバック
- あなたの家庭医（プライマリードクター）からの評価
- 昨年実施された手術の分類別目録を記載した病院のレポートカード

4. 病院と設備

　多くの病院でには整形外科治療を受けている患者に特別な設備があります。この設備を見学に行ったり、病室のツアーに参加すると良いでしょう。看護師やオンコール担当者と患者の人数比などの詳細もチェックしておいて下さい。

また、以下の様な設備や機材が適切に設置されていることも脊柱側弯症の手術には重要です：

- 細菌感染を防ぐプロフェッショナルな空調システム
- 高度な監視システム
- 障害者用の特別な設備

5. 医療チーム

外科医の選択は非常に重要です。以下のセクションを読んで、より詳しく理解してください。外科医の重要性は明らかですが、医療チーム全体もあなたの手術に関わります。以下の専門家についても詳しい情報を調べてみてください：

- 放射線技師
- 麻酔医
- 理学療法士
- 看護師

施設か外科医か - 何を優先すべきか？

施設と外科医の両方を選ぶ理由について不思議に思う方もいるかもしれません。結局のところ、外科医の選択が最も重要であり、医療施設の選択は重要ではないと思われるかもしれません。しかし、すべての病院に同じような脊柱側弯症手術用設備が整っているとは限りません。最善の策は、両方のバランスが取れていること、設備の整った自宅からアクセスのできる医療施設に所属する適切な外科医を見つけることです。

外科医の選択—一般的公開されていない事を見る

あなたの脊柱側弯症手術に最も理想的な外科医を見つけるには、外科医の資格、経験、レビューや評判などの公開されている事実を見るのは当然です。これらも重要ですが、外科医に関する公表されていない情報を知る事も大切です。

以下のセクションでは、外科医の何を調べる必要があるのか、評判を調べるために何をチェックすると良いのか、そして最も重要な注意事項を紹介します。

あなたの外科医について – 知っているべき10の事柄

1. 医師は正規の資格者として登録されているのか？

脊椎外科医の標準的な必要要件を決めるために、自ら調査をしてください。外科医がこれらの必要要件を満たし、脊柱側弯症の手術を行う正規の資格があることを確認して下さい。医師が正規に認可され、この種の手術を実施できる様、登録がされている必要もあります。

一般的に、短くても1年の脊椎手術に特化したトレーニングを含むフェローシップ・プログラムを習得している脊椎の専門家を選ぶことをお勧めします。

2. 外科医は、専門の学会の会員ですか？

あなたが選ぼうとしている外科医が学会の会員であるかを確認する事は大切です。医学や外科の各科には、個々の専門学会があり、そこでは該当する専門家が会員になっています。

例えば、米国では、外科医には米国整形外科学会などの組織があり、通常は会員になる義務があります。

また、特に脊柱側弯症の分野では、会員である専門家に厳しい要件を課している脊柱側弯症研究協会（SRS)の要件を参照することができます。実際、SRS は資格があり認可を受けた整形外科医のリストを提供しており、このリストで居住地域の整形外科医を探すこともできます。

3. 医師は、脊椎手術を専門としていますか？

現在担当している医師が資格のある外科医だとしても、その医師が脊椎側弯症の手術に関する正規の資格を持っているとは限りません。あなたが手術を考えている外科医が、脊柱側弯症の手術で使う特定の脊椎固定術に特化した外科医であ

るかどうかを知ることが重要です。このような手術に必要な専門性と経験を持った専門家である事を確認してください。

4. 医師の脊柱側弯症術の経験値は？

その外科医は、これまで脊柱側弯症の矯正手術をどれぐらい執刀してきたかを調べて下さい。経験則から言えば一般的に、医師の総症例の少なくとも50%が脊椎手術である外科医を探すと良いでしょう。SRSなどの組織にリストアップされている外科医は通常、少なくとも20%の症例が脊椎変形治療であることを意味します。

もし、あなたが選んだ外科医の脊柱側弯症手術経験が少ない場合、当然ながら、外科医を再度探した方がよいでしょう。

5. 医師の手術の成功率は？

医師の経験値についての調査が終了したなら、今度は成功率を評価する番です。その外科医が実施した同様の手術を受けた患者からのフィードバックを探してみてください。その外科医による手術では、術中及び術後の快適度はどうであったか聞いてみてください。そして、その患者さん達に重篤な合併症が起こったかも尋ねてみてください。

その後で、何か疑問等があれば、外科医にその点を明らかにするよう質問してみて下さい。

6. 外科医のスタッフの意見は？

あなたの選んだ医師と一緒に働く人達の意見を得る事も大切です。多くの場合、看護師、付き添い人、その他の医療関係者は、医師の仕事の仕方をよく見ているものです。例えば、外科医が細部にどの程度注意を払うかについての個人的な印象を教えてもらうことができます。そして、この点は、脊椎手術などの精密な仕事を扱う場合には非常に重要です。

7. その外科医と気楽に話せますか？

　担当医と気楽に話ができるかどうかは、これまでにお話ししてきた事柄と同様に重要です。あなたが考えている外科医が、あなたにとって気楽に話ができる相手かをよく確かめる必要があります。脊柱側弯症の手術は人生を変えるイベントです。手術をする医師と話がしやすいことは、手術の成功に大変重要です。まず、その外科医はすべての質問に率直に答え、セカンド・オピニオンを求めることを止たりしないこと、さらに総合的には、あなたの質問に対して忍耐強く答えられる人である事が理想です。

8. 医師は積極的に研究活動をしていますか？

　多くの場合、外科医が専門分野の調査・研究に関与しているかどうかを知ることは役立ちます。このことは、その専門家が、新しい技術や発見に関与し、自分の専門分野で勉強し続けていることを意味します。また、医師が専門に関係する世界的なイベント(学会など) に参加しているかどうかを調べることもできます。これらのイベントは、専門家が常に、専門分野で最新の情報を持つ助けをしています。

9. 医師は、新しい技術やツールを取り入れていますか？

　その医師が、専門分野の最新技術やツールの更新を重要と考えているかを知ることは必要です。成功している外科医は、理想的には、常に最新の技術やツールを使って自身の技術を改善する方法を探求しています。

10.その外科医は加入している保険でカバーされていますか？

　関連経費を見て、あなたが選んだ外科医のサービスがあなたの保険でカバーされているかどうかを知ることは重要です。外科医の勤務場所や見積もりを見て保険会社に再確認してください。

正直に言えば

　理想的には、上記の学術面や標準的な質問以外に、外科医を探す時に質問すべきいくつかの難しい質問があります。これらの質問への答えは、その外科医があなたのケースに適しているかどうかを判断するのに役に立つでしょう。

　ヒント: 外科医がこれらの質問に率直に答えない場合もあります。賢くなってください、ボディーランゲージや言い回し、間接的な回答をよく見て、医師の対応に問題点がないかを見極めてください。

あなたが、外科医にするべき5つの恐れられる質問

　Q1. 今までに、外科手術から外されたことや職業上で訴訟に直面したことはありますか？

　Q2. これまでに、脊柱側弯症手術もしくは他の手術で起こした最もひどい合併症は何ですか？

　Q3. この種の手術を最初に執刀したのは何時ですか、またそれ以来どのぐらい執刀していますか？

　Q4. 子供の患者は、あなたといる時快適そうですか？

　Q5. セカンド・オピニオンを求めても良いですか？

警告

　既に、その外科医に重大な問題があると判断されたかもしれませんが、場合によって外科医との対話で、明らかになる事実もあります。避ける必要がある専門家であることを示すような警告には注意してください。

　そういったサインには以下があります：

- → 外科医がこれまでに法的な犯罪に関与している場合
- → 外科医がセカンド・オピニオンを歓迎しない場合
- → 外科医があなたの質問に忍耐強く答えることができない場合
- → 外科医が、手術をするかどうかについてあなたの意志決定に影響を及ぼそうとする場合
- → 外科医が、現在行っている治療法に関心を払わない場合
- → 費用やロジスティクスで不明瞭な点がある場合
- → フィードバックを調べたときに、術後に何らかの重大な合併症が起こったことが分かった場合
- → 外科医のスタッフや他の医師が否定的なフィードバックをした場合
- → メディアでその外科医について何らかの否定的な意見が出てきた場合

第 13 章
手術の準備

でにすべての重要な決定をしてきました、ここからは外科手術の準備を始める時です。今のうちに考えて計画し、手術日に備える必要があります。この章では、脊柱側弯症手術の準備をする上で重要なポイントを紹介します。検査や薬剤に対して医学的にどの様な準備をしたら良いのかになど、包括的なガイドラインとして記載しています。また、快適な術前、術後を病院で過ごすために持って行くべきアイテムの詳細なリストも載せています。

脊柱側弯症の手術を受けることは確かに重大な決断です。脊柱側弯症手術には、数多くの合併症や予測できない状況がつきものです。緊急医療事態は、常に手術室の中でも外でもよくあります。そしてそれらは大抵、患者に起因するものではなく、専門家によって引き起こされるものです。つまり、合併症などの損害を最小に抑え、手術が成功することを見届けるためにも、起こりえる合併症を想定し、それに対応した計画を立てることをお勧めします。

手術の日に向けて、どの様に準備をするのか段階を追って紹介していますので参考にして下さい。

1) エクササイズとフィットネスと食事

手術前の健康状態が良く、体力があれば回復がより早くなります。

健康状態が良いと、厳しい脊柱側弯症手術にもより対応しやすくなります。術前の健康状態が術後の早い回復を助けるという意味で、日々のエクササイズは大切です。実際、手術前に毎日エクササイズすることには、下の2つの利点があります：

→ 体調が良く健康を維持できる

→ 不安や手術にまつわるストレスから解放される

おそらくあなたの医者は、手術前に穏やかなエクササイズをアドバイスするでしょう。つまり、激しい運動にならないように注意して定期的に運動をする事が必要です。

医者が教えてくれないこと…

すべての外科医が、脊柱側弯症に即した運動や食事を処方するわけではありません。専門家によっては、一般的な運動や、健康的な食事をアドバイスするでしょう。ですが、脊柱側弯症に特化したエクササイズや、避けるべき特定の食品について詳しく知ることは大切です。

エクササイズ

外科医は、柔軟性や可動性範囲を改善する目的のエクササイズを行うようにアドバイスするでしょう。原則として、基本的な有酸素運動と基本的な筋肉強化の運動を組み合わせるのが良いとされます。有酸素運動は、基本的に心肺機能を強化する運動です。例えば、ウォーキングや水泳や自転車などです。

一方、筋肉の強化は、足や腕を鍛える運動です。これらの運動は、術後に姿勢を変える時などに足や腕の強さが必要になりますので、非常に重要です。

あなたの知らないこと…

術前に肥満がある場合を除き、外科医が手術前の不必要なダイエット（減量）を勧めることはありません。一般的に術後は体重が落ちるので、ちょっと余分な体重ぐらいが適当です！

手術の準備 – あなたができるエクササイズ

以下に、体を鍛え、健康の維持と早期回復に最も効果のある運動をいくつか紹介します。

a) 可動性を高める運動 (ROM)

術後は筋肉が硬くなりやすいことから、術後に効果をより実感するエクササイズです。術後、多くの場合、患者は曲げる、ねじるなどができません。

可動性を高めるエクササイズで最も効果的な運動は、大きな筋肉群の収縮と弛緩を繰り返しする運動です。これらの運動では、大きな動きをするので、可動性の範囲を改善することが出来ます。一般的なエクササイズには以下があります:

- ウォーキング
- 自転車
- ジョギング
- 水泳

b) 血液凝固の予防

　次に記載の順番に従って、血液凝固の予防に役立つエクササイズを行って下さい。3つのエクセサイズの各ステップを順に行うと血液凝固を予防できます。

エクササイズ 1

- ゆっくり、つま先を前に向け、徐々につま先を足先に向けて伸ばしてください。(足の甲が伸びた状態です)
- 今度は、つま先を頭の方へひきつけるようにします。(足首の後ろが伸びた状態です)
- これを10 回繰り返します。

エクササイズ 2

- 軽く、膝を曲げます。
- かかとをもう片方の足の上で、足に沿って腰の方へ動かします。
- ゆっくり足を伸ばし、リラックスします。

エクササイズ 3

　このエクササイズはベットの上で寝た状態で行います。

- ベッドの上で、かかとで円を描くように、ゆっくりとそして、しっかりと足を動かします。

c) 肺の合併症の予防

　肺や呼吸器系の合併症は、脊柱側弯症手術に伴うよく見られる症状です。肺の合併症をできるだけ避けるために、術前にやっておくべき、呼吸法や咳のエクササイズがあります。以下の手順で簡単で効果の大きい呼吸法と咳のエクササイズを行ってください:

- 鼻から長く、深く息を吸ってください。
- そのまま、5を数えるまで息を止めてください。
- 今度は、口からゆっくり息を吐き出してください。

- これを5回繰り返します。
- 5回息を吐き出した後、お腹から激しい咳をしてください

脊柱側弯症の自然療法に関する効果的な情報が豊富な「自然療法による脊柱側弯症予防と治療法」でより詳しく学ぶことができます。この本では、脊柱側弯症の患者さんに効果のあるエクササイズ、柔軟性やバランスの再構築、筋肉強化を目的とした運動、特に体幹の安定に重点を置いた運動の詳細をすべて紹介しています。

食事管理

食事管理の重要な点は、バランスです。脊椎手術の準備には、最高の食事指導に従うことが必要です。あなたの食事は、術後の早期回復のためにも、エネルギーと活力をつける栄養価の高い健康に良いものでなければいけません。

便利なツールを紹介します:

→ 少なくとも手術の6週間前からは、余分なカロリーと油を避けてください。

→ 手術前日は特に、フルーツや野菜を食事に多く取り入れてください。フルーツなどに含まれる線維が腸の動きを助けます。腸の動きが悪いと、手術後に痛みが起こりやすくなります。

→ 常に、水や水分を十分に取るようにしてください。

→ 3食きちんと摂り、食べすぎやお腹の空きすぎで消化システムが乱されないようにしてください。

→ 必要であれば、鉄剤を飲んでください。

→ 手術前、少なくとも8時間は飲食をしないよう指導されるでしょう。

→ 手術の前日には、塩分の多い食事やアルコール類は摂らないようにしましょう。

「自然療法による脊柱側弯症予防と治療法」を参照して、正しい食事計画で手術に備えましょう。この本は、手術から

の回復と脊椎や骨の健康を助ける包括的な食と栄養に関する詳しいガイドブックです。

2) 輸血

　脊椎手術時では、ある程度の血液が失われることは普通に起ることです。とは言え、即座に輸血できないと患者の生体システムに重大なダメージを与えることになります。失血により引き起こされる障害の可能性と時間のロスを考えて、事前に輸血用の血液を準備するオプションが紹介されるでしょう。ここでは主な2つのオプションを記載しましたので一読ください。そして、よく計画され、また十分な情報に基づいた選択をしてください。

a) 自己血輸血

　手術前に、自分の血液を輸血用に用意しておくことを外科医から勧められます。自己献血として知られるこの方法では、2〜3単位の血液を保存しておくことが必要です。

　自己血輸血を選んだ場合、硫酸鉄の鉄剤服用を指導されます。ビタミンCの通常量を一緒に服用しても良いでしょう。これらの錠剤を服用した場合、鉄剤は便秘の原因にもなりますので、食事にフルーツや水分、野菜を十分摂るようにして下さい。

自己血輸血は、手術に何らかの悪い影響があるのですか？

　そんなことはありません！もしあなたの健康状態が良ければ、体は思っているよりも早く、つまり手術の日が来るよりも早く元の状態に戻ります。事実、自己血輸血は同一血液を輸血するのでリスクが少ないです。採血の3-4時間前に栄養のある食事をするようにして下さい。

自己血輸血ができない人は？

　もしあなたが、以下の状態であれば自己血輸血をしないよう指導されるでしょう:

- 体重が60パウンド（約 27Kg）未満である。
- 貧血がある。
- 健康状態が悪いもしくは病気にかかりやすい。

b) 血液銀行、もしくは指名された輸血ドナー

　自己血輸血をするにはあなたの健康状態が良くない場合、もしくはその他の理由でそれを望まない場合、このオプションが選ばれます。このオプションでは、あなたに献血をしてくれるドナーが必要です。家族か、友人、または登録されている血液バンクからの支援をお願いすることになります。

　自己血輸血や献血ボランティアから採血された血液ユニットは、輸血に適切かどうか数多くの検査がされます。

c) 他の方法

　手術前に輸血用の血液を用意する以外にも、外科医は術中の失血を減らす方法を採用するでしょう。その方法には以下があります:

- 低血圧麻酔法 - 外科手術時の失血を最小限に抑える効果的な方法と考えられています。低血圧麻酔法は、部分麻酔や全身麻酔を使って導入します。この方法では動脈系をさらに拡張する深い吸入麻酔法を使って、低血圧を起こさせます。研究では、術中の動脈血圧を50mmHgに維持できた場合、術中の失血を2〜4倍減少させることが可能と報告されています。

- 血球保存法 – この技術は、高価ですが、外科手術時の赤血球量の失血を最大50%まで減らすことができ、現在よく使われ始めています。この技術では、患者自身の血液を手術部位から採集します。この採集された血液は、手術中に必要に応じて輸血して戻されます。

- 等容性血液希釈 – この技術もまた、赤血球の損失を減らすことを目的にしています。この方法では、まず、血液希釈(血液中の液体成分を増やすこと）後に9g/dlかそれ以上に達するまで血液を抜きます。一旦血液を抜いた後、血液容量を晶質液(食塩水、リンゲル液など）で置き換え、正常血圧下で手術を行います。最後に、手術が終

了すると、過剰の液体成分が分離され、最初に抜いた血液を患者に戻します。

- エリスロポイエチン – 自己血輸血の代用によく使われます。エリスロポイエチン(EPO)とは、手術直前に患者に投与するホルモンです。EPOは、失血による障害がなくなる値までヘモグロビン濃度を上昇させる作用があります。

3) 試験と検査

脊柱側弯症手術の前に、2つの目的で医学的検査が実施されます:

→ 患者の健康状態が良く、手術受けることができることを確認するため

→ 手術中のガイドにするため

少なくとも手術の1週間から2週間前に、このような入院前検査を受ける必要があります。この日は、「精密検査」の日とも呼ばれ、外科医が指示した検査によっては病院に5時間から6時間もいることになるでしょう。

(a) 身体検査

精密検査は、基本的な身体検査から始まるでしょう。この検査では、熱、血圧、心拍数なども測定します。この段階は、手術前に治療を要する基本的な健康上の問題の有無を確かめるものです。

(b) 特定の検査

単なる身体検査以外に、手術に適していることを確認するための各種検査を受けなければいけません。医師が指示する一般的な検査と、その目的を以下にリストしました。

1. **レントゲン** – レントゲンは、基本的に外科医の手術計画を立てるのに使われます。医師は、レントゲンを使って事前にスクリューやロッド、フックなどを使う位置を決定します。

2. **肺機能検査（PFT）** – このテストは、あなたのカーブが重症な場合に受けるよう指示が出ます。また、カーブと関係がある可能性があり、また初期には関係ないと思われてきた呼吸困難や息切れがある場合に、この検査の指示が出ることがあります。

3. **脊髄造影とMRI** – これらの検査は、脊髄空洞症、脊髄破裂や脊髄係留などの可能性を排除するために行われます。

4. **心電図（EKG）** – この検査は、心機能のレベルを見るために実施されます。

5. **脳波（EEG）** – この検査は、脊椎を通っている神経インパルスの状態を調べるために行われます。

6. **血液検査** – 血液型とヘモグロビン濃度などの詳細を把握するために実施する通常の検査です。

7. **尿検査** – この検査もまた、異常を調べる一般的な検査として実施されます。

8. **臨床写真** – 外科医は術前のカーブと術後のカーブを写真に取ることがよくあります。入院前検査の来院は、この写真撮影に良い機会となります。

4) 薬物療法

脊柱側弯症手術の準備段階としての薬物を使用する場合、以下の2つの重要な事を知っておく必要があります：

→ 中止する必要がある医薬品

→ 痛み止めや他の目的で手術前に投与開始する必要がある医薬品

最初に、外科医にあなたが服用している市販薬や処方薬すべてを伝える必要があります。例えば、最も汎用される痛み止めの中には脊椎の手術に悪影響を与えたり、麻酔薬と相互作用を起こしたりするものもあります。

ここで、脊柱側弯症手術の前に医薬品を服用することに関する重要なポイントをいくつかお話しします。

→ 手術前少なくとも2週間は、血液を薄める薬は使用しないこと。アスピリン（アセチルサリチル酸）やハーブ・サプリメントのギンコウ(イチョウ)の葉など、ビタミンE、セイヨウオトギリソウ、ニンニクの錠剤などがそうです。

→ すべての非ステロイド性抗炎症薬（NSAID）やシクロオキシゲナーゼ（COX 2） 阻害剤の服用を中止してください。これらの一般的な商品名：

- Motrin (イブプロフェン)
- Advil　（イブプロフェン）日本では、イブやエスタックイブなどがあります。
- Aleve (ナプロキセン）日本ではナイキサン錠やカプセルがあります。
- Actron (ケトプロフェン）日本では、フェルビナクなどの内服とエバテック、モーラスなどの外用薬があります。
- Oruvail (ケトプロフェン）日本ではオルバイルSRなどがあります。

知っておくべきこと…

研究では、NSAIDおよびアスピリンが手術中の失血量を増やす可能性があることを示しています。また、術後の骨融合プロセスを阻害することも証明されています。

→ これまでに処方されていた鎮痛剤のすべてを中止して、手術を担当する外科医が安全を確認した痛み止めを服用してください。以下の医薬品も中止する必要があるかもしれません：

- Lodine （エトドラク）
- Indocin (インダシン)
- Celebrex (セレコキシブ)
- Relafen (リラフェン)

- Ultram（トラマール）
- Voltaren（ボルタレン）
- Cataflam（ボルタレンのジェネリックです。）

→ 少なくとも手術の1〜2週間前には、確実にハーブ/サプリメントを中止して下さい。

→ 痛みの軽減には、一般的に手術前に使用する安全な鎮痛剤として、タイレノール（アセトアミノフェン）が使われます。

→ 手術の数週間前には、食事に適切なマルチビタミンを追加してください。医師に相談すると、適切なサプリメントを処方してくれるでしょう。

→ さらに、外科医は、必要に応じて手術前に服用できるように Valium（ジアゼパム）などの抗不安薬も処方するかもしれません。

自宅を出る前に

手術自体に必要な準備がすべて整いました。今度は手術のために家を出る前にやっておく事を見ていきましょう。病院へ持って行く必需品の準備、ライフスタイルを変えること、そして家の中や周りを新しいライフスタイル合わせて変更することまでやることが多くあります。

手術のために、あなた自身とあなたの家の準備方法を詳しく紹介していますのでお読み下さい。

ライフスタイルの変化 – 快適な場所の準備

→ 手術前は、十分な睡眠と定期的な運動、そして健康的な習慣を続けてください。

→ 喫煙は、麻酔の合併症リスクを高め、骨融合プロセスを阻害しますので禁煙してください。喫煙はまた、体の治癒プロセスを遅らせます。

→ アルコールは体が本来持つ治癒力を弱めることがありますので、手術前数週間はアルコール類を摂取しないことをお勧めします。

→ 手術後は、これまでの様な日常の用事ができなくなりますので、家の中をアクセスしやすい様に調整してください。たとえば、常時使う物をキャビネットの高い所から低い所に移動させることなど。

→ 事前に食事をいくらか作り置きして冷凍し、簡単に食べられるように準備しておいてください。

→ ベッドサイドにあるランプのスイッチなど、よく使うスイッチが手の届く範囲にある事を確認しておいてください。

→ ヘチマや柄の長いカミソリなど便利なツールを用意してください。入浴時や足を剃る時に便利です。作業療法士に相談して、入浴や着替えなどの日常生活を助けるアイデアやツールのアドバイスをもらいましょう。この章の最後に病院へ持って行くと良い20アイテムをリストしていますので参照下さい。

→ 家の中の散らかっているスペースを綺麗にして、杖で歩きやすいようにしておきましょう。また、スペースマットや絨毯のような滑りやすいものを取り除いておきましょう。

→ 散髪しておきましょう。術後に散髪できるようになるまでしばらく掛ります。実際、手術後には毎日の髪の手入れを手伝ってもらう必要があります。

→ 肌、特に背中の皮膚の手入れをしてください。背中に怪我や発疹がある場合は直ぐに医師に相談してください。

→ すべての支払いを事前に済ませてください。可能であれば、自動引き落としを使って手術後の数ヶ月分の支払いを手配しておいて下さい。

→ 歯医者や産婦人科、税理士、獣医などの既に予定されているアポイントメントを済ませてください。

→ 精神的な準備もしてください。リラックスすること
を覚えましょう。難しく聞こえますが、手術の困難
に立ち向かえるように意識してリラックスするよう
にしましょう。どんなメソッドでも良いのでリラッ
クスのテクニックを練習してください。

知識は力なり

できる限り多くの情報を自分で身につけてください。
これから起る事についての知識があれば、より良い結
果となるでしょう。

支援を求めてください

サポートグループを探してください手術後には、多くの世
話をしてもらう必要があります。術後に一緒に滞在してくれ
る人を確保してください。

→ 手術に対する不安で押しつぶされそうなときは、専
門的なカウンセリングを受けてください。

→ もし、結婚しておらず独り住まいの場合、親戚や近
所の人、同僚や友達に事前に助けをお願いしておき
ましょう。

→ もし、援助を申し出られた場合、受けるようにしま
しょう。他人に何かをお願いするときは、分かりやす
く表現しましょう。

→ 手術の状態やそれによる影響をよく把握しているオ
ンラインの脊柱側弯症支援団体やグループからの支
援を求めてください。

→ あなたと近い家族や友人に、術後、感情的になる場
合があることを知らせておきましょう。そして、そ
のために家族や友人からの理解と支援が必要になる
ことも知らせておきましょう。

熟考すべきポイント…

もし、この手術が人生でまったく初めての手術経験である場合、感情のコントロールが非常に困難になるでしょう。数ヶ月前から精神的な準備もしておきましょう。

持参するべき20アイテム*

1. 常用の医薬品
2. 基本的な洗面用品
3. スリッパか簡単履ける靴
4. リップクリーム
5. 音楽 (イヤホン)
6. 携帯電話
7. 孫の手
8. 踏み台l
9. 膝丈のローブ
10. 携帯手すり
11. 杖
12. ベル
13. 電話番号リスト
14. タオル
15. 取り外せる便座
16. ドライシャンプー
17. 手で持てるシャワー(ヘッド)
18. ウェットティッシュ
19. 生理用品（女性の場合）
20. 洗顔タオル

　*　これらの品目のいくらかは施設が用意するかもしれません。ですから用意する前に施設に確かめることをお勧めします。

脊柱側弯症ケーススタディ：厳しい事実！

　患者によっては、特に若い子供にとっては、手術の準備が心に大きな負担をかける場合もあります。

　水泳が大好きな身長5フィート8インチ（173センチ）のティーン（10代）のララは、彼女の脊柱側弯症が、ついに外科手術を受けなければいけない状態になったと知りショックを受けました。2年間も装具を着用していたにもかかわらず、診察時に、胸椎のカーブ（45°）と腰椎のカーブ（55°）の2つのカーブがあったことを知りました。医師は、ロッドとスクリューを使用した、前方後方脊椎固定術を勧めました。

　しかし、彼女を怖じけさせたのは、手術前の大量の検査やスクリーニング、そしてそれに伴う神経の衰弱でした。彼女は、多くの検査を受け、手術時の失血を想定した輸血血液の採集をしなければいけませんでした。心拍のパターンを見る心電図（EKG）や一般的な血液検査、血液凝固テスト、胸部レントゲン、尿検査などの他のテストも実施しました。

　彼女と母親にとって最も驚いたことは、非常に長時間をこの検査に使わなければいけないことでした。母親は、娘の友人達にメッセージを広め、友人達からのサポートを得られるようにしました。実際に、母親は娘の友人達全員に自分たちでプリントしたTシャツを配りました。ララは、友人のみんなが同じTシャツを着ている写真を見て、感動し勇気づけられました。

　ララはまた、手術前の最後の登校日を思い出すのが好きでした。友人達は、とても温かい送別会を開き、彼女に花束やバルーン、カードなどのギフトを渡しました。病院では、ララはいつも友人達と話をすることで極度の緊張に対応出来ました。電話で常に友人と話し続けていることは、目前の手術から気をそらすことができ、苦難に立ち向かうことが出来たのです。

第 14 章

麻酔の使用

医学の研究が進み、多くの外科手術オプションを選ぶことができるようになりました。加えて、現在では、術前、術中、術後のケアを安全に行える施設も多くあります。ここまでは、脊柱側弯症の手術に関する準備や重大な決断について見てきました。今度は、実際の手術方法について勉強していきましょう。この章では、実際にあなたの手術開始を知らせる重要な手順について紹介します。脊柱側弯症の手術時に行われる麻酔管理の各項目、使用される麻酔の種類、そして主要な研究で注目されていることを詳しく説明します。実際の手順を示した患者向けの詳しい手術ガイドも載せました。その中で、ステップ毎の手順とそれらがどれぐらい正確に実施されるのか、その他重要な点を紹介しています。

重要な用語

脊柱側弯症手術の全課程を通して落ち着いていられるためにも知識は重要です。複雑な医療用語の知識を持っていることは、すべてのプロセスで安心できるでしょう。

医学界では、これまで外科手術を適用できなかった重篤な障害を持つ患者にも、幅広いオプションを提供できるようになりました。心臓血管系の疾患や呼吸器疾患を併せ持つ患者には、合併症を懸念して、脊椎側弯症手術を見合せていまし

た。しかし、近代的な麻酔技術の出現は、以下の合併症にも対応できるようになりました：

- 気道管理

- 大量失血

- 麻酔の長期化

- 術後疼痛の管理

　麻酔が導入される段階や、専門家が麻酔を導入する時に使う麻酔薬、そしてその導入方法など、より詳しい内容を見ていく前に、あなたが知っておくべき手術時の麻酔に関する重要な用語を簡単に見てみましょう。

a) 麻酔とは何ですか？

　麻酔は、基本的に患者に薬剤を投与し、痛みがない状態で手術を執り行うことを可能にするプロセスと定義されています。患者は投与される麻酔の種類によって、様々な意識レベルになります。麻酔のプロセスは専門的な医療分野であり、患者への投与量や麻酔薬の種類を慎重にモニタリングして、一時的もしくは永続的な合併症の発生を避ける必要があります。

　一般の言葉で言えば、麻酔とは、医療専門家が外科手術の開始前に患者に導入する「感覚のない状態」を意味します。

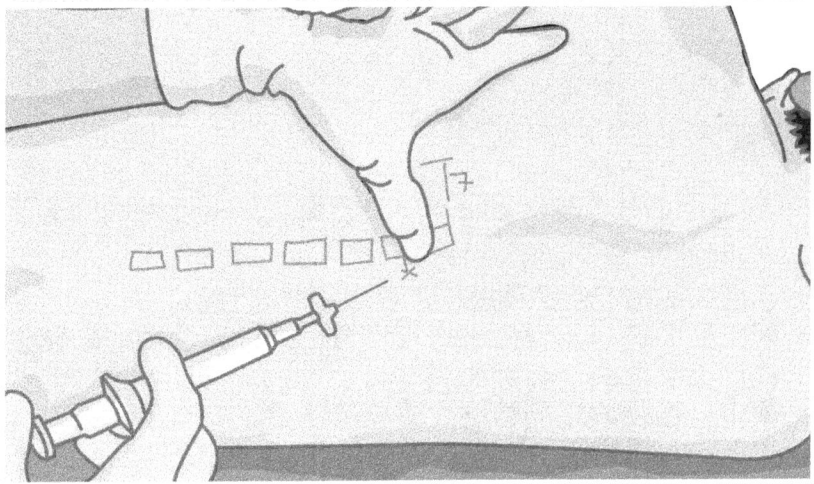

基本的には、どんな手術にも使用を考慮できる4種類の麻酔があります:

1. 全身麻酔:全身麻酔では完全に意識が無くなります。

2. 部分麻酔:痛みを感じる体の部分を無感覚にしまが、患者は全般的に意識を保ち、起きている状態です。

3. 局所麻酔:完全な意識がありますが、手術の部位の感覚はありません。

4. 監視下鎮静（麻酔）管理（MAC）:専門家が麻酔薬を患者に導入して、患者の意識レベルを常に監視し、患者が処置の間に目覚める方法や意識のあり方のバリエーションを常時調節することで、術中の痛みや不快感が起こらないようにします。

脊柱側弯症の手術は通常、患者が完全に意識のない状態にある全身麻酔下で行われます。

b) 麻酔科医

麻酔科医は、側弯症手術の間、麻酔の導入と管理をする重要な人物になります。

基本的に、麻酔科医は医療専門家（医師）であり、医学部を修了した後、麻酔科の特別な研修プログラム受けます。研修期間は国や教育システムによって異なりますが、米国では

一般に、医学部の4年を終了した後に大学院でレジデント研修を4年受けることになります。

主目的

麻酔科医の仕事は、以下の3つの重要な目的を達成することです:

- 手術を開始できる程度に患者を鎮静させる。
- 術中モニタリングに十分な注意を向け、合併症の発生を検知できるようにする。
- 術中、術後の疼痛管理を容易にする。つまり、術中、術後に痛み止めをしやすくする。

麻酔科医の役割 – 脊柱側弯症の手術

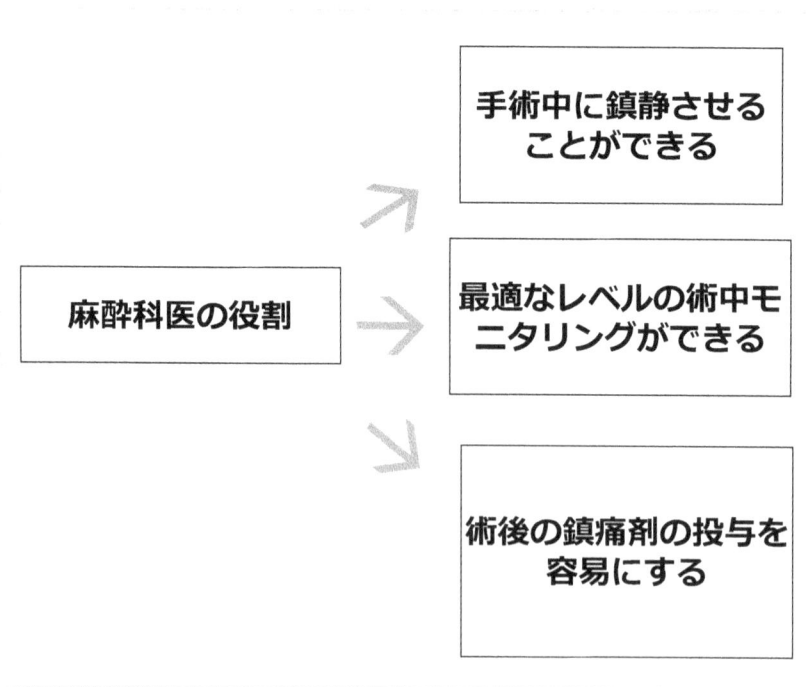

手術中に鎮静させる
ことができる

最適なレベルの術中モ
ニタリングができる

麻酔科医の役割

術後の鎮痛剤の投与を
容易にする

c) 麻酔薬

　麻酔薬は、患者を鎮静させ意識レベルを変える薬です。手術をする時に麻酔医は、術中および術後に患者を必要な意識レベルに持って行くこと、および痛みの軽減を目的として、手術の各段階で異なるタイプの麻酔薬を使用します。以下のセクションでこれらの麻酔薬について詳しく紹介します。

術前評価 - パラメータ

　脊柱側弯症手術の全過程は麻酔に依存し、また麻酔の開始を持って始められます。つまり、この段階でいかなる合併症の可能性をも予測し、備えることが大切です。麻酔の専門家は、下記の事が原因で合併症が起る確率を予測し備える必要があります:

- 手術が長時間にわたる場合
- 患者が腹臥位の場合
- 術中の失血量
- 体温調節
- 術中に脊髄モニタリングをする必要がある場合

　また、脊柱側弯症の基礎原因が麻酔の合併症リスクに影響するケースもあります。例えば、神経筋疾患により起こった脊柱側弯症の場合、麻酔使用に伴うリスクが非常に高くなります。このため、専門家は患者に術前評価をするよう勧めます。そして、その結果を基に適切な麻酔方法を選びます。

　上記の要因から起こる合併症を防ぐために、麻酔医は手術前に、標準評価パラメータを考慮に入れます。このセクションでは、術前評価の際に必要とされる重要な身体機能のパラメータについて説明します。

a) 気道評価

　気道管理は、専門家が適切な挿管や投薬に非常に重要であることから、必要とされる評価項目の中で最も重要なエリアです。状況や要因によっては脊柱側弯症患者の気道管理がよ

り難しくなります。そのような状況や要因には以下があります：

→ 胸椎上部や頚椎の手術を受ける場合

→ 過去に挿管で問題があった場合や首の動きに制限がある場合

→ 頚椎が不安定な場合

→ 頭輪牽引のような装置を使用中している場合

→ また、舌肥大を引き起こす可能性のあるデュシェンヌ筋ジストロフィーなどの疾患がある場合

必要な検査：屈曲と横向きに撮影した頚椎レントゲン写真、CT スキャンと MRI

b) 呼吸器系の問題

脊柱側弯症または他の脊椎手術を受ける患者には、よく呼吸機能障害を持っていることがあります。人工呼吸を必要とするような呼吸器系の問題や呼吸困難を回避するために、頚椎や胸椎に大きな外傷がある患者では事前に調整を行う必要があります。

脊柱側弯症があるとそれだけで、肺機能低下と総肺気量（TLC）の減少を起こします。一般の言葉で説明すると、脊柱側弯症患者は、特に手術中に呼吸器系の合併症を起こす危険が高いと言うことです。このような危険があるため、事前評価では呼吸器機能の検査が重要になってきます。

必要な検査：胸部レントゲン、動脈血液ガス分析、 肺活量測定 （FEV1、FVC）

c) 心血管系の問題

脊柱側弯症患者では、次の2つの原因により心血管系の異常が起こることがあります。事前評価でこのような合併症発生の可能性を知っておくことが重要です。心血管系の問題を起こす原因：

→ 脊柱側弯症の起因に特定の病気がある場合、例えば、筋ジストロフィーなど

→ 脊椎側彎症の結果として縦隔のゆがみや肺高血圧症を起こしている場合。

d) 神経系

術前評価の中でも最も重要な検査の1つが総合的な神経系の評価です。これは、手術中の不可逆的な損傷を避けるためにも重要な検査項目です。

具体的には、主に以下の2つの理由で詳しい神経学的評価はが必要になります：

→ 頚椎手術を受ける患者には、気管挿管や体位設定などのプロセスを行なう時に、より神経系の損傷を起こすリスクがあります。

→ 筋ジストロフィーの患者は、延髄性筋肉の機能障害があることにより手術後に誤嚥の危険性が高くなります

主な麻酔薬

脊柱側弯症の麻酔導入は、各段階で異なる麻酔薬を使います。手術の各段階で必要な効果がでるように様々な医薬品や麻酔薬が使われます。

麻酔の手順

まず始めに、脊柱側弯症の手術開始から各段階を順に使用する麻酔薬に沿って説明します。

ステップ 1 – まず、麻酔薬が静脈投与されます。場合よっては、特定のリスクのため、麻酔ガス(笑気麻酔）を必要とすることもありますが、一般には、プロポフォールやチオペンタールなどの静脈投与型麻酔薬を使います。静脈麻酔薬は通常、短時間作用性で、作用時間が5分程度です。

ステップ 2 – ここで、呼吸筋の機能を低下させるために神経筋遮断薬が投与されます。

ステップ 3 – 気管内チューブが気管に挿入されます。目を閉じさせられ、テーピングされます。眼用のアイパッドが上に置かれます。

ステップ 4 – 揮発性の麻酔ガスに酸素と酸化窒素の混合剤を使用して麻酔効果を手術中維持します。この段階では、麻酔薬は先に挿入した気管内チューブを通して麻酔機から投与されます。

麻酔薬の重要性

　麻酔医の役割は術前から始まり、術後の疼痛管理まで続きます。カーブの大きさ、使用する手術法、そして最も重要な要因である手術中のモニタリングの必要なレベルにより、異なる目的の麻酔技術を採用します。より詳しいことをお話しする前に、このメカニズムについて少し見てみましょう。麻酔科医は他の専門家と相談して、手術時に必要なモニタリングのレベルを決定します。これは、手術中に起る可能性が高い脊髄や運動神経への損傷による合併症と関係があります。このようなモニタリングは、第 10 章で紹介したStagnara ウェークアップ検査などの検査を使って実施します。

　麻酔前投与の段階から術後の鎮痛薬の投与まで、麻酔薬投与では薬剤を先に調製し、確認することが必要です。このセクションでは、麻酔医が考えるであろう麻酔薬のオプションと投与方法について、下記のステップを追って紹介します：

1. 麻酔前投与

2. 麻酔の導入

3. 挿管

4. 維持管理

5. 術中モニタリング

6. 術後鎮痛法

各段階の詳細な説明を読んでください。

1) 麻酔前投薬

　麻酔前投薬の最も重要な規則は、特に肺の合併症を起こす可能性のある患者には、麻薬系の薬剤の使用を回避することです。しかし他の要素が検討され、この段階で麻酔医によって投薬するケースもあります。以下のケースがこれにあたります:

→ 肺機能調整の目的で気管支拡張薬を使用する場合があります。

→ 脊髄切開が大きいことが予想される場合や、内視鏡挿管（法）の必要がある場合には、麻酔医はグリコピロレートやアトロピンなどの抗コリン薬の投与を考えます。

→ 以下のリスク因子がある場合には、ラニチジンのようなH2受容体拮抗薬（H2ブロッカー）を1回量投与する場合があります[2]:

- 胃の機能に関連するリスク、例えば摂取したオピオイド（アヘン様合成麻酔薬）のような胃内容物の吸引や逆流などが予想される場合
- 最近起こった脊髄損傷
- その他の最近起こった事故または外傷
  → 手術が腹臥位で行われる可能性が高い場合、気管内チューブを留めたテープが濡れて、はずれるのを阻止するために唾液分泌抑制薬が使われます。

2) 麻酔の導入

　導入とは、医学用語で患者に麻酔薬を投与する過程を示します。予測される挿管時の困難と手術時の健康状態は、麻酔投与に吸入か静脈投与(i.v.）の2大経路の1つを選ぶ主な要因です。どちらの経路を使う場合にも、プレオキシゲネーションはすべての手術患者に重要です。

　最近研究で、既に筋ジストロフィー症や除神経を患う脊柱側弯症患者の手術に、サクシニルコリンを使用すると高カリウム血症を引き起こすという強い証拠が示されています[3]。さらに、この薬剤の使用はまた、King- Denborough 症候群あ

るいはアデニレートキナーゼ欠損症などをもつ患者に悪性高体温症を起こす可能性があります[4]。

　これらの症状を診断されている場合、麻酔医は挿管時に非脱分極性神経筋遮断薬の使用を決めるでしょう。

3) 挿管

　麻酔科医が術前評価時にする最も重要な決定事項は、挿管を覚醒時にするか、眠っている間にするかです。通常の言葉で説明すると、挿管とは、柔らかいプラスチック製のチューブをあなたの気管内に入れるプロセスのことです。このプロセスは、気道の確保と薬剤の投与経路を確保するために行われます。

　ここでのオプションは事前に相談されるでしょう。以下の状況下では、麻酔医は一般的に覚醒時に挿管することを好みます：

→ 胃内容物が空になるのが遅れる可能性がある場合

→ 専門家が、挿管後に神経の状態を評価したい場合、特に頸椎が不安定な場合

→ 頭輪牽引などの首を安定させる装置を使用することになっている場合

　これらがない場合は、通常の挿管法を用います。まず最初に麻酔を導入し、非脱分極性神経筋遮断薬を使います。

4) 麻酔の維持

　麻酔の誘導と適切な挿管が済むと、次の目的は麻酔を最適かつ安定した深さに維持することです。医者が体性感覚誘発電位（SSEPs）や運動誘発電位（MEPs）をモニター、検出、解釈するためには麻酔の深さを維持することが重要です。

　術中モニタリングを目的とした一定の麻酔状態を維持するために、通常、プロポフォールを静脈投与します。

　十分なSSEPモニタリングができるように、亜酸化窒素60％とイソフルランを最小肺胞内濃度（MAC）0.5未満で5分間吸入させる方法を取る場合があります[5]。しかしながら、

亜酸化窒素60%、呼気終末イソフルラン濃度0.87%以下では実際、MEPモニタリングを非常に読みにくくすることを考慮に入れなければなりません[6]。

　この段階で麻酔医が直面する重大な問題は、突然の動脈血圧減少です。この状態は、麻酔深度を即座に変更する必要があります。予測されるもう１つの合併症は、心臓血管系が急に不安になることです。この状態は脳幹の刺激や脊髄の反射作用、あるいは失血の結果として生じる可能性が高いです。最後に、縦隔のねじれがあるケースでも麻酔法の変更が要求されます。

5) 術中モニタリング

　手術中に異常や深刻な合併症の検知を可能にするため、最低レベルの基本モニタリングを維持することが重要です。非観血式血圧（NIBP）や心電図（ECG）、パルスオキシメーター、カプノグラフィーなどの装置や、食道内聴診器を使用して継続的なモニタリングをできるよう適切な麻酔薬が使用されます。

　合併症を予防するために、術中モニタリングは様々な体の部位で行う必要があります。ここでは、麻酔時に術中モニタリングが必要な体の機能を簡単にリストアップしました。

　a)心血管モニタリング、特に患者が一般的でない体位で手術を行う場合、もしくは顕著な血行動態への作用が考えられる場合に必要です。

　b)呼吸器モニタリング、主に呼気終末の二酸化炭素濃度とピーク気道圧力を使います。麻酔の長時間暴露による呼吸器合併症を監視します。

　c)体温モニタリング、特に長時間の麻酔は、深刻な体温低下を引き起こす可能性があるので、基礎体温を監視し、暖かいエアマットレスなどの装置や暖かい静脈内注射液を使って体温を適切に調整する必要があります。

　d)患者の体位、状況によって手術中に患者の体位を変えなければならない場合があります。

e)脊髄機能モニタリング、特に血管供給が最小限である
T9-T4のゾーンで必要になります。麻酔科医は、合併症の
発生に気付くために下記の検査を手術中に実施します:

→ Stagnara ウェークアップ検査では、基本的な脊髄運
動機能を検査します。

→ 体性感覚誘発電位（SSEPs）は、ある種の感覚が反
応を呼び起こし、脊椎手術を受けている麻酔下患者
の感覚領モニタリングを可能にします。

→ モーター誘発電位（MEP）は、運動皮質が電気か磁
気による刺激で起こる高度に洗練された運動機能の
指標です。

→ 足クローヌス検査は、脊髄の損傷を検査するウェー
クアップ検査の最中か、手術の終了時に足首関節で足
を強く背屈します。足関節での反復運動の完全な欠
如は、脊髄損傷の可能性を示します。

6) 術後鎮痛法

術後の痛み止めの目的で、麻酔医は以下にリストする麻酔
薬のいくつかを使います:

→ 非経口的オピオイド（アヘン様合成麻酔薬） - 硬膜
外、胸膜内及び髄腔内などの経路で導入するオピオ
イド（アヘン様合成麻酔薬）です。

→ 硬膜外鎮痛 - 単独またはオピオイドと組み合わせて
硬膜外カテーテルから投与します。

→ 髄腔内鎮痛 - 髄腔内への薬剤は、脊椎の手術時に創
傷を縫合する前に注入します。

脊柱側弯症ケーススタディ：
あっという間に終了！

　患者の多く、特に若い人は、麻酔が直ぐに効いて意識を失ったときの記憶がないことがあります。12歳のマリア（仮名）は、脊柱側弯症手術で同じ様な経験をしました。他の同年齢の子供と同様、マリアは手術に対し、とても神経質になり、手術室へ運び込まれたときには不安でいっぱいでした。同意書に署名し、麻酔医がこれから使う麻酔薬について説明しました。麻酔医の言っていることが半分も分かりませんでしたが、マリアは彼が一生懸命これから受ける内容について説明しくれることに感謝し、安堵を感じました。

　その後直ぐに、彼女は手術室へ運び込まれました。そのときベンフロン（カニューレ型穿刺針）が挿入され、看護師が麻酔薬を入れていました。マリアは、直ぐにめまいを感じ、リラックスし始めました。これが、彼女が覚えている最後でした。次に目を覚ました時には、手術は終わっており、両サイドに両親が立っているのが見えました。

第 15 章

手術の種類

違いなく、脊柱側弯症の外科的治療は、脊椎弯曲の
ある患者の最終手段と考えられています。これまで
の章では、医療従事者が外科的治療を考える前に、
カーブの矯正とカーブ悪化を止める目的で、さまざまな非侵襲
的治療を勧めていく過程について見てきました。

しかし、あなたが多くの決断を経て、自分の症例が外科手
術による利益があるとした場合、今度は、自分に適用できる
手術方法すべてを理解することが必要になってきます。

外科手術の詳細な方法については、主に外科医が決定しま
すが、各手術方法が意味するもの、なぜ自分のカーブタイプ
にその方法が使われるのか、そして、各種の手術方法の利点
とリスクを理解していることは重要です。

脊柱側弯症手術 – 概観

先に進む前に、脊柱側弯症手術の基本事項を理解すること
が大切です。以下の2つの事を主に見ていきます：

→ 脊柱側弯症の手術中にいったい何が行われるのか

→ その手術の実施にはどんな方法が取られるのか

言い換えると、外科医はカーブを矯正するために特定の手
術方法を使います。しかしながら、側弯症以外の病歴および

あなたのカーブのタイプや重症度によって、手術方法は異なるアプローチで行なわれることになります。外科医はあなたの体の前面、背面、時には両方からカーブを処置します。外科医が脊椎を触るための特定の「アプローチ」は、手術に必要な脊椎の露出ができ、手術に伴うリスクを最小限にすることを考慮して、外科医が決定します。

　このように、手術の種類を理解することは、まず手術に含まれる手順を理解し、各種手術方法を学ぶことから始まります。そのため、このセクションでは、2つの重要なコンセプトを紹介します:

> **パート 1:** 手術－どんな手順なのか
> **パート 2:** さまざまな手術方法

まずは、上記に紹介したようにパート1の 理解から始めてみましょう。

　最近の脊柱側弯症の手術アプローチでは、脊椎カーブの矯正に多種類のロッド、フック、スクリューが組み合わされて使われることがよくあります。決定した手術方法に関わりなく、従来の脊椎カーブ矯正で外科的処置手術は、一般に以下の手順で行われます:

1. 最初に、長いロッドを使って背骨を正しい位置に置きます。

2. それから、各種スクリューやフックを使い、ロッドを固定またはサポートします。第 16 章でこれらの器具について詳しく紹介します。

3. このロッドは、その位置で脊椎を支えることが期待されています。つまり、ロッドが支えている間に、新しく移植した骨が既存の骨と融合するのです。

4. 骨が適切に融合(固定) すると、脊椎を正しい位置で支えることができます。

5. 大抵の場合、ロッドは体内に残こされます。通常は、問題が発生することはありません。症例によっては、ロッドが背骨の周囲にある軟部組織を刺激する場合があります、その場合、外科医が更なる手術でロッドを取り除くケースもあります。

ここまでの説明は、脊柱側弯症手術の重要なコンセプトを理解してもらうための手術手順の全体像です。固定術の手順やどのようにロッドやスクリュー、フックが設置されるかについては詳しく第 18 章で説明します。

ここから、この章では手術の種類について、どのカーブにどの手術が適しているのか、そして最重要事項として、各手術の利益とリスクに焦点を当てて紹介していきます。

(A) 前方アプローチ 前側から

定義

定義では、脊柱側弯症手術で前方アプローチが選択された場合、外科医は背骨の前側から脊柱に達することを意味します。「前方向：anterior」という言葉自体は、辞書によると「前側に近い」意味がありますので、この言葉自体がこのアプローチを説明しています

前方アプローチ術は通常、下記のカーブで使われます：

→ 中央もしくは下部脊椎にあるカーブ

→ 弯曲が大きく柔軟性に欠けるカーブ、特に成人の場合

前方もしくは「前側からの」アプローチは通常、胸腰椎、つまり T12 から L1 領域にあるカーブに使われます。

大まかに言えば、手術は、医学的に胸腔切開術として知られる胸壁を開けて実施する方法で、以下の標準的な手順で実施します：

1. 胸部を切開します。

2. 肺を収縮させます。

3. 肋骨が取り除かれます。

4. 脊椎に到達し、固定術を実施します。

この前方アプローチの上記に記載した各段階をより詳しく見ていきましょう。

ステップ 1 – 切開、肺収縮、肋骨切除

　外科医は、まず手術をする必要のある脊椎の部分を特定します。　最初のステップとして、カーブの位置によって胸壁に沿ってまたは腹部の最下部を切開します。名前が示すこととは異なりますが、前方アプローチでは、脊椎の前面にアクセスするために実際には体の横に沿って切開します。

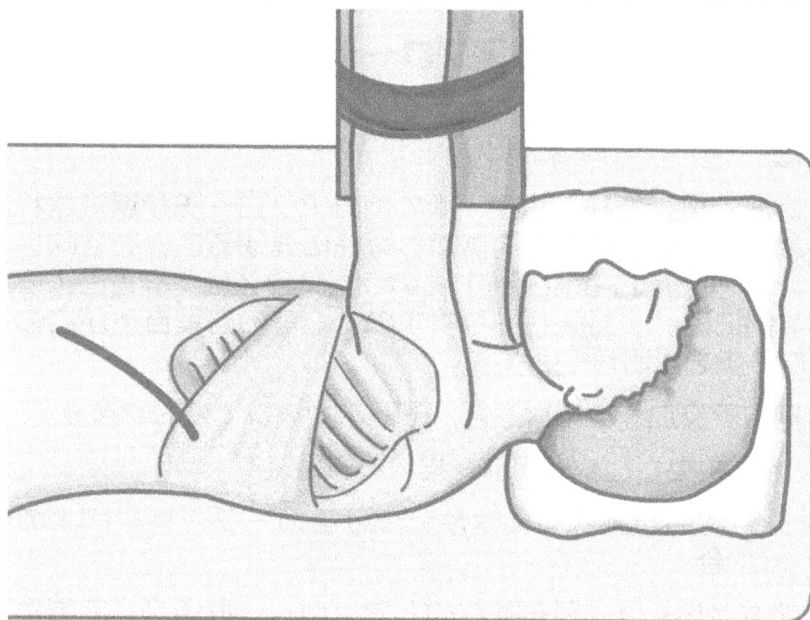

**ステップ 1 - 切開、肺収縮お
よび肋骨切除**

面白い事実…

脊椎を露出させるために取り除かれた肋骨は、術中の脊椎サポートもしくは融合プロセスの骨移植片として使うことができます。　しかし、患者が知ることになる最も興味深いことは、特に若い患者では肋骨が再生するということです。

切開が終わると、外科医は肺を収縮させ肋骨を取り除いて脊椎を露出させます。カーブが胸腰椎部で最も目立つ症例では、外科医は脊椎をより露出させるために横隔膜を取り除く場合もあります。

ステップ 2 – 椎間板の除去

　露出した脊椎のカーブがある場所から、外科医はゆっくりと椎骨の間にある椎間板を取り除きます。前方アプローチの手術では、椎間板の除去により脊椎固定に必要なスペースを広く取れることからこのステップは重要です。

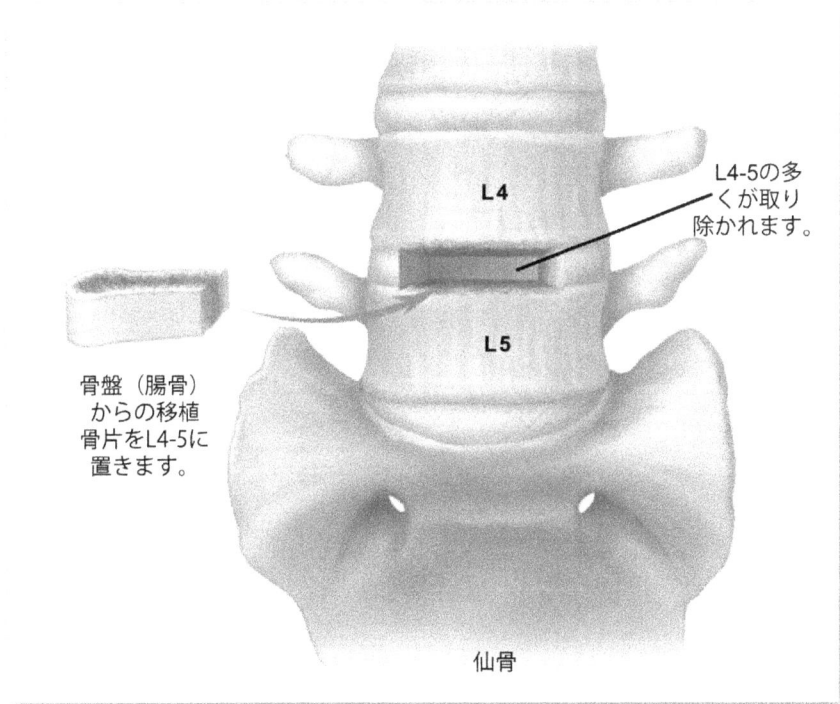

L4

L4-5の多くが取り除かれます。

L5

骨盤（腸骨）からの移植骨片をL4-5に置きます。

仙骨

ステップ 3 – 器具の設置

　脊椎の変形を矯正するために外科医は、脊椎の前面にスクリューやロッドを配置します。前方アプローチでは、椎体スクリューを、カーブを成している椎骨の１つ１つに止めます。各椎骨で、このスクリューはシングルもしくはダブル・ロッドにつけられます。スクリューが回転することによってロッドが引き起こす圧迫が最終的に、背骨の奇形を矯正します。

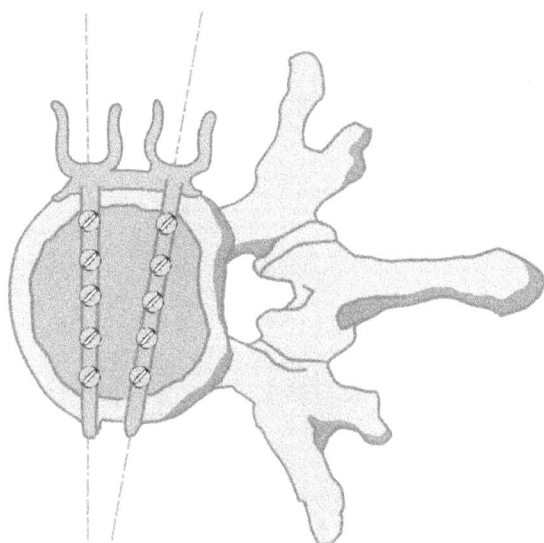

ステップ 3 – 器具の設置

ステップ 4 – 固定: 手順

　器具の設置が正しくされたら、脊椎固定の手順に入ります。固定は、椎体間の骨表面をざらつかせ、椎体間のスペースに骨移植片を埋め込んでいきます。骨移植片は、以下のようなさまざまな部位から採取されます:

- 腸骨翼穿刺
- 取り除かれた肋骨
- 同種異型移植骨
- 他の骨代用

多くの場合、骨の固定には3ヶ月から6ヶ月かかりますが、希に1年かかる場合もあります。

ステップ 5 – 切開部の縫合

ステップ1からステップ4までが終了すると、外科医は切開部を縫合し、包帯をします。胸腔から脊椎へアプローチした場合、手術中及び手術後を通して、肺を適度に拡張し続けるために胸腔チューブが胸の側面から配置されます。

分析

専門家は、手術が、前方アプローチでも、後方アプローチや組み合わせたアプローチまたは内視鏡手術を使う最新の技術のいずれを使う場合も、ほぼすべてのタイプの手術に対してさまざまな意見を持っています。脊柱側弯症手術で、前方アプローチを使用には2つの主な利点があります。

前方アプローチは、背中への損傷が少なく、輸血の必要性が低くなります。事実、研究では、前方アプローチは脊椎の露出がより多くなるよう設計されており、両方の腎臓とその血管の露出、および大動脈全体の露出が必要な手術にもこのアプローチが使われることが示されています。大きな腫瘍の切除を目的とした後腹膜領域の露出にもまた、このアプローチが適用できます。

しかし、研究は現在、このアプローチの持つ2つの大きな問題、術後の肺機能障害リスクが高いこと、後方アプローチで予想されるよりも高頻度にハードウェアの障害を発生することを指摘しています。

(B) 後方アプローチ. – 背面から

定義

　外科医に後方アプローチを検討していると言われた場合、それは体の後ろから脊柱にアプローチすることを考えていると言うことです。より詳しく説明すると、後方アプローチでは、外科医は背中に長く、直線の切開をします。そして、徐々に背中の筋肉を移動させ、カーブを矯正するために脊椎を露出させます。脊椎に到達すると、外科医はロッドやスクリュー、ワイヤー、フックなど多種類の器具を脊椎に取り付けます。そして、脊椎を正しい位置に戻し、これらの器具が脊椎を支えている期間に、新しい移植骨が適切に融合してカーブが最終的に補正されます。

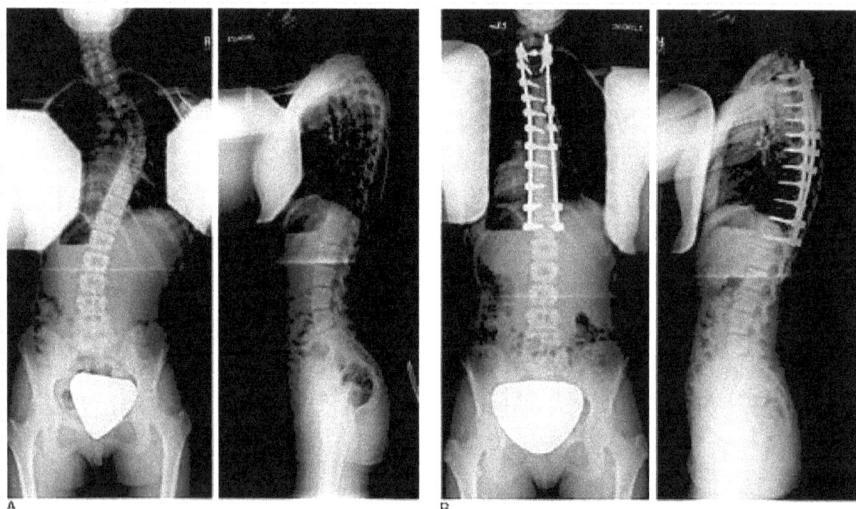

後方アプローチ – 後方アプローチ - 絵によるプレゼンテーション

　後方アプローチは、思春期特発性側弯症(AIS)の症例に最も良く使われるアプローチですが、ほぼすべてのカーブに対応出来るアプローチです。事実、後方アプローチは脊椎手術で最も古い歴史があり、頻繁に使われるアプローチです。

後方アプローチを用いた脊柱側弯症手術の全課程は、上記でアウトラインを説明した前方アプローチの手順によく似ています。

　以下のセクションで、ステップ毎に手順を説明しています。

ステップ 1 – 準備

　ほとんどの脊椎手術で行われるように、まず麻酔医が適切な麻酔薬を導入して手術を開始します。鎮静状態になると、手術中の血圧や心臓機能などの適切なモニタリングができるように呼吸管や他のカテーテルが適切な静脈に挿入されます。これらのカテーテルを挿入する最も重要な理由の1つは、全過程が終了するまで眠った状態を維持するよう麻酔の深度を継続的に監視することです。

ステップ 2 – ポジショニング

　麻酔下の状態に入り、必要なモニタタリング装置が設置されると、脊柱側弯症手術に使う後方アプローチを行うための正しいポジションに置かれます。この目的で、慎重に平らな位置に仰向けに寝かされます。腕と脚は、合併症や怪我を避けるためにパッドがあてられます。

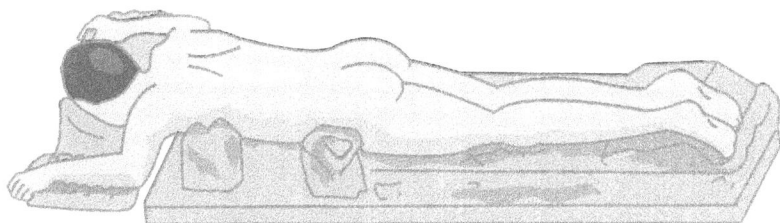

ポジショニング - 後方アプローチ

ステップ 3 – 切開

　多くの器具を使い、外科医はあなたの脊椎に達するために体の背面に大きな切開をします。背中の中央に、脊骨に沿って下方向に切開を行います。

　切開の長さは、カーブの位置によりまが、多くの場合、後方アプローチを使う外科医は、脊椎固定のための切開の長さを必要とされる実際の長さより少し長めにすることを好みます。

ステップ 4 – 器具の設置

　脊柱側弯症手術の成功は、外科医がどれほどうまく、本来の姿勢で脊椎を固定できるかによります。

　後方アプローチを使う場合、外科医は以下の器具の使用を好むことが多くあります：

- 2本の金屋製 (ステンレスまたはチタン) ロッド

- 椎弓板に接続するフック

- 脊椎の中央にある椎弓根に挿入する椎弓根スクリュー

- 器具をに支え、正しい位置を維持させるワイヤー

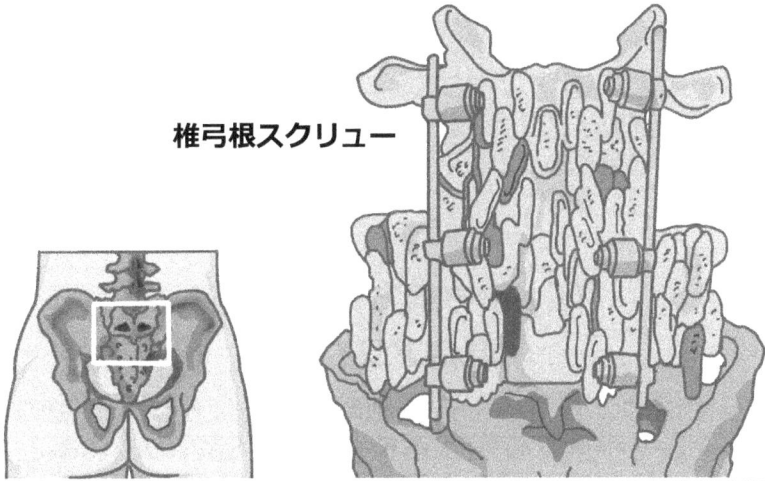

椎弓根スクリューは融合する椎骨に強度を与えます

椎弓根スクリューの配置

椎弓根スクリュー

すべての器具が適切な位置に配置されると、脊椎に合うよう正しく形成されたロッドを取り付け、カーブの矯正をします。

ステップ 5 – インプラントの締め付け

この短いですが重要なステップでは、まず、すべてのインプラント（器具類）が正しい位置にあり、適切に設置されていることを確認します。確認が済むと、最後にすべてのインプラントを適度に締めます。

ステップ 6 – 切開の縫合

最後に切開を縫合し、包帯をします。症例によって、外科医は手術後の傷口にドレーン(チューブ)を入れて切開部をさらに保護することもあります。

分析

後方アプローチ手術は、これまで最も一般的なアプローチとして、脊柱側弯症の脊椎矯正に使われてきました。事実研究で、脊柱側弯症にとって後方アプローチは効果的な1ステ

ージ手術方法であり、前方アプローチで起こる重い合併症を回避することができることしています。

　後方アプローチは実際によく使われる手術法ですが、この方法にも様々な合併症リスクがあります。一般的な合併症には、移植片の不適切なポジショニングによる組織や神経の損傷、癒着の遅延または不適切な癒着、移植部位を皮下組織で十分カバーできない患者では、体内にある部品が皮膚を圧迫する等が起こります。

(C) 後方前方アプローチ
-混合アプローチ

　外科手術は、おそらく脊柱側弯症患者にとって最後の手段です。そして手術に使用する技術は、全過程の成功率と大きな関係があります。このような事実から、専門家が脊柱側弯症手術の新しい技術を開発し続けることが重要になってきます。その1つが、前方アプローチと後方アプローチの統合です。

　意見は様々ありますが、最近の研究では、このアプローチの使用による良い成果が証明されています。例えば、若い患者にこの混合アプローチを使用することで、クランクシャフト現象を予防できることがしばしば報告されています。さらに混合アプローチは、柔軟性のない大きなカーブや、胸椎の特定カーブによく使われます。しかし、研究では、40°〜70°のカーブを持つ成人の腰椎脊柱側弯症に対し、後方アプローチのみで手術を行った場合と混合アプローチを使った場合の有効率が同じであったことを報告しています。

クランクシャフト現象

これは通常、幼い子供、特に未熟な骨格系を持った子供に起こる現象です。クランクシャフト現象では、固定された脊椎の前の部分が処置後も成長を続け、その部位でカーブ悪化が起こります。固定された脊椎はそれ以上成長ができないため、ねじれが起こり、弯曲し始めます。

手順 – 混合アプローチ手術はどの様に実施されるのか?

定義によれば、脊柱側弯症手術の混合アプローチは、前方アプローチと後方アプローチの両方を使います。各アプローチは、異なる目的に使用します。

このアプローチを使う場合、外科医は前方アプローチと後方アプローチの両方の経路を使います。つまり、前方アプローチで脊柱にアクセスし、後方アプローチで脊椎固定をします。要約すると、外科医は下記の様に混合アプローチを使います:

→ 前方アプローチで脊椎にアクセスします
→ 後方アプローチで脊椎固定をします

なぜ混合アプローチを使うのか？

前方アプローチも後方アプローチも共に限界があります。例えば、外科医が後方アプローチを使って脊椎の手術をする場合、脊髄神経が常に邪魔になって処置をブロックしようとします。これは、椎骨間に移植片を配置することを難しくします。

そのため、専門家は混合アプローチが、特に重度のカーブに効果的な手法になるのではと考え始めています。このような症例では、外科医はまず腹部を切開し、その後、後方アプローチを使って脊椎の固定をします。

それでは、後方-前方の混合アプローチがどの様に実施されるのか細かく見ていきましょう。

ステップ

この方法は、前方アプローチから始めます。まず、患者が仰向けに寝た状態で、外科医が胸壁もしくは腹部の切開をします。カーブに柔軟性を持たせるため、椎骨の間にある椎間板を取り除きます。前方アプローチと同様に、外科医が手術部位にアクセスしやすいように、肋骨が取り除かれることもあります。

腹部側から脊柱に達すると、前方アプローチで説明した手順が行われ、切開部が縫合されます。これに続き、患者は下向けに寝かせられ、背中を切開し、後方アプローチでの手順が実施されます。

手術の種類 – 写真による説明

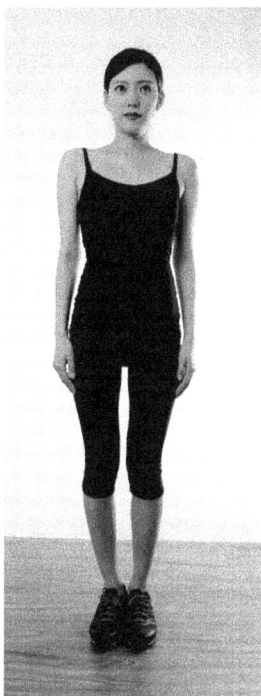

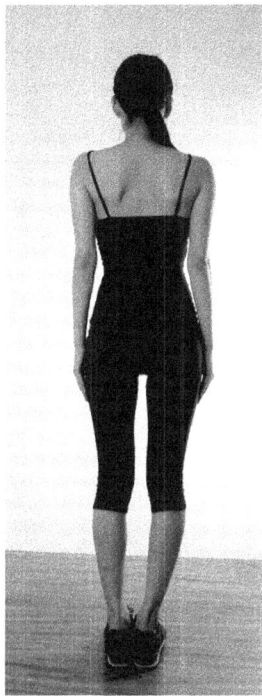

前方アプローチ　　　　後方アプローチ　　　　前方と後方アプローチ
　　　　　　　　　　　　　　　　　　　　　　　　の混合アプローチ

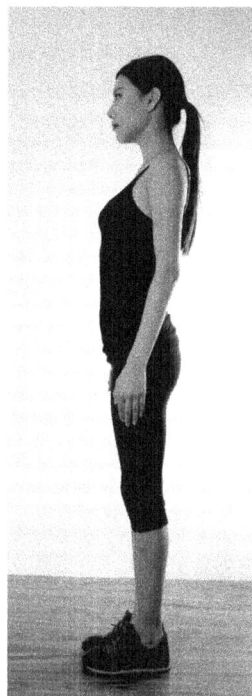

(D) 内視鏡アプローチ

最も侵襲の少ない技術

　医学や外科技術は治療の成功率を高め、患者に起こる障害を最小限にするために常に進化しています。たとえば、侵襲性の少ない手術、内視鏡による手術などが、これまで少なくとも7.5センチ〜13センチは必要であった切開や、腰骨や肋骨から骨を切り取ることが必要な従来の外科手術に変る選択肢として出てきました。統計は、切開の必要な外科手術を受けた患者の27%に最長で術後2年経っても腰に痛みを残していることが報告されています。これが、侵襲性の少ない技術が好まれてきている理由です。

　この侵襲性の少ない技術（MIS)は、近年、脊椎固定術などのさまざまな性質の手術への適用を大きく伸ばしています。侵襲性の少ない手術法は基本的に、光ファイバービデオや他の器具などの最新技術を使い、比較的小さな切開部から手術を行います。事実、脊椎固定術では侵襲性の少ない手術法を使った自家骨移植を施すケースが劇的に増えています。

　それでは、内視鏡技術を適用した脊柱側弯症手術の詳しい手順を理解していきましょう。

定義

　最初に、内視鏡は、短いケーブルを付けたとても小さな器具であり、小さな切開部から体内に入れることで、外科医が体中を見ることができる装置です。脊柱側弯症手術に使われる内視鏡技術では、胸腔と脊柱をテレビモニターではっきりと見ることができる内視鏡を使います。この技術は、以下のプロセスを使って、脊椎カーブの矯正を行いやすくします。

　より詳しい説明に進む前に、脊柱側弯症手術で内視鏡手術を使う理想的な条件と、この技術に適した患者について見ていきましょう。もし、あなたが次のいずれかであれば、胸腔鏡下手術（VATS）と呼ばれる、内視鏡手術に適しています：

- 胸椎のカーブがある場合 (脊椎の中程/胸部エリア)
- 既にカーブ矯正手術を受け失敗している場合

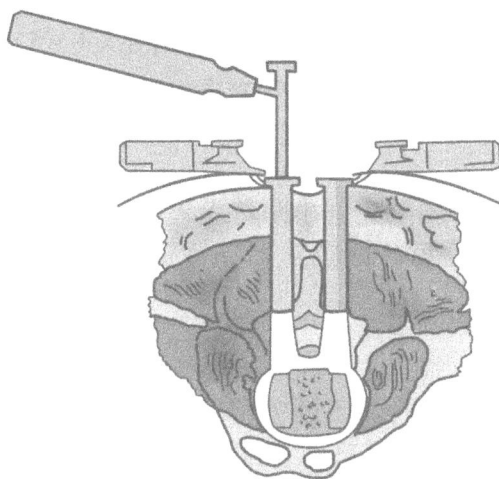

**カーブ矯正のため内視鏡を入れる
小さな切り口が作られています**

ステップ

　通常、脊柱側弯症の内視鏡下手術は以下の手順で実施します。

　内視鏡が短いケーブルに付けられ、正しく設置されます。内視鏡を小さな切開部から体内に挿入し、手術部を拡大して見せます。大きなモニターにカーブ全体が映し出されます。大きな切開の代わりに、長さ1センチ程の小さな切開をいくつもします。トンネルのような入り口もしくは狭い通り道を作り、そこからカーブ矯正の全行程を行います。これらのトンネルを通って、小さい外科用器具を挿入し、必要な骨移植と脊椎固定の処置を行います。

先端技術

　脊柱側弯症の内視鏡手術は、多くの理由で従来の切開術に代わる主要な手術方法と考えられています。研究では、胸椎側弯症に内視鏡下前方矯正固定術を使用する事で、小さな瘢痕で重度のカーブ矯正を可能とすることが示されています。

この種の侵襲の少ない手術が、脊椎側弯症治療への良い選択肢として考えられている理由を簡単に見ていきましょう:

→ 多くの健康な筋肉を保存できます。
→ 術後の痛みの軽減と回復にかかる時間が劇的に減少します。
→ 周辺組織の損傷を最小限にとどめます。
→ 短い手術時間と継続する筋収縮程度を低く抑えるため、従来の方法と比べて傷跡を減らします。また、小さな切開は傷跡が小さいことも意味します。
→ 全般的に、患者の不快感とトラウマを軽減します。
→ 術中、術後の呼吸困難の可能性を減らします。

最終的なインパクトはさまざまですが、結果的言えば、内視鏡下手術でも合併症の可能性はあります。例えば、研究では、このような脊柱側弯症の内視鏡下手術でもロッドの破損が起こる可能性があることを報告しています。しかし、この破損はカーブ矯正への大きな失敗には結びつけられないかもしれません。

(E) 胸形成術

胸椎側弯症

患者に胸椎の脊柱側弯症がある場合、胸部のすぐ後ろにある胸椎にカーブができ、そのため背こぶが発生することがあります。これまでに、脊柱側弯症の患者の脊椎が「S」型のカーブとなり、外見全体が変形することを見てきました。このカーブが胸椎(上部脊椎)にある場合、一般的に「こぶ」として知られる外側へ弯曲した形をとり、せむしの様相になります。

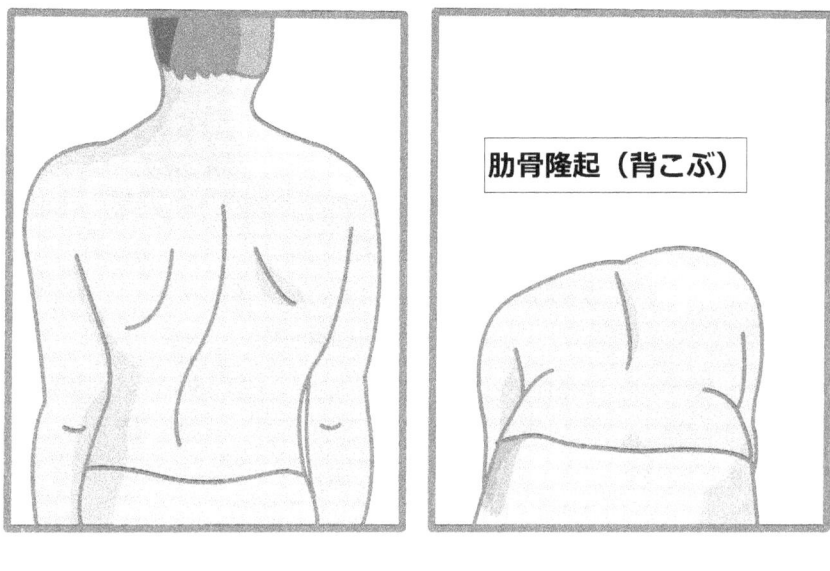

肋骨隆起（背こぶ）

このようなケースで必要な処置は、数本の肋骨を短くする
か、除去することでこぶを取り除く、もしくは縮小させるこ
とです。胸腔形成術は、外向きの変形の矯正に向いているこ
とから、胸部に側弯症カーブを持つ患者に一般的に適用され
ます。名前の通り、胸郭成形術は胸部の脊柱側弯症がある患
者、あるいは胸部あるいは背中の肋骨に隆起がある患者に適
用されます。

胸郭成形術 と脊柱側弯症

定義によると、胸郭成形術は、典型的な肋骨のこぶを縮小
する目的で数本の肋骨を短くするか、あるいは取り除く方法
です。それでは、この手術と脊柱側弯症への関連性について
読み進んでいきましょう。

多くの場合、前方/後方アプローチやこれまでに説明した
いずれかの方法で標準的なカーブ矯正術が実施された後での
み胸郭成形術が行われます。

利点

　青春期特発性側弯症（AIS）、特に椎弓根スクリューを使う症例で実施される胸郭成形術は、重大な肺機能の合併症や関連する他の合併症を起こさずに、肋骨のこぶをより良く矯正できることが証明されています。実際、胸郭成形術を脊椎固定術と組合せた場合、固定術のみよりもカーブ矯正の成功率が高くなることが報告されています。

　さらに、胸郭成形術が脊椎固定術と一緒に実施される場合、肋骨が骨移植片のよい材料となります。

　また、健康上の理由からこぶを縮小する以外に、胸郭成形術は患者の外見的な問題の改善にも大きく寄与します。この典型的な例としては、外側へ飛び出した変形を持つ患者が椅子の背に寄りかかる時に感じる不快や痛みがあります。胸郭成形術によって、肋骨のこぶは小さくなり、不快さがなくなります。

手順

　短くする、または取り除かれる肋骨の数は、カーブの範囲や重症度、肋骨のこぶの大きさのみに依存します。数値は個々のケースにより違いますが、専門家はこぶの縮小に大きな改善を期待する場合、少なくとも5本の肋骨を処置する必要があるとしています。

　上述の通り、胸郭成形術は、脊椎固定術後、肋骨のこぶが残っている場合に行われることが多くあります。

　手術中外科医は、樹皮のような機能を持つ骨形成層外層の骨膜を割り開いて、目的の肋骨にアクセスします。アクセスができると、目的の肋骨あるいは目印を付けた肋骨を取り除きます。切った骨の端は、下方へ押され、ドリルで開けた穴を通して取り付けられたワイヤーに結びつけられます。短くされた肋骨は、治癒すると元の肋骨と同じぐらいの強度になります。

(F) 最新技術

固定術 – 鍵となる前提

　脊柱側弯症の外科治療は非常に侵襲的で大規模なものでした。伝統的な手術方法では、脊椎を完全に露出させるか、内視鏡を通して脊椎へアクセスしカーブを正すための脊椎固定をします。

　多くの合併症やそのリスクのため、医療分野の研究では、より新しく、より安全で、より侵襲が少ないカーブ矯正技術を開発し続けています。これらの技術の中には、有効性を示し、医療現場で完全に採用されているものもありますが、まだ検討中で何らかの修正をして採用されるもの、特定の患者にのみ採用されるものもあります。延伸可能なロッドである「Luque trolley」法の例を見てみましょう。専門家はこの技術を、若年患者の早期発病側弯症に有効ではないかと考えています。しかし、ロッドの摩耗残骸による影響や自然発生的な融合リスクがある事から、何らかの修正を加えて将来有効な手術となるのではないかと考えられています。

固定をしない手術

　脊椎固定は、脊柱側弯症カーブの矯正では常に大前提でした。伝統的な切開が必要な脊椎固定術は、最も頻繁に使われる手術法です。しかし、最近の研究では固定をしない脊椎手術による高い成功率が証明されてきました。脊椎の固定をしない手術は、侵襲が最小限なので、特に成長期の子供の進行性脊柱側弯症に役立ちます。脊椎固定術のような侵襲性の大きい手術方法は、早期発病側弯症（EOS)や、これから思春期に向かいまだ大きな成長が見込まれる子供には、合併症を起こさせる可能性が高くなります。非侵襲的治療とされる装具などの治療でさえ、カーブを矯正するには至らず、ただカーブの進行を止め、外科手術の時期を少し遅らせるに過ぎません。

　このような理由から、特に成長中の子供には、この固定をしない治療が脊椎固定術に代る主要なオプションであるとされています。

脊柱側弯症手術の最新技術をいくつかリストしましたのでお読み下さい。また、各技術の概要と有用性について理解してみてください。

a) 椎体ステープル

この方法では、脊椎の非対称な成長を調整するために椎骨成長板に沿って椎体ステープルを設置します。この方法では、脊椎の前面の成長速度を下げ、横側の脊椎の成長を追いつかせることを目的としています。実際、比較対照試験では、固定術を使わない脊柱側弯症手術である椎体ステープル術を受けた側弯症患者の最高80%に改善がみられたことを証明しています。

専門家は、8歳〜11歳でカーブの大きさが25°〜35°の患者がこの手術に最も適しているとしています。

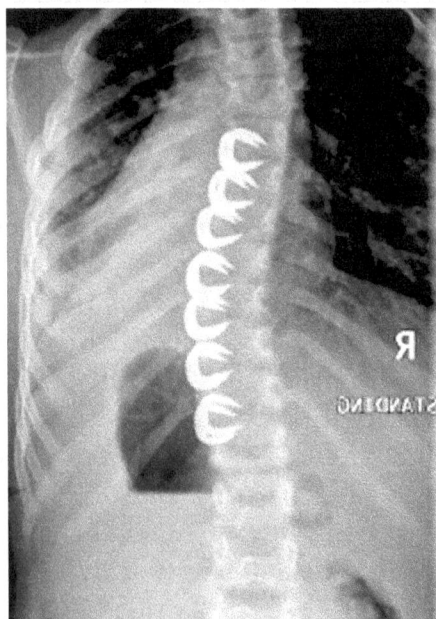

椎体ステープル

b) Vertical expandable prosthetic titanium rib (VEPTR) - 垂直に伸張するチタン製の人工肋骨

　VEPTRは最新技術の1つで、特に先天性側弯症への適用について医療専門家による調査がされています。この技術では、子供の成長に合せて伸びることができる器具を外科的に子供の脊柱に移植します。VEPTRは胸部脊柱を伸展させ、胸椎と肺の成長を可能にします。人工肋骨の伸展は、子供の成長に伴って起こり、最終的に弯曲を正します。

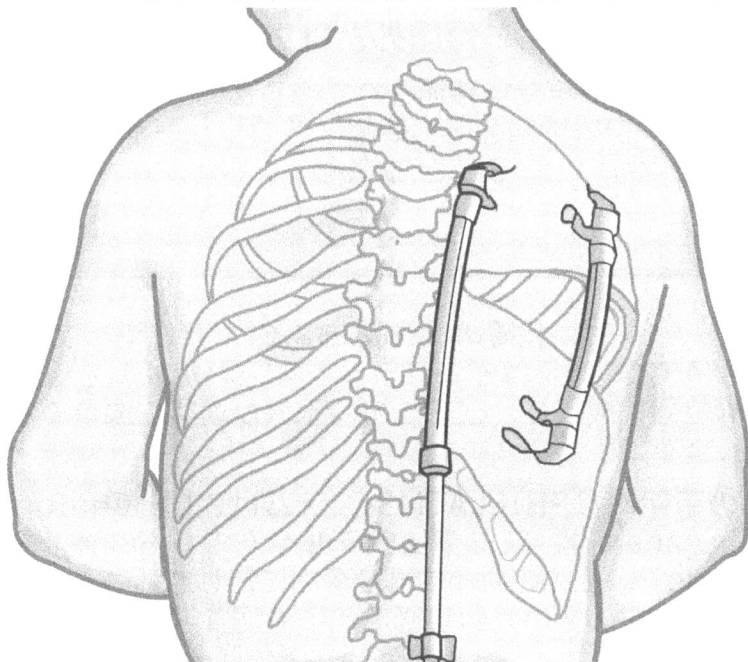

垂直に伸展するチタン製の人口肋骨
(VEPTR)

c) メドトロニック社の SHILLATM 成長誘導システム

　SHILLATMは、早期発症側弯症(EOS) の治療を目的としたメドトロニック社による最初の成長誘導システムで、側弯症の子供の成長を助けます。この器具は、EOS を持つ幼い子供の治療オプションとしてヨーロッパで販売されています。自

然な成長を可能にすると同時に、侵襲的な手術に頼らずに脊椎変形の減少を助けます。

　SHILLATM システムの概念では、頂椎を最初に矯正して融合させ、2重ロッドに固定します。SHILLATMシステムは、予めセットしたプログラムによって2重ロッドの両端で成長が誘導されます。そして、骨膜外に移植された椎弓根スクリューが成長を可能にします。

骨膜外とは?

骨膜外に接続または移植されているということは、骨膜または、線維性結合織の薄膜にスクリューが付けられたのではないということです。

　スクリューは、装置の両側にあるロッドに沿って動きます。研究では、脊椎はインプラントを入れた状態で最終的に正常な位置に成長し、EOSを持つ子供が通常に成長できるようにします。

　この革新的なSHILLATMシステムは、CE(Conformite Europeenne)を授与し、アムステルダムの　Spine　Week Congressで、生命を脅かす脊椎弯曲に苦しむ若い子供たちへの衰弱と制限の多い外科手術に代る適切な選択肢として位置付けられました。

著者の言葉

　伝統的な脊椎のカーブを矯正する切開手術に比べて、侵襲が最小で固定術をしない手術方法の方が良いです。侵襲性の少ない脊柱側弯症の外科手術には、すべてに共通して見られる明らかな利点があります。それらは、瘢痕が最小限であること、短い回復期間、少ない出血量、痛みが少ないことなどです。しかしながら、これらの手術方法の多くは、脊椎カーブを持つ子供や成長途上の年齢を対象としています。つま

り、永久的な固定がさらなる合併症の原因となる状態を対象にしています。その一方で、伝統的な切開型手術は多くの実績があり、広く使われています。

　脊柱側弯症の治療としての手術タイプを決める前に、手術オプション毎に、あなたの年齢やカーブの種類と重症度、そして最も重要なことですが、手術前の健康状態が手術に適しているのかどうかを外科医と共に検討していくことをお勧めします。

脊柱側弯症ケーススタディ：
テクノロジーによる違い

　リチャード夫人　（仮名）が　側弯症と診断されたのは彼女が49 歳頃のことでした。当時、活動的な生活のピーク期であった彼女は、脊椎の変形のために妨げられる彼女の生活を考え、非常に苦悩しました。彼女が脊柱側弯症手術について知っていたことは、手術が痛みを伴い、いくつもの器具を体の中に入れることだけで、役に立ちませんでした。

　ただ、2年後の51歳の時に、彼女はついに侵襲性の少ない手術をする外科医に出会いました。新しい技術は、実際には、肋骨下の横側から、横切開で背骨に達するアプローチでした。専門家によると、この技術では失血量と合併症が低くなり、また総合的な回復時間が短くなります。患者は3週間後に仕事に戻ったと報告され、また、かなり独立した生活が再開できたそうです。

第 16 章

外科医が使う器具とインストルメント

　れまで、外科手術に関しての準備とリスクそして
手術オプションについて学んできました。これか
らは、手術そのもの、使用するツールや手術室
で何が起こるのか、また脊椎の固定がどのように行われるの
かを紹介します。この章では、主なインストルメンテーショ
ン・システムとツール、そしてツール等がどのように、また
どこに使われるのかを紹介していきます。

外科医のツール

　フランスの外科医、ジュール・ルネ・ゲランが脊柱側
弯症の矯正に外科手術の適用を考え出し、1914年にNew
Orthopedic病院でラッセル・ヒブズ博士が脊柱固定術を開発
して以来、脊柱側弯症手術に使われるインストルメンテーシ
ョンやツールは、外科医の右腕といっても過言ではありませ
ん。

　この後、1950年代に有名なポール・ハリントンによる大
きな転換期が来ました。この方法は、脊椎をまっすぐにする
ため、基本的に柔軟性のない鉄のシングルロッドを使いまし
た。このロッドは、発明者の名前を取ってハリントン・ロッ

ドと呼ばれ、脊椎側弯症手術で使われる最初のインストルメンテーション器具になりました。

外科医が手術室で使う器具や道具類は、成功の鍵です。つまり、それら器具のために脊柱側弯症術が失敗することもあります。脊椎外科医と放射線技術者が、脊柱側弯症治療に使う各種のインストルメンテーションを熟知していること、ハードウェアの故障に気付くことがいかに大切であるかを示す研究があります。同時に、インストルメンテーションが正確なカーブ矯正とはまったく関係していないかもしれないという結果もありますが、このような結果はわずかであり、そして更なる議論が必要です。

そのため、脊柱側弯症の手術を受ける人すべてが、道具の使用目的などを含めた包括的なこれらツールに関する知識を持っていることが重要になります。

知っておくべきツール

外科医が使う重要なツールと機器類は通常、大きく以下の2つに分けられます：

1. 骨を引き寄せる道具 - フック、スクリュー、ワイヤーおよびサブラミナワイヤー
2. 長く連結させる道具 - ロッド、プレート

これらの道具類の説明を記しましたのでお読み下さい。

1. ロッド

a) ハリントン・ロッド

先に紹介したように、技術は常に発達し続け、脊柱手術分野でも新しい手法が常に開発されていますが、ハリントン法は脊椎手術の最も古い手法の1つです。

ハリントン法は、基本的に脊椎の強化、もしくは成長を妨げて矯正します。ハリントン博士の発明以前に実施されていた脊椎固定術は原始的な方法でした。手術は金属インプラ

ントを使わずに行なわれました、そして融合するまでカーブをまっすぐにしておくためにギブスと牽引を術後に用いました。しかし、このような方法では融合の失敗率や偽関節の発症率が非常に高く、ポール・ハリントンの新しい発明は、医学の世界で非常によく使われる手法となりました。

脊椎の固定

鉄のロッドが椎骨の固定をサポートします。

骨移植片が骨に成長し、椎骨を融合させるよう配置されます。

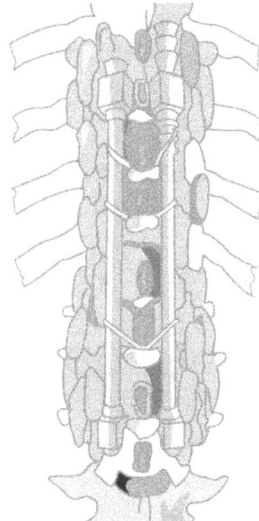

では、ハリントン法とは?

ハリントン博士は、融合が起こるまでの間、脊椎をまっすぐに保つ助けをする金属の背骨システムであるインストルメンテーションを導入しました。時代遅れになり現在はあまり使用されませんが、オリジナルのハリントン・システムはラチェット・システムを用いました。このシステムは、脊椎カーブの一番下と一番上にフックを取り付け、カーブを反らすまたは、まっすぐにする働きをします。

現在のハリントン法では、カーブの一番下から一番上まで達する鉄のロッドが使われます。術後、数カ月間はギブスをはめ、指示通りベッドで休養をとる必要があります。バリエーションはありますが、ハリントン法も次の標準的なステップに従います:

- 最初に、鉄製のロッドをカーブの一番下からカーブの最上部まで渡して脊椎をまっすぐにします。場合によって、椎骨の片側で2本の棒を使う場合もあります。
- ロッドはフックで取り付けられ、骨に差し込んだくいで支えます。
- そして、ちょうど自動車タイヤを交換する様に、鉄製のロッドをジャッキで引き上げます。それから脊椎を固定するために、ロッドを正しい位置で固定します。
- ステージは、椎骨の融合に移ります。
- 以前に説明した様に、通常、少なくとも3から6カ月のギブス着用とベッド休養が指示されます。
- 通常、鉄製のロッドは、ロッド自体に問題が起こらない限り、体内に残されます。

ロッド破損は、ハリントン・インストルメンテーションのケースでは一般的ではありません。研究では、ソリッド固定術の症例においても、ロッドの破損は10%～15%に満たない程度です。しかしながら、一般にハリントン法と関係がづけられる合併症が2つあります。

ここで、簡単に2つの合併症について説明します。

i) クランクシャフト現象

この現象は、症例の多くは未熟な骨格を持つ幼い子供に起こります。クランクシャフトの現象は基本的に、固定された脊椎の前面が処置後も成長を続けることで起るカーブの悪化のことです。固定された脊椎はそれ以上成長ができないため、ねじれが起こり弯曲し始めます。

ii) 直線上胸椎症候群

脊柱前弯としても知られる腰部の自然な内向のカーブが失われた場合、この合併症が起こります。手術から数年の後、固定した場所より下の椎間板がつぶれ、患者は直立状態を保つことが難しくなり、大きな痛みを伴います。

b)Cotrel-Dubousset (CD) システム

主目標はコブ角の改善割合ではなく、最適な脊椎の３次元面バランスにあります!

ジーン・ドーセット

　この方法は、融合した椎骨の安定性を高めるためにいくつものフックを使い、２本の平行したロッドを交差連結して使うセグメントシステムの１種です。適切な器具を矯正が必要な脊椎の各部に配置します。Cotrel - Dubousset 法では、次の２つの主な成果が得られます:

→ 現存するカーブ矯正
→ 現存するねじれの矯正

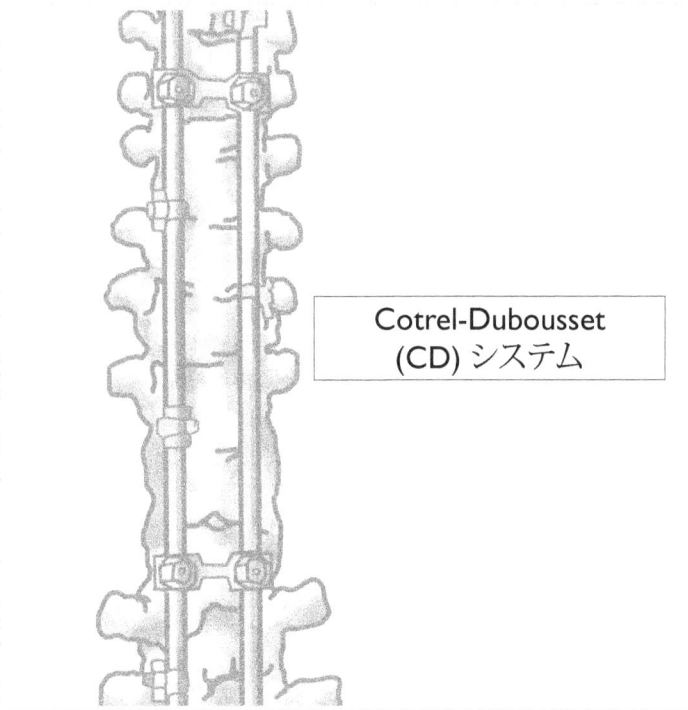

Cotrel-Dubousset
(CD) システム

　このシステムの効率を評価した比較試験の１つでは、矯正率がおよそ66%であったとしています。興味深いことに、ハリントン法の手術を受けた患者のたった86%が手術に満足していると報告している一方で、CDシステムを使った症例では

95%と高い結果が出ています。しかしながら、ハリントン法と比較してCDシステムを使った場合、失血量がより多く、手術時間が長くなることが報告されています。他方、このシステムは通常、ハリントン法で起こる可能性の高い直線上胸椎症候群を起こしません。

c) The Texas Scottish-Rite (TSRH) インストルメンテーション

もう1つのセグメントシステムであるTSRHシステムは、2本の平行したロッドを使用する点や、既存のねじれを戻す点、弯曲をコントロールする点でCD法と非常に類似しています。しかし、このシステムの方が、手順が1ステップ多く、より滑らかなロッドとフックを使います。このシステムによる主な利点は、後に合併症が生じた場合でも、器具の除去や調節が比較的簡単にできることです。

他の器具

a) Luque インストルメンテーション － これまでに、ハリントン・ロッド・システムには、直線状胸椎症候群の高いリスクがあることを理解してきました。Luque インストルメンテーションは、本来、腰部にある標準的な脊椎前弯（自然なカーブ）を維持するために開発されました。術後に矯正の消失などの追加の合併症が多い様ですが、このインストルメンテーションは主として神経・筋原性側弯症を持つ患者や、脳性小児麻痺のような障害を持つ子供たちに使われます。

b) WSSI － ウイスコンシン セグメンタル脊柱インストルメンテーションとして知られる、このインストルメンテーションは通常、ハリントン・ロッド・システムと Luqueインストルメンテーションと同様に、安全であると考えられています。この方法では、棘突起の基部を適切なインプラントと一緒に、セグメント固定に使います。

c) DDS － Termed the Dorsal Dynamic Spondylodesis (DDS)システムと呼ばれるこのシステムの概念は、まだドイツで試験段階にあります。セミ・リジッド・システムであ

り、基本的に従来システムと比較して脊椎により柔軟性を与えます。

2. フック

伝統的にフックは、ロッドを脊椎に固定するために最も頻繁に使われるツールです。ロッドを脊椎のカーブがある辺りに設置すると、フックを使ってロッドを正しい位置に固定します。椎弓根スクリューはロッドを固定する他のオプションです。これについては次のセクションで説明します。

ここで、このツールの目的、どのように、そしていつ使うのか、さらに他のさまざまな側面を詳しく見ていきましょう。

使用方法と実装

Cotrel - Dubousset（ＣＤ）インストルメンテーションと同様にインストルメンテーションの一部として一般的に使用されるセグメントフック構造は、1980年代から脊椎側弯症の外科手術で使う標準的な部品とされてきました。フックがよく利用される主な理由は、1つのロッドに沿って、牽引もしくは非牽引モードでいくつものフックを配置することができるからです。

フックの主な種類

患者の年齢やカーブの範囲、カーブの種類によってさまざまな形と大きさのフックを使います。このセクションでは、各種フックについてその使い方や適用も含めて紹介します。

1. 椎弓根フック

名前が示すとおり、このタイプのフックは、椎骨の椎弓根に取り付けます。具体的には、椎弓根フックは胸椎(脊椎の中部）のT1からT10に取り付けることができます。(胸椎の詳細については、第1章を参照してください)フックブレードは常に上方向に配置され、フックホルダー、キャプティブ・フック・プッシャーやマレットを使用して椎弓根スクリューを

差し込みます。あるいは、これらの器具を組み合わせて使用することもできます。

2. 椎弓板上フック

椎弓板上フックは、常に下向きに配置し、椎弓板の上部で使用します。第1章で説明したように、椎弓板は脊柱管を覆い、脊髄を守る目的で椎骨のボディから伸び、環を作っています。このフックを設置するために椎弓板の端を削ることがあります。除去が済むと、適切なインプラント・ホルダーを使いフックを挿入します。

3. 椎弓板下フック

一般的にこのフックは、T11の位置、またはそれより下で使用し、常に上向きに配置します。このフックを挿入するには、骨を守っている椎弓板の下面から黄色靭帯を剥離します。

4. 横突起フック

広いブレードを持つこのフックは、通常、CDシステムのツメ構造に使います。上向け及び下向けのフックとして使われるこのフックは、横突起の軟部組織を取り除いた後に移植されます

5. リダクション・フック

上記の4つのスタイルに対応したリダクション・フックは、一般に胸椎のカーブの先端部で矯正する側に配置します。リダクション・フックは特に大きなカーブ、またはかなり大きな脊柱前弯（腰部のカーブ）を伴うカーブでのロッドの配置を容易にする目的で使います。

3. 弓根スクリュー

椎弓根スクリュー・インストルメンテーションは、最新ツールの1つで、前方アプローチや後方アプローチなどの各種脊椎手術の価値をより高めています。椎骨の椎弓根部分につける特殊なスクリューを構成するこのタイプのインストルメンテーションは、今では高い手術の成功率と低い合併症の発生率に関連付けられています。

より詳しく見ていく前に、知っておくべき重要な用語を簡単に見ておきましょう。

知っておくべき用語

(a) 椎弓根

　椎弓根(pedicle もしくは vertebral pedicle)は、小さな、密度の高い茎の様な構造をしており、椎骨の後方部もしくは後ろから突き出しています。下図に示すように、各椎骨には2つの椎弓根があります。

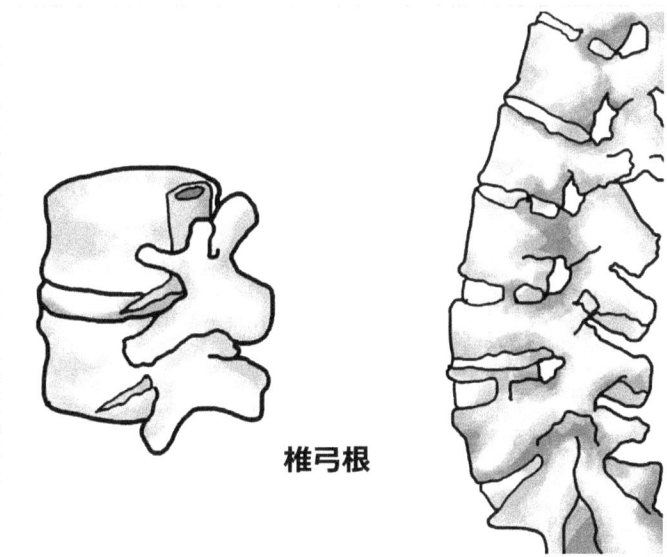

椎弓根

(b) 多軸椎弓根スクリュー

　多軸椎弓根スクリューは、椎弓根スクリューの中でも最新で、最も良く使われるタイプです。チタン製の多軸句スクリューは、ヘッドを可動状態にして連結されます。多軸椎弓根スクリューは、疲労や腐食への耐性が高く、MRIにも対応しておりサイズも各種あります。ヘッドが可動式であるため、スクリューは旋回ができ、椎骨にかかるストレスを負担できます。長さ30mm～60mm、直径5.0mm～8.5mmのサイズから選びます。

方法と目的

　椎弓根スクリューは、脊柱変形の矯正に使用します。脊柱側弯症の場合について言えば、椎弓根スクリューは、下の2つの目的でハリントン手術などのインストルメンテーションセットの一部として使用します:

> → 脊椎にロッド、プレートを固定する
> → 脊椎固定術のために、脊椎の特定の部位を固定する

　細かい手順は、脊椎の正確な手術位置、（胸椎、腰椎、仙骨）によって異なりますが、一般的な椎弓根スクリューの移植方法があります。下記に手順を簡単に説明しましたので、お読みください:

- 通常のレントゲン写真又は蛍光透視検査を用いて、スクリュー挿入の深さを決定します。
- 深さが決定すると、スクリューを挿入する角度を決定します。
- 適切な機器を使用して椎弓根を貫通するレシービングチャネルが開けられます。
- 最後に、スクリューをこの位置に挿入します。

有用率と人気の手法

　椎弓根スクリューは通常、椎骨の側面にある椎弓根に取り付けます。これらは骨の中に挿入されてロッドを所定の位置で支えます。

　カーブ矯正に、椎弓根スクリュー・インスツルメンテーションが有効であることを示す研究が数多くあります。例えば、ドイツにある脊椎外科および側弯症センター（Center for Spine Surgery and Scoliosis Center）の研究では、60°以下の胸腰と腰椎の脊椎側彎症で、前額と矢状面奇形の矯正手術にセグメンタル椎弓根スクリュー・インストルメンテーションを使用できることを示唆しています。結果も、前方アプローチによる固定術と比較して、椎弓根スクリュー固定がより短い期間で固定できることを示しました。また、椎弓根スクリュー・インストルメンテーションが肺機能を改善し、最小限の神経障害リスクでありながら、より高いカーブの矯正ができることが証明されています。

同様の研究では、フックまたはハイブリッド・コンストラクトと比較して、椎弓根スクリュー・インストルメンテーションを使った患者は、大型カーブの矯正が見られフォローアップ治療が少なく済むことが報告されました。しかしながら、関連研究が示すように、椎弓根スクリュー・インストルメンテーションを使ってしっかりとした固定や脊椎変形の矯正といった結果を出すための唯一の必要条件は、手術前の十分な分析と、その評価に基づく適切な手術方法に従うことです。

　研究はまた、椎弓根スクリュー・インスツルメンテーションの使用は、セグメント・フック・インストルメンテーション使用で起こる神経障害を起こさずに、高い矯正率でカーブを矯正できる可能性を示しています

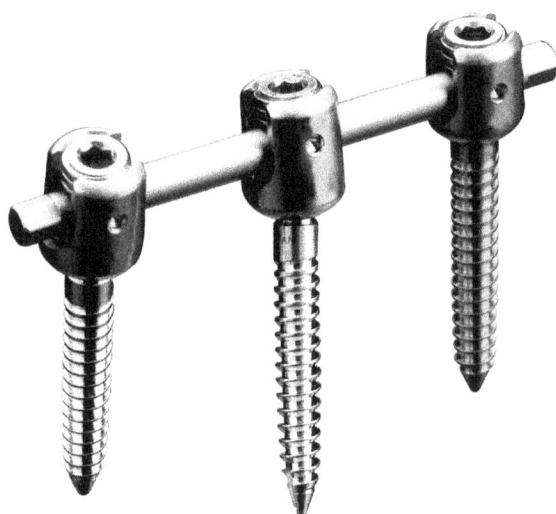

多軸椎弓根スクリュー

セグメンタルフック vs. 椎弓根スクリュー

　脊柱側弯症手術で、フックかスクリューか、どちらがよい結果を出せるかの議論は続きます！元来、椎弓根スクリューは、初期の側弯症の治療法の1つであるハリントン法で伝統的に使われていたセグメンタルフックに代わって使われるようになりました。

　学問的には、フックにもスクリューにも合併症とリスクが存在しますが、外科医がスクリューをフックより良いオプションとする理由が主に2つあります。

　椎弓根スクリューがフックに勝る2大要因:

　●スクリューには、フックよりも脊椎の張力（ひずみ）に抵抗する力がある。

　●スクリューを設置する位置の方がフックを設置する位置より利点がある。

　実際に、スクリューを使用した場合、固定が必要な脊椎がより短い部分となり、患者の失血量も少なくなることが考えられます。しかしながら、椎弓根スクリューよりもフックの方が、神経性の合併症が少ないと信じる一部の医療関係者もいます。

Reference: Liljenqvist, et al. Comparative Analysis of Pedicle Screw and Hook Instrumentation in Posterior Correction and Fusion of Idiopathic Thoracic Scoliosis。 In European Spine Journal。 August 2002. Vol. 11. No. 4. Pp. 336-343.cv

4. ワイヤー

　近代的な脊柱側弯症の手法では、ツールや器具を脊椎固定術で最良の結果が出るように組み合わせて使います。

　コネクタとして脊柱側弯症手術で一般的に使われるワイヤーは、脊柱側弯症の外科的矯正における第2世代システム(1960年代-1970年代)と見なされています。これらのシステムは、術後にダメージを受けたか破損したワイヤーを除去

する場合に、神経障害などの合併症を起こす危険があると考えられています。

　脊柱側弯症のカーブ矯正にどうしてワイヤーが使われるようになったのかは、一般的な第2世代のシステムであるLuqueインストルメンテーションの開発にあります。この手法では、2本のロッドが脊椎の両サイドに配置され、ワイヤーを使って脊椎に設置されます。

サブラミナワイヤリング－現在

　その後、サブラミナワイヤリングの時代が来ました。一般的というわけではありませんが、このシステムは今も使われています。サブラミナワイヤリングは、以下のタイプの患者によく使われます:

→ フックやスクリューを支えるには、患者の骨が脆い場合
→ 神経や筋肉の問題に起因してカーブが起っている場合

　典型的なステンレス製のワイヤーの代わりに、最近はチタン製のケーブルが使われています。ですが、専門家は、患者のカーブに柔軟性がない場合、チタン製のサブラミナワイヤーが抜けたり、破損したりする恐れがあることを指摘しています。

研究報告から

　実際に行われる手術の種類によって、異なる種類のワイヤーが使われ、それぞれに異なる成果を出しています。たとえば、コバルト・クロムの合金ワイヤーは、鉄製ワイヤーに比べて展性があり、チタンの代替品としてより優れています。実際、コバルト・クロム合金ワイヤーは、サブラミナ・インプラントとして、チタン製脊椎インストルメンテーションと一緒に使われ、しばしば良い結果を出しています。ですが、ワイヤーを使った Luqueインストルメンテーションの結果では、非常に低い矯正率を示しています。また、ワイヤーが通される脊柱管にダメージを与える割合も非常に高いとされています。一般的に、ワイヤーは危険を伴うと考えられ、ワイ

ヤーを使った脊椎矯正手術後に、損傷や破損したワイヤーの除去によって神経損傷などの合併症を起こすことも考えられます。

　その反対に他の研究では、特発性側弯症の外科治療では特にサブラミナワイヤーの利用が安全で、有用であることが報告されています。

5. クランプ

　脊椎手術の世界では、外科用クランプとは小さな金属製の器具をさし、脊椎と金属ロッドとの間のインタフェースでインストルメンテーション・システム全体を1つにまとめる働きをしています。クランプ固定システムでは、椎弓根温存バンド通路（pedicle-sparing band passage）法を使って脊椎構造にロッドを取り付けます。

　側弯症のカーブを減らす目的で脊柱構造にインプラントが設置される時には、通常、医学的に接触侵襲として知られる大きな摩擦を起こします。クランプは、脊椎の圧縮、伸延、減捻および並進運動を可能にすることで、接触侵襲の程度を減らします。ユニバーサルクランプの様によく知られているクランプの多くは、フック、スクリュー、ワイヤーなどの他のツールと一緒に使うことができ、脊椎手術で外科医により柔軟性を与えます。クランプは通常、ポリエステル織布バンドと固定スクリューを使って適所に設置されます。

　調査研究では、AIS治療用インストルメンテーションとして比較的新しい骨接合インプラントへのユニバーサルクランプの有用性を分析しています。主に、椎弓板下バンドとチタン製クランプで構成されるクランプは、椎弓板骨折のリスクを減らし、カーブの悪化を低減させる働きがあり、有効な装置とされました。

　研究ではまた、サブラミナワイヤーに比べて、ユニバーサルクランプは椎弓板表面の広い範囲に侵襲を分散させることで、重度の椎弓板骨折のリスクを軽減します。

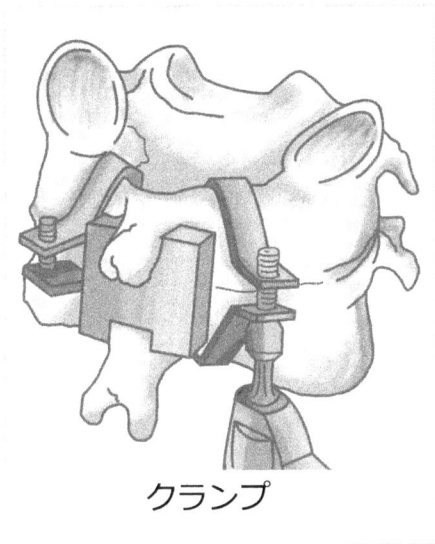

クランプ

コンビネーション

　カーブのタイプによって使うツールが異なります。特にフ
ックやスクリューは異なるものが選ばれます。実際、多くの
症例で、カーブのコントロールにフックとワイヤー、スクリ
ューのコンビネーションを使います。

脊柱側弯症ケーススタディ：
ハードウェアの経験

　　ジェーンが最初の手術を受けた16歳の年は、ハードウェアと道具で非常に怖い経験をしました。母親も20年前に彼女と同じ様に側弯症を診断されていたこともあり、彼女の脊柱側弯症は遺伝的なものとして受け継ぎました。1日ほぼ24時間の装具着用を長期間続けましたが、カーブの進行は止められませんでした。そして、1987年に最初の手術を受けました。残念ながら、1995年にロッドを取り除く再手術を受けなければいけませんでした。

　　2回の手術にも関わらず、ジェーンは術後、不快と痛みを感じていました。また、彼女は術後に重篤な感染と髄液漏に苦しみました。

　　術後数年が過ぎても、ジェーンは仰向けに横たわることや、椅子の背にまっすぐに座ることができません。ジェーンは、手術に使われたハードウェアが不快感と痛みを起こし続けていると考えています。

第 17 章

手術室で

医の世界では、心理的な固定観念が常に大きな役割を果たします。患者やそのサポートスタッフを正しい考えに導くことは、どんな医療行為でもその成功に非常に重要です。精密な医療行為である脊椎側弯症のカーブ矯正や脊椎固定術などでは特に重要です。患者として、あなたが手術室に向かう時、何が待ち構えているかを知っていることは重要です。この章では、あなたが手術室へ連れて行かれ、今、手術が始まるという時、これから何が起こるのかについての全体像を紹介します。

知識は力です！

　まさに、そのとおりです！知っているということは、力を与えられるということです。個人の健康のことやより重要である安全に関することになると、私達はおそらく自分自身以外を信頼することは難しいでしょう。

　脊椎側弯症のカーブ矯正のような大きな手術に臨む場合、これから何が起るのかについて認識があり、情報が与えられ、自身でもよく勉強しているということが必要です。

　これまでの章で、手術に関連するさまざまなリスクや異なる手術方法、手術費用の準備の詳細などを紹介してきました。続くセクションでは、実際に手術室に入り、手術が始ま

ろうとする時、これから起る事のすべてを説明します。ここでは、3つのステップに分けて、すべてのシナリオを紹介します:

1. 術前ルーチン

2. 手術室へ入室 - すべての形式的な手続きや点検が終了すると手術室 (OT)へ向かいます。

3. 手術台の上、モニター開始および麻酔 – 手術で使うアプローチにより、手術台上での体位が異なります。リスクを素早く検知するために数多くの機械やモニターツールが付けられます。最後に、手術のために麻酔がかけられます。

各ステップの詳しい説明をお読み下さい。

1. 術前ルーチン

　最初に、これまでの章で述べてきたように、既に主だった術前アセスメントや検査を経験してきたことでしょう。これらは、あなたがこの手術に適しているかを確認するために行われます。これらの検査には通常、以下が含まれます:

- 手術方法を計画するためのレントゲン

- 心機能が正常であることを確認するための心電図 (ECG)

- 正常な呼吸パターンであることを確認するための肺機能検査

- 記録を目的とした医療用の写真撮影、これで術前と術後の画像管理が可能になります。

- 感染症や他の合併症の危険を除外するための血液検査

　これらの方法/検査は通常、手術前アセスメントの一環として手術の数日前に実施されます。これら検査が終了すると、手術の日が決められます。当日入院を要求する施設もありますが、適切な検査と準備のために前日の晩に入院を必要とする施設もあります。入院し、形式的な手続きがすべて終了すると、続く数時間の指示が出ます。

手術室に入る直前に、医療スタッフが以下のことをします:

- 詳細な体重と身長の測定
- 体温、心拍数、呼吸率（RP)、血圧の測定
- 最後に取った飲食物について聞かれます
- 手首に着けるIDバンドが渡されます
- 同意書等いくつかの重要な書類を記入します
- 自己血輸血を選んでいた場合、血液を採取します（詳細は、第 13 章を参照下さい）

　手術室へ運ばれる直前に、手術室で着る服（通常はガウンと半ズボン、キャップです）が渡されます。手術開始に備えて、手術室に運び込まれます。

2. 手術室への入室 (ストレッチャーで)

　手術室に入ると、特殊な状況と向かい合うことになります。突然、たくさんの複雑な機械や、緑色の服を着た男女がワイヤーやツールを持っているのを目の当たりにします。リラックスのテクニックを実践して、自身を集中させ、落ち着いた状態でいることがベストです。手術室では、以下の専門家らが準備をします:

- 執刀医(外科医チーフ)
- 麻酔医
- 看護スタッフ
- 技術者
- 他の専門家

麻酔医

　この段階で、麻酔医のチーフと重要な会話をします。麻酔医のチーフは、あなたが手術ができる状態に鎮静し、脊髄モニタリングなどの術中モニタリングが確実にできるように麻酔の維持を確実にする責任があります。このモニタリングは、手術中に脊髄や体の機能に障害が起っていないことを確認するために重要です。合併症のリスクを検知するこれらの検査については、第 10 章を参照下さい。

麻酔科医は、あなたのこれまでの病歴やアレルギーがあるかどうかについて重要な質問をいくつかするでしょう。これらの質問は、麻酔の目的で投与する重要な薬剤があなたに適していることを確認するために行われます。

機転を保つ...

手術のストレスが大きい場合に、専門家の助けをアドバイスする外科医はあまりいません。精神状態は手術の成功に非常に大きな役割を果たします。最も冷静な患者でも、手術室内のワイヤーや機器などの用具により恐怖を感じます。意識して、冷静さを保ち、手術の最終段階に近づいても落ち着きを忘れないようにすることが大切です。

---

3. 手術台へ、モニター開始と麻酔の導入

　この段階では、手術室に入ると、医者はあなたを手術台に適切な体位で配置する準備を始めます。後方アプローチや、前方アプローチ、混合アプローチなど、手術のアプローチによって体位や予防措置が異なります。これらの方法の詳細については、第 15 章を参照下さい。

パッドの配置とポジショニング

　しかるべくあなたは手術台に寝かされ、適切な量のパッドをあてられ、手術の体勢が整います。例えば、後方アプローチ(背中から）を使って脊椎固定術が計画されているなら、パッドのついたフレームの中に腹部がぶら下がった状態で配置されます。この配置は、失血を最小にし、手術のスムーズな進行を容易にします。

　体の保護を確実にするもう1つの重要な事は、神経と関節を保護するためにさらにクッションを置くことです。そして、眼を含む皮膚や顔の敏感な部分すべてに保護目的のパッドを十分に配置することです。

パッド配置やポジショニングと一緒に、重要なカテーテルや動脈ラインが付けられます。手術室に入ってから、これらの準備が終了するまで実際、1時間以上かかります。

次のセクションでは、さまざまな静脈と動脈ラインの簡単な概要と手術で使用するカテーテルについて説明します。

IV ラインとモニター

あなたには何本ものチューブ、静脈（IV）ライン、モニター、そして薬剤や栄養の投与と輸血のためのデバイスに繋がれます。さらに、生体機能が正常に機能していることを確認する目的で、特殊なモニタリング装置にもつなげられます。

このセクションでは、脊柱側弯症手術で、あなたに付けられるこれらのツールや装置について、それぞれ説明していきます。

(A) IV ライン、チューブおよびカテーテル

→ フォーレーカテーテル - これは、小さな柔らかいチューブで、起きてトイレに行かなくても良いように、膀胱を空にするために使います。通常、術後4日から5日で除去されます。手術中に排尿する穴と同じ穴から挿入されます。

→ PCA（患者管理無痛法）- 必要な抗生物質や鎮痛剤を投与する静脈ラインのことです。

→ 動脈ライン - 血圧をモニターするために動脈に挿入します (図参照）。

→ 気管内チューブ(ETチューブ)　- 口内や咽頭に入れ、呼吸を楽にするためのチューブです。ETチューブは喉を傷つける可能性があり、声がかすれることがあります。フォーレーカテーテルと同様に、手術中に挿入されます。

(B) モニターと装置

→ いくつもの電極が胸に置かれます。電極は、小さく柔らかいシールのようなもので、ワイヤーがちょうどあなたの頭上にある心臓モニターに繋げられています。これらの電極やワイヤーは、モニターに線や数字を表示し、心拍数や呼吸率を表わします。

→ 酸素マスクは、特に前方（サイド/フロントから）切開をした場合は、あなたの肺が回復していない可能性がありますので、呼吸を楽にするために使います。

→ 脈拍酸素濃度計は、酸素レベルを測定する機械で、包帯で指に取り付けます。

→ 弾性ストッキングや空気圧迫ブーツは、長時間動かないために起る静脈の血栓を予防するために使います。

モニタリングのために

　この段階で、手術中に行う神経生理学的な検査の準備がされます。この目的で、神経生理学者とも呼ばれる医療の専門家が、あなたの頭に特別なワイヤーをいくつか取り付け、術中モニタリングができるようにします。他の重要なモニターや静脈/IVラインが、正確なモニターと術中の医薬品投与のために配置されます。

麻酔導入

　ここで麻酔医が登場します。IVラインやマスクを使用するなど、麻酔薬を投与する方法が数種類あります。麻酔科医は通常、あなたの希望を聞き、あなたに最適なオプションを見つけます。面白いことに、この段階は患者を最も困らせます。

　その理由は、手術室についてから、検査やテストを除いて、実際に患者が受ける最初の身体への処置だからです。患者さんの声をちょっと見てみてください：

　「手術がより恐ろしい物になるのだと思いました。手術室がどんなものだか知りませんでした。テレビの中で見るようなものだろうと思っていました。小さなベッドがある大きな部屋で、みんなが患者を診ているという様な。でも、まったくそんな感じではありませんでした。凍えるように寒かったです。クマの縫いぐるみをもらって、眠りに落ちるときには、それを腕に抱いていました。目が覚めたとき、クマの縫いぐるみはまだ腕の中にいました。本当に良かったです！」

　説明された薬品が投与され、あなたは徐々に深い眠りに落ち、実際の手術が始められます。

脊柱側弯症ケーススタディ：
勇敢な人をも怯ませる経験

　アンジェリーナには手術の予定がありましたが、とても自信に満ちて元気な女の子でした。彼女は自分の脊柱側弯症の状態に対し正直でした。また、彼女の母親も手術の内容についてすべての情報を集めており、より結果志向で落ち着いた状態で手術の全課程に臨むことができました。しかし、こんなに意志の強いティーンエイジャーでさえ、手術室内や手術前の準備は彼女を怖がらせるのに十分でした。

　彼女は13歳の時に側弯症と診断されました。一連の診察とさまざまな治療法を試みた後、検診で2重の大きなカーブがあることが確認され、16歳になる前にとうとう手術を受けるようアドバイスされました。彼女は、医師や看護婦から受けた手術全体に関する説明に満足し、とても喜ばしく思っていました。ところが、手術室へ運び込まれたとき、大きく広げられた手術の器具類を見て、心配になり始めました。彼女が精神的に最も打撃を受けたのは、術後に撮った写真と比較するために、外科医が術前の脊椎写真を撮ろうとしたときです。事実、アンジェリーナは写真が撮られた数分間を、下着姿でこれまでで最も不快で、「恥ずかしい」経験の1つだったと語りました。

第 18 章

手術 - 実際の手順

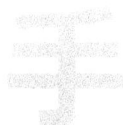

術室に入ると、ついに手術が始まります。この章では、手術の全容、すべての手順を順番に紹介し、文字によるツアーにお連れします。

脊椎固定術について

脊椎固定術が、脊柱側弯症のカーブの矯正と管理をするために使われる最も一般的な外科手術であることは、これまでに確かな事実として理解してきまた。しかし、脊椎固定術は広く使われる手術で、脊柱側弯症意外にも多くの目的で実施されます。ここでは、まず脊椎固定術とはどういった手術なのか、痛みや変形そして病気を管理する上で必要とされる理由について理解していきましょう。

名前が示すように、脊柱固定術は、変形や痛みを治療するために脊椎の一部をひっつける、もしくは「固定させる」手術です。

前半の章で見てきたように、脊椎は頭骨から尾骨まで、相互に連結した多くの椎骨で構成されています。各椎骨は連結し、鎖のように互いが結ばれて、積み木のように積み重なっています。椎骨は互いに協調して動き、脊椎が柔軟性を持ち、必要に応じて動ける形で連結しています。また、椎骨間を摩擦から守るために、各椎骨の間には柔らかい椎間板があ

り、衝撃を吸収しています。椎間板は、椎間関節とともに、脊椎に明らかな柔軟性と必要な保護作用を与えます。

　さまざまな状態や病気のために、椎骨が正常な動きの範囲を越え、病気や怪我あるいは年齢の影響を受けるようにます。このようなことが起ると、2つ以上の侵された椎骨間で通常の動きにも痛みや不安定感を伴うようになります。

　脊椎固定術は、この侵された椎骨の痛みを伴う動きを取り除くために行います。骨移植とインストルメンテーションを使って異常のある椎骨を一緒に固定して、この脊椎固定が行われます。

脊椎骨 - イラスト

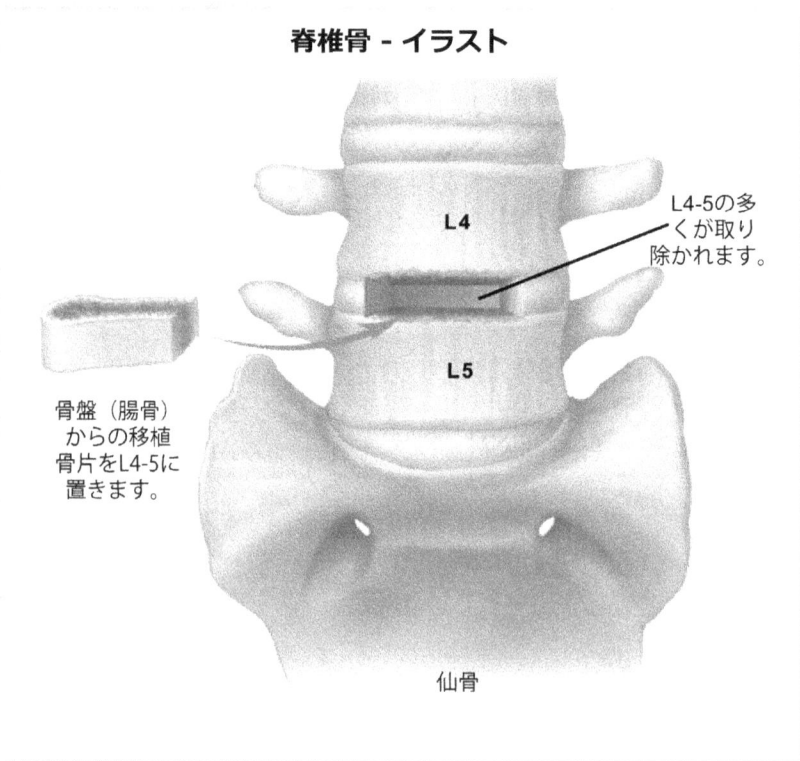

L4

L5

L4-5の多くが取り除かれます。

骨盤（腸骨）からの移植骨片をL4-5に置きます。

仙骨

状態

る場合、外科手術として脊椎固定術が適用されます:

- 怪我や事故による椎骨骨折などの状態である。
- 特定の椎骨が過度に動かされ、脊椎不安定症や痛みを起こしている。
- 脊椎分離症などの背骨の障害、脊椎骨前転位と骨関節炎がある。
- 脊柱側弯症と後弯症のような背骨の奇形がある。
- 膨隆または椎間板ヘルニアがある。

簡単に言うと…

脊椎固定のプロセスは、本来の骨成長過程をまねており、自然に起る過程を人工的に短期間で起こします。この骨成長を通じて、2つの椎骨が永久的に固定され、この椎骨間で起る痛みを伴う動きがなくなります。

目的

上記で紹介したとおり、脊柱側弯症を持つ患者に実施される脊椎固定術では、以下の目的を達成するために実施されます:

- カーブの矯正/まっすぐにする、および脊椎を可能な限り正常な位置に戻す。
- 期待とは異なることもありますが、痛みの軽減と脊椎の不安定さを軽減する。
- カーブの進行を止める。
- 神経システムや他の臓器への障害を予防する。

脊椎固定術の重要な基本事項とその目的を理解してきましたので、ここからは、外科手術で実際に何が起きるか、そしてどのように行われるのかを詳しく理解していきましょう。

詳細な手順

A) 切開

　手術の最初のステップは、外科医が脊椎にアプローチするための切開です。切開のタイプと位置は、唯一重要な要因であるカーブの位置によって決まります。先に撮ったレントゲン写真や問診、その他の診断方法を使って、外科医は手術時に使うアプローチ、後方アプローチ、前方アプローチ、または統合アプローチなどを計画し、予め決定しておきます。これらのアプローチについての詳細は、第 15 章を参照下さい。

　アプローチが決められると、外科医は重要なすべての切開をします。カーブの正確な位置により、外科医は以下の方法で切開をするでしょう:

→ 腰椎(下部脊椎)の場合 - 下向けに寝かせ、脊椎へは後方から、つまり背中からアプローチするでしょう。外科医は脊椎上に直接、切開をするでしょう。

→ 頸椎(上部脊椎)の場合 - 頸椎のカーブや問題のある椎骨に達するためには、仰向けに寝かせ、前方アプローチとして首の前面から切開をし、後方アプローチとして首の後ろから切開をします。

→ 胸椎(中央部脊椎) にカーブがある場合 - この場合、外科医は、あなたの典型的な状態によって切開方法が決まります。事実、胸椎が関係する多くの症例で、混合アプローチ、つまり後方アプローチと前方アプローチの両方が採用されます。

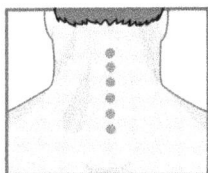

後頸部切開

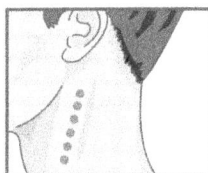

前頸部切開

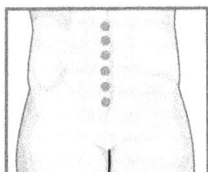

後腰部切開

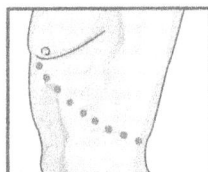

前腰部切開

さまざまな切開の位置

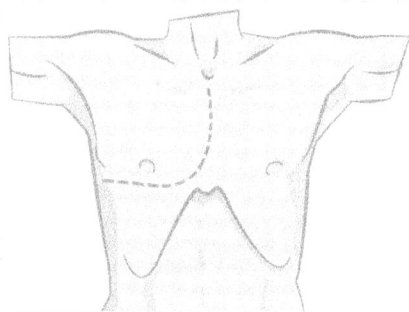

　決定したアプローチに従い、外科医は、最初に椎骨の背面にある小さな骨の突起である棘突起に到達します。手術用ツールを使って、脊椎に沿った筋肉を横に寄せ、椎弓板(脊髄の後面上にある脊髄を保護している骨)に到達します。

　この時点で、外科医は近くにある神経に圧がかかっていないかを調べます。「除圧」として知られる手術では、椎弓板の一部を取り除くか、神経の近くにある骨の棘を削り神経の周囲からこのような圧や緊張を取り除きます。

　切開が済むと、固定を必要とする脊椎のセグメントを露出させます。そして、次のステップである骨移植を開始することになります。

B) 骨化過剰部の摘出

この接合部で、外科医は、問題の椎骨が脊柱を正常位から外れる様に曲げ、それが原因となって脊髄神経に圧が掛り、結果的に脊柱側弯症のカーブを起こさせている部位を見ることができます。除圧または椎弓板切除として知られる手術では、骨化過剰部が摘出または取り除かれ、骨移植のスペースを作ります。

C) 骨移植

骨移植は、基本的にスライスした骨材料で、障害のある２つの椎骨の間に置きます。使用する骨移植方法については、脊椎固定術の種類、固定する椎骨の数、固定術を行う位置、固定術以外のリスク要因（肥満、喫煙、低い骨質、高齢など）、外科医の経験と好みによって決められます。

インストルメンテーションが脊椎を支えている間に、骨移植片の助けで椎骨は最終的に接合、もしくは「融合」して１つに骨になります。この骨移植片を使う椎骨固定のプロセスは、すべての脊椎固定術の基本になります。

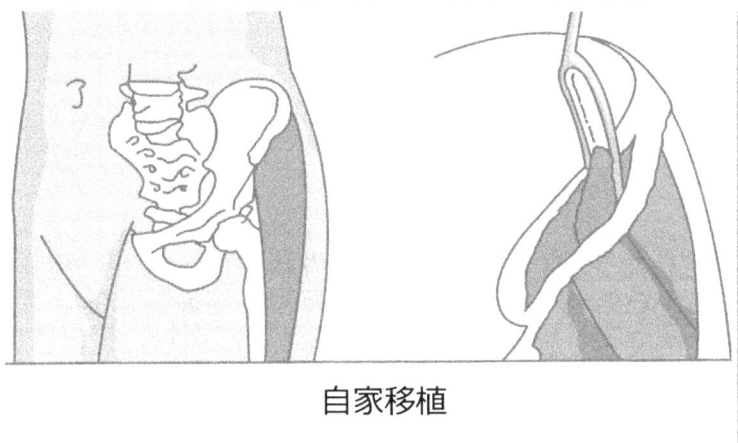

自家移植

骨移植片を使い、脊椎固定術の全体の基本になります。

骨移植の種類については次の囲みを参照下さい。

骨移植片

脊椎固定のための骨移植片は、以下の3つの異なる供給源から得られます:

1. 自家移植骨片

名前が示すように、自家移植片は、患者自身の身体から得た骨移植片であり、一般的に腰の腸骨稜から採取します。外科医がこの自家移植片を使用する骨移植をする場合、前述のステップの間に、ヒップ上部にもう1つの切開を行い、この段階で骨材料を腰部から摘出します。

2. 同種異型移植骨

これは基本的に死体からの骨です、外科医は手術前に外部の骨銀行から骨移植片を取り寄せます。異型移植では通常、自家移植で必要となる追加の切開による痛みやリスクがありません。しかし、移植タイプの決定は外科医にゆだねるのが最も良いでしょう。

3. 合成骨移植片

医療や外科分野における開発と技術革新のおかげで、脊椎固定術の骨移植材料に人工骨移植材料を選ぶことができるようになりました。商業的に入手可能なこのような人工骨移植材料には以下があります:

- 脱灰骨基質（DBMs）- 死骸の骨からカルシウムを取り除いて得られる脱灰骨基質には、ジェルのような成分を含み、増骨活性タンパク質を含んでいると考えられています。

- セラミックス - 形状や硬さで自家移植骨に非常に類似しており、合成カルシウムあるいはリン酸塩から作られます。自家移植片の有効なオプションと考えられています。

- 骨形態形成蛋白 (BMPs)-米国の食糧医薬品局（FDA）に承認されている骨形態形成蛋白は、骨の強い融合を促進する極めて強力な合成骨形成タンパク質です。自家移植が完全に必要なくなる可能性があります。

脱灰骨基質は、同種異型移植の骨を処理し、脱灰化して骨形成を促進するタンパク質を抽出します。DBMsだけでは、十分な骨融合促進がされないため、良く自家移植と一緒に使います。BMPは、前方腰椎の椎体間固定手術にのみ承認されており、非常に高価です。

骨移植片の配置

使用する骨移植材料の用意ができると、カーブに沿って並んでいる露出した椎骨に骨移植材料を配置する番です。慎重に、特殊な外科器具を使って、小さなマッチ棒サイズの骨移植片を椎骨の露出部、横垂直方向に置いていきます。ここでは、各移植片またはスライスが、隣接する椎骨のどちらにも接触するように置かれることが重要です。そうした場合のみ、まさにこの手術の目的である骨融合が起ります。

D) 固定およびインストルメンテーション

脊椎固定術では、金属製のインストルメンテーションを使い最初の数ヶ月の間、脊椎が安定し動かないように支えます。そして、徐々に骨がしっかりと融合すると、長期的な脊椎の安定が得られます。

このプロセスでは、実際に自然に起る骨成長プロセスをまねています。2つの椎骨は両方から骨移植片によって硬く接合されます。これが最終的に融合し、1つの構造となります。

この固定が実際に起こるまで、椎骨や骨移植片を含むすべての材料がばらばらにならないように、1つにまとめて支えておく必要があります。ここで、インストルメンテーションが使われます。多くの症例で、脊椎を所定の位置に固定するためにロッドを使いますが、椎弓根スクリューやセグメンタル・フック、金属プレートは、骨移植片が1つの骨に融合するまでのしばらくの間、所定の位置に留まるように挿入されます。

手術の全課程を詳細な絵で紹介していますので、後のページのイメージを参照下さい。

E) 切開部の縫合

　インストルメンテーションの挿入が終了し、移植骨片が所定の位置に適切に配置されたなら、外科医は、丁寧に皮膚を元の位置に戻し、縫合します。さらに、1本または数本のドレーンを皮下に配置します。これは、多くの症例で数日間皮下に入れたままとなります。

　そして、移植片が再生成して特定の骨に成長し、最終的に2つの椎骨を固定させます。

脊柱側弯症の3次元的矯正

脊椎のねじれを戻すツール

伝統的に、脊柱側弯症は脊椎に二次元で起る変形と見なされてきました。例えば、「S」字カーブに対しロッドを用いてカーブを「引き伸ばす」ことで、まっすぐにしようとする様にです。しかし、ニコラス・シェリダンをはじめ、大抵の患者は、椎骨がねじれており、3次元に奇形が起こっていました。ニコラスの小児整形外科医、マリック・バリー医師は、3次元面で脊椎カーブを矯正する技術を開発しました。

手術中に使うレントゲン写真は、椎弓根にスクリューを適切な角度で挿入する時に役に立ちます。もし、スクリューが正しく配置されなかった場合、脊髄が損傷を受け、麻痺やより悪い結果を引き起こします。バリー博士が、2本のロッドを支えるための19個のスクリューをニコラス・シェルダンの脊椎に設置するのに1時間もかかりました。

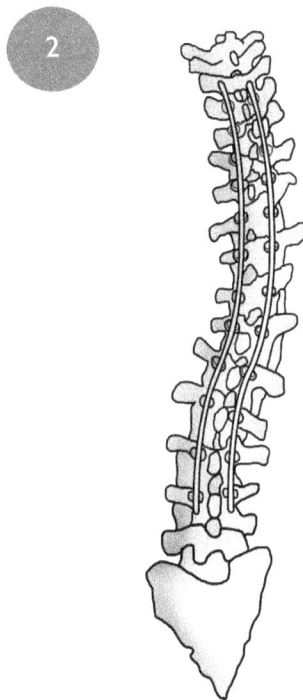

脊椎の歪み矯正

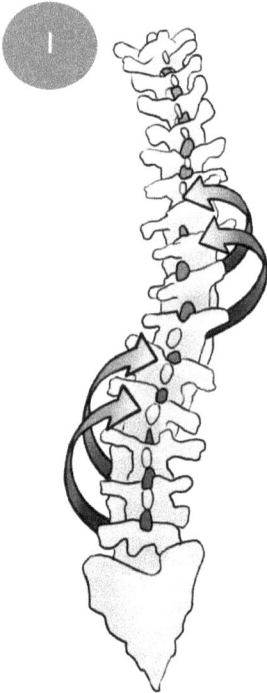

脊椎側弯症は、脊椎がコルク抜きのようにねじれて起こる慢性的な痛みと心肺機能の損傷および活動に制限をもたらす変形疾患です。
上の図は、脊椎側弯症で脊椎が異なる方向へねじれる仕組みを示しています。

脊椎の椎弓根に特殊なスクリューを挿入し、チタン製の直径1/4インチ（6.3mm）のロッドをスクリューのヘッドに通します。プラグがスクリューの端を移動してロッドを正しい位置に維持します。

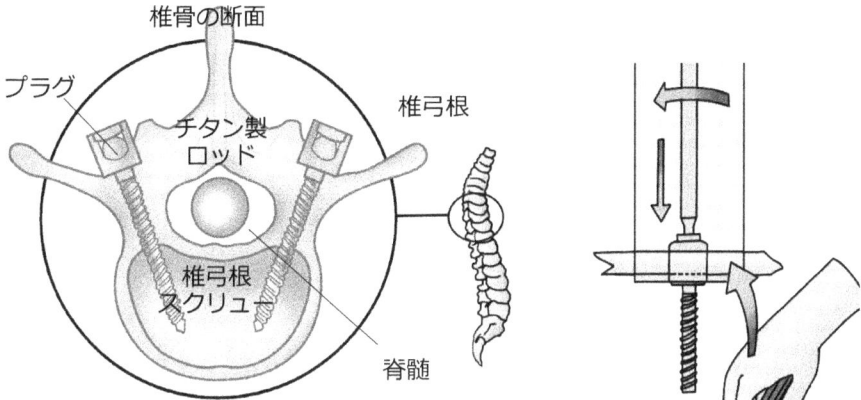

プラグ

椎骨の断面

チタン製ロッド

椎弓根

椎弓根スクリュー

脊髄

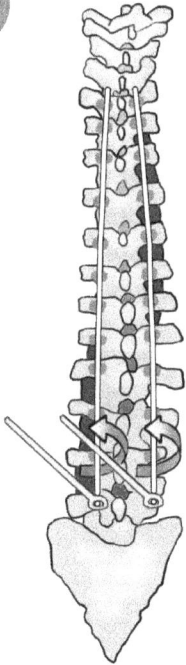

3

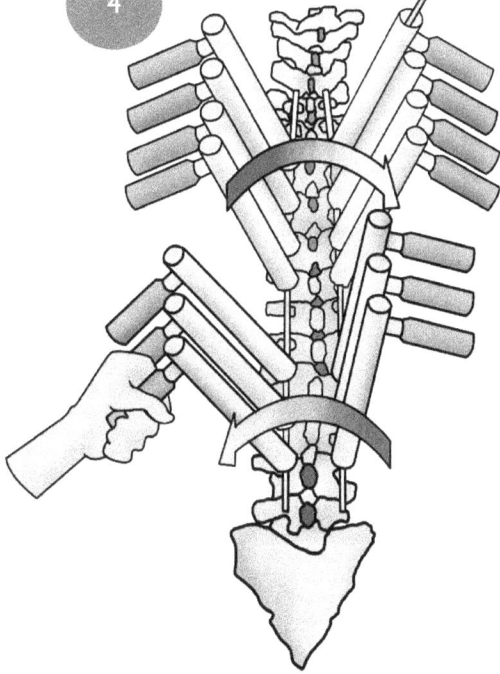

4

脊椎全体を後面像または上から見下ろした状態で、2本のレンチを使って、脊椎がまっすぐになるまでロッドを回旋させます。これで、脊柱側弯症の2次元面は矯正されますが、旋回した椎骨(赤で表示)は、バリー博士のチームによって更に矯正する必要があります。

バリー博士が考案した多重に連結したハンドルセットを使い、医師らは、ねじれた椎骨を元のアライメントに戻します。実際のプロセスは1分程です。ねじ回しの様なツールでスクリューを所定の位置に固定し、ロッドに沿って移植骨片を配置します。

脊柱側弯症ケーススタディ：
外科医の専門知識

　脊椎固定術の手順は、通常標準化されていますが、全課程が非常に複雑になるケースもあります。ここでは、患者が脊柱側弯症から解放されるのを助けるのは、唯一信頼できる外科医の専門知識です。

　それは、重度の脊柱側弯症を患っている14歳の少年、ハリーに起りました。医師によると、彼の脊椎は90°に曲がり、主要な内臓がカーブのために押しつぶされるところでした。専門家によるカーブ矯正術が実施されました。そして、カーブの大きさが20°に軽減したことに加え、驚いたことに4フィート10インチ（147cm）だった身長が、最終的に5フィート3インチ（160cm)まで成長できました。

　手術は複雑なものでした。事実、ハリーは血液をほぼすべて失い、脳はシャットダウンしました。この時外科医は彼が脳死したと思い、パニックになるところでした。しかし、次第に彼は応答を始め、そして正常に戻りました。これは術前のカーブの状態によるもので、医師が手術前に、術後麻痺が起る可能性を警告していました。しかし、チタン製ロッドを脊椎の両側に入れる8時間にも及ぶ手術は、実際にカーブをまっすぐにすることを助け、10代の子供が必要としていた再生の機会を与えました。

第 19 章:

起こりえる合併症 - 失敗の要因

人生では、起るべき事と実際に起る事の間には、常に大きなギャップがあります！ですが、医療や手術といった場面では、実行計画からほんの少しでも逸脱した場合、それが大混乱を引き起こし、時には死に至ることさえあります。あなたの脊柱側弯症を治療する手術計画も進んできましたので、ここで、手術の一般に知られていない部分を明確に理解していきましょう。この章では、手術で失敗するすべての要因、即時に起る合併症、そして後に起る合併症について紹介します。

期待できること

参考までに、手術から回復すると、理想的には以下のことが期待できます:

- こぶがなくなる、または小さくなり、以前よりまっすぐな背中になる。

- 痛みが大幅に軽減する。

- 日常活動の快適度が大幅に改善する。

- 外見が以前より良くなる。

固定プロセスが定着するには、およそ3ヶ月かかります。また、成熟した状態に落ち着くには、2年の期間を要します。つまり、痛みやしびれの消失には、少なくとも3ヶ月はかかります。その後、正常な神経機能が徐々に再生されてくることが期待できます。

しかし、すべてのケースがこのように上手く進むわけではありません。次のセクションで説明するような前例のない合併症が生じる場合もあります。

もし、すべてが上手く行かなければ…

専門家は、適切な診断と正しい手術方法がこれらの合併症を起こすリスクを軽減するとは言いますが、脊柱側弯症手術のように複雑な手術をする場合、高い合併症のリスクがあることは明らかです。

神経障害から大量出血、カーブの再発、そして麻痺に至るまで、脊柱側弯症の手術には、軽度なものから重度のものまで多くの合併症が付いてきます。もちろん、通常の状態では非常に希な合併症もあります。

インストルメンテーションのような体外の物質を使い、脊髄のように体の非常にデリケートな部分を扱う場合、このような合併症の可能性を無視することはできません。

例えば、カーブの種類が合併症の全体的な発生率に影響することはありませんが、後方/前方の混合アプローチを取った場合や、骨を短く、または長くしたり、アライメントを変える骨切術などの追加手術を行った場合、明らかな合併症の増加があることが研究で証明されています。

FBSS とは何ですか?

　不成功脊髄手術症候群（FBSS）は、上記のような症状と合併症で表わされる一連の術後障害につけられた包括的な用語です。

　ここで、合併症の発症率を高くする要因をいくつか、簡単に見ていきましょう:

- 基本的に異物であり、体が容易に受けつけないかもしれない金属や他のインストルメントを使用した場合。
- 腰痛などの脊椎側弯症以外から生じている追加的な症状のために身体が弱った状態である場合。
- 切開後に、変形部に予想外のことを発見した場合。
- 複雑なカーブ、特に柔軟性がなく重度のカーブの場合。
- 合併症の可能性を高くするプラダー・ウィリ症候群（PWS）のような既存疾患がある場合。

　これら上記に説明した要因やこの章で紹介する多くの要因に起因して、計画通りにすべてが行かない状況も数多くあります。そのように手術も数多くの原因で悪い方へと進むのでしょう。今、これらは非常に不安に聞こえるでしょう、術中や術後に起る合併症について担当医に質問することをいつも勧めています。また外科医であっても、これらについて情報を持ち、備えることが常に勧められることです。

対処法

　合併症は、患者により異なます。また、それぞれの合併症には対処法や治療がありますが、専門家がそのような手術の合併症に使う一般的な治療オプションの知識は助けになるでしょう。

外科医は、合併症が即時性か、長期的なものか、軽度なのか、または重度なのかにかかわらず、通常以下の1つまたは、いくつかの方法を使って合併症に対応します:

- 鎮痛剤
- 感染症と闘う抗生物質
- 大量出血などの状態を管理する他の薬
- 補正手術とインストルメンテーション/骨移植の再施行

合併症の種類

研究では、患者のほぼ40%が軽度の合併症を経験しており、また少なくとも20%が脊柱側弯症の手術後に重度の合併症を起こしていることが証明されています。

最初に、合併症には2つの種類があることを知っておいてください。それらは:

→ 手術中に起こる合併症、つまり術中リスクです。

→ 長期間かけて手術の後遺症として現われる合併症

このセクションでは、手術に関連した2種類の合併症について紹介し、それぞれの合併症が起ったとき、まさに体に何が起きるのかを説明します。

手術中/即時に起る合併

1. 大量出血

大量出血（hemorrhaging）としても知られるこの状態は、おそらく脊柱側弯症の手術によって起る合併症の中で最も一般的な即時性の合併症です。事実、研究では、過度の出血が最も重大な合併症であり、術中、術後のどちらにも起こりえることを示しています。

過度の出血は、ほとんどの手術オプションで起る可能性がありますが、脊椎固定術は大きな切開を伴いますので、最もリスクが高くなります。脊椎のカーブにアクセスが困難、複雑な手術、脂肪の多い組織、そしてインストルメンテーションの不適切な使用などが大量出血の原因となります。面白い

ことに、骨髄密度(BMD)もまた、出血の程度や出血量に影響を及ぼします。研究では、BMDの低い患者は脊柱側弯症手術中に大量出血するリスクが9倍も高くなることが報告されています。

専門家は、血液量だけが問題ではないと説明します。輸血をした場合、更なる合併症がおこる可能性があります。最も一般的な疾患にはエイズ(後天性免疫不全症候群)や肝炎などがあります。

さらに、術中(手術の間)の輸血には時間がかかり、手術時間全体を長くします。これにより、更なる合併症を起こす可能性もあります。こういった理由で、専門家は事前に輸血が必要になった時のために自己血を用意しておくことを勧めます。輸血について詳しくは、第 13 章をお読みください。

外科医は、失血を減らすためにいくつかの重要な手順を踏みます。それらには以下のものがあります:

→ Relton－Hallフレームのような適切なデバイスを使用して腹臥位に位置させ、腹部内圧を減らして出血の程度を抑えます。

→ 骨ロウやオステン（最近、FDAで承認された水溶性の物質で、合併症が少ないとされる）のような止血薬を使い、骨からの出血をコントロールします。

→ 切除された椎間関節にトロンビン浸漬ゼルフォームを置きます。

2. 感染症

感染症は、ツールやインストルメント、体外性の骨移植片の使用や輸血に起因する一般的で予測可能な手術の合併症です。以下に記載したような、数多くの理由により感染症が起ります:

→ 体が適切な形でインストルメンテーションを受け入れない場合

→ 感染症の原因となる病原体を含む血液の輸血から感染

→ 外科器具の使用による感染

→ 病原体を保有する骨ドナーからの植骨による感染

→ 治療や薬への反応

→ 脳性小児麻痺(CP)のような既存の疾患の中には術後の感染症のリスクを高める疾患が数種あります

術前、術後に継続して抗生物質が投与されますが、感染症が起こりるケースは多くあります。注意した方がよい感染症の症状には以下のようなものがあります：

- 過度の圧痛、傷口の周りの発赤あるいは腫れ
- 傷口からの液性の排膿
- 急性の痛み
- 悪寒
- 高温 (10度以上上昇)

3. 呼吸器及び心血管系の障害

肺の合併症は、脊椎固定術では非常によくある問題です。実際のところ、脊椎の異常な弯曲が胸郭を圧迫していることが多く、不快感を引き起こすだけでなく、心肺機能を妨げている可能性があります。手術中に患者は、息切れや胸痛、心臓の合併症に似た症状を経験する場合があります。また、手術後1週間を過ぎる頃まで、その他の呼吸器障害を発症する可能性があります。これらの合併症は、以下にあげる要因によって起ります：

- 手術に伴うストレス
- 胸郭への物理的な圧力
- 急激な血圧の変化
- 肺機能障害の既往
- 薬の副作用

研究では、肺や呼吸器の障害が、二分脊椎や脳性小児麻痺、筋ジストロフィーなどの神経筋原性側弯症を持つ子供に高い頻度で起ることを証明しています。

このような合併症にならないために、外科医は定期的なモニタリングや術中アセスメントを確実に実施し、危険な徴候を防ぐようにしています。

長期的な合併症

　ここでは、まず脊椎固定術が脊柱側弯症で実施される最も一般的な手術であり、永久的に脊椎の一部を固定することであることを記憶に止めておく必要があります。つまり、手術後、あなたの背中や脊髄がまったく新しい形、新しい構造を持つことを意味します。これは脊柱側弯症を患う多くの患者にとって、本来の正常な姿勢の獲得と、変形の消失を意味します。しかしながら、手術が計画通りに行かず、結果が期待したようにならない場合もあります。そのような症例では、数カ月あるいは数年後にさえ手術による合併症が顕著であり、本来のカーブそのものよりも重篤で体を衰弱させる障害となる場合もあります。

　そのようなケースでは、後に手術を繰り返し受ける必要があります。脊柱側弯症の手術を受けた306人の患者を対象とした多施設にわたる調査では、全般的な合併症の発症率は39％でした。患者の44％に再手術が必要であり、また患者の26％に手術と関連した機械的または神経系の合併症があり、実際に再手術をしました。合併症の発生を左右する多くの要因があります。これらは、手術のテクニック、年齢、健康、カーブの種類などです。

　長期的合併症について、詳しく理解して行きましょう。

1. 慢性的な背中の痛み

　骨移植を行った部位に苦痛や痛みがあるのは通常です。 ですが、手術後長い期間、一般に4〜5年後でも手術部位に痛みが続く場合、それは懸念に変ります。

　術後数ヶ月間、痛みが続くことはあります。しかし、患者によっては、術後数年経ってから、骨移植部位が突然痛み出すこともあります。

　おそらく脊椎固定術の最も一般的な長期合併症である慢性的な痛みは、脊柱側弯症手術に関連するいくつもの要因の結果と考えられます。以下に、術後数年間の慢性的な痛みの原因をいくつかリストしました:

- 椎骨固定のため、動きの範囲が限られる

- 脊椎の形や構造の永久的な変化
- ロッドやスクリュー、その他の金属製インプラントによる不快感
- 固定部周囲の骨、神経、組織への感染または怪我
- 周囲組織の炎症
- 椎間板の変性

　以上の他に、特定の理由もなく術後長期にわたり痛みや不快感が続く場合もあるでしょう。もし、このような状態があるなら、外科医に相談し、処置が必要な原因がないかを診てもらってください。

慢性の痛み管理…

　多くの場合、このような脊柱側弯症の手術による長期合併症は、最初に市販（OTC）の痛み止めや代替療法などの保守的な治療法で管理します。痛みが度を超えた場合にのみ、特定の麻薬性鎮痛剤を処方してもらいます。もし痛みが、スクリューや他の金属製インプラントによって起っている場合、外科医はこれらのインプラントを外科的に取り除くことを決めるでしょう。

　インストルメンテーションで使用したハードウェアの破損や故障は、術後数週間から数ヶ月後、さらには数年経っても起ることがよくあります。ハードウェアの故障によって引き起こされる問題は2つに大別されます：

　→ 金属製のインプラントを体が異物と見なす。

　→ インストルメンテーションが原因となる更なる問題、例えば破損、不適切な設置方法、不適切なインストルメンテーションの使用など。

　このようなハードウェア/インストルメンテーションの不具合による特定の状況をもう少し紹介しますので、お読み下さい：

→ 椎弓根スクリューが外れたり緩くなって、通常の固定プロセスが阻害される場合。脊柱側弯症における椎弓根スクリュー固定の合併症を分析した調査では、調査の対象となった全症例の11%が手術後にスクリューの位置がずれたり、間違った位置に配置されていたことがわかりました。

→ 5%の患者には、フックが本来の位置から動いたためにロッドの位置がずれていました。

→ 当初、脊椎をまっすぐに保つために入れたロッドが、体の敏感な部位を擦り始める場合もあります。これは、術後1～5年の間に起こる可能性があります。そして、通常は再手術が必要となります。

このようなハードウェアの故障やインストルメンテーションのずれが非常に危険であることから、専門家は、脊椎外科と放射線技師が手術に使われる多様なインストルメンテーションを熟知していることが必要であること強調しています。このような臨床の専門家は、合併症の早期に効果的な処置ができるように、臨床上のまたはレントゲンでのハードウェア損傷のサインを認識できるよう準備しておくことが必要です。

3. 固定プロセス時に起きる問題

脊椎固定術は非常に複雑で込み入った手術です。手術中の多くの段階で、また術後にも合併症が発生する可能性があります。手術中に例え、すべてが上手く行ったとしても、固定が思うように上手く起らないチャンスもあります。下記の一般的なサインに注意してください。これらは、脊椎の固定が正常に起っていないことを示すサインです:

→ 背中や首に慢性的な痛みが続いている。

→ 背中や首に鈍い痛みもしくは激しい痛みがある。

→ 背中/首にしびれやぴりぴりした感覚があり、それが肩、手、腕、脚、太もも、足などの末端部を通して伝わる。

それでは、脊椎固定が失敗する原因は?

　骨移植や他のすべての施術にもかかわらず、どういった理由で椎骨が正しく固定されないのすか？これらの、理由のいくつかを見ていきましょう:

- 体が骨移植片を拒絶する。
- 金属製インプラントや他のハードウェアの破損や機能不全が起こった。
- 周囲の椎間板や椎骨のストレスが増加するため、これらに障害が発生した。
- 固定を阻害する術後の重い感染症が起った。
- 過剰な瘢痕組織の形成が起った。
- 固定プロセスを阻害する重度の感染症、大量出血や血液凝固があった。

4. 骨移植部位の痛み

　これは、自家移植骨固定をした場合のみ当てはまります。自家移植では、骨移植材料は腰の腸骨稜から外科的に摘出されます。この摘出自体もマイナー手術ですので、以下の理由によりこの部位に痛みが起ります:

- 手術による感染
- 摘出のプロセスで起った障害
- 痛みと腫れ
- 一般的な身体の不快感
- 遅い瘢痕形成

希な合併症

　上記以外には、非常に希ですが、長期にわたる合併症がいくつかあります。患者の数パーセントに発生する合併症ですので、各合併症の意味と関連性を理解することが大切です。脊柱側弯症の手術に関連する、長期的な合併症のなかでも希ですが、重要なものをいくつかを紹介します。

5. 神経の損傷

　脊柱側弯症の手術中に神経や血管が傷つけられる場合もあります。これまで見てきたように、脊柱側弯症の手術は筋肉と神経の層を露出させ、前方、後方もしくは混合アプローチで脊椎にアクセスします。この施術の間、周囲の神経や組織に損傷を起こす可能性があります。神経への損傷は神経を伸ばしたり、打撲させたりすることでも起ります。これらは、時間が経つことで消失する場合もあります。

　さらに、インストルメンテーションや、移植骨片を固定のために椎骨に配置したとき、故意にではなく、外科医が余分な力や圧力を脊椎にかけ、後になって以下のような種々の症状を現すことがあります:

- 膀胱および/または腸機能の低下
- 片足または両足の部分的または完全な脱力、しびれ、刺痛
- 下垂足
- 勃起不全

　早期に神経系合併症の発見、予防するために、神経が最適な状態で機能していることを確認するStagnaraウェークアップ検査などの術中検査をいくつも実施します。

6. 血液凝固

　手術の影響と関連して、足に血栓ができる場合があります。多くの場合、血栓が脊椎から剥がれて流れて来たものです。実際に、これらの血栓が剥がれて移動し、肺まで流れてきた場合、非常に危険であることが証明されています。脊柱側弯症の手術を受けた後、以下の危険なサインに注意するようにしてください。これらは、血栓があることを示しています:

- 足首、ふくらはぎ、足が腫れている
- 過剰な赤みや圧痛が膝までもしくは膝より上にある
- ふくらはぎに強い痛みがある

そのような血栓を防止するために、外科医は血液希釈薬を投与するか、コンプレッション・ストッキングなどの特別な装置を使います。

大切な情報…

血栓が剥がれ、肺に移動した場合、咳と息切れを伴う突然の強い胸痛を感じます。これは、直ぐに治療をしないと命に関わる問題です…

---

7. 偽関節

医学用語の偽関節は多くの理由により、骨が適切に固定しない状態を表わします。骨移植の適切な配置が終わると、インストルメンテーションが取り付けられ、骨融合が完了するまでの間、脊柱のアライメントを維持します。この時に、偽関節が起ると、正常なプロセスが中断されます。

症例の5%～10%に起り、喫煙者に非常によく見られる偽関節は、不快感と矯正の部分的な喪失を最終的に引き起こします。多くの場合、偽関節は追加手術が必要となり、癒合が上手く起らなかった特定の部位に移植骨を追加します。

8. 成長阻害

既にご存じのように、脊柱側弯症手術では、2つ以上の椎骨を互いに固定させ、本来あった脊椎の構造を変えます。大人や思春期の人に大きな変化を与えますが、このような固定プロセスは多くの場合、子供の自然な成長パターンを阻害します。成長は、子供の体の各部位で起ります。適切な脊椎の成長は非常に大切で、内蔵機能と同様に子供の骨格構造に大きな変化を起こす可能性があります。

こういった意味でも、成長不全は子供の脊柱側弯症手術の長期合併症の中でも主要な合併症となります。

9. 変形の悪化

脊柱側弯症の手術の目的は背中の変形の軽減ですが、結果がまさに反対となるケースもあります。こういった変形には2種類あります:

- 体幹変形の増大 ‐ 手術の手順で脊椎をまっすぐにするためにかけられた力が原因で背こぶが悪化します。胸郭の正常な機能が永久的にダメージを受けるため、外見が急激に変形する可能性もあります。
- 直線上胸椎症候群 – 矢面上の変形は中背部の前弯カーブを減少させ、背中の自然なカーブを失うことになります。これは手術による姿勢障害で、数多くの姿勢異常を招きます。最も顕著な症例に腰椎前弯消失があります。

10. Others

上記以外にも、以下の希な長期的の合併症があります。

- 尿路感染症
- 胆石
- 腸閉塞
- 膵炎

脊柱側弯症ケーススタディ：
バレーとスクリュー

脊柱側弯症は、よく患者の気を緩ませ、現在の目標や計画を中断させることがあります。

バレーダンサーになるために、いつも熱望し、一生懸命練習をしている人にとって、脊柱側弯症と診断されることはとても大きな打撃でした。サマンサ（仮称）は、彼女の脊椎が曲がっていることを知ったのは、彼女がやっとティーンエイジャーになったところでした。そして、直ぐに装具を着用し、その後2年は着用を続けました。しかし、装具は彼女のカーブにはまったく影響せず、高校の2年生の時、彼女のカーブは上側で52度、下側で45度まで進行していました。そして、T4からL3の位置で最初の脊椎固定術を受けまし。

残念なことに、数ヶ月後の術後検診で脊椎の一番上に付けたフックが外れていることが分かりました。それから直ぐに、2度目の脊椎固定術を受けました。手術から2週間も経たないうちに、上部のフックが外れたことが分かり、3度目の手術を受けることになりました。最後の手術では、脊椎上部のインストルメンテーションは外され、脊椎下部のフックはそのまま残されました。しかし、これらのどれもが彼女の状態の改善に至らず、次の数年間は悪化に苦しみました。

幸運なことに、サマンサは4度目の手術で、後方アプローチで椎弓根スクリューによる固定術を行う外科医に出会い、カーブ治療が成功しました

第 20 章

手術-あなたにとって最も重要な50のFAQ

こ の本の第2部の全体を通じて、脊柱側弯症手術の重要な点をすべて紹介してきました。このセクションでは、まさに手術を行うかどうかを決めるところから、実際の手術の手順の説明までのすべての点wに触れていきます。パート2を纏めるにあたり、脊柱側弯症の手術についてあなたが持つであろう疑問のすべてに答えていきます。

　参考までに、質問の答えを探しやすいように、質問を3つの簡単なカテゴリーに分けました。例えば、必要とされる具体的な生活様式の変更について知りたい場合、術後の一般的なFAQ s が載っているパート3へ行って下さい。上手くレイアウトされた50の詳細な答えと説明を通して、脊柱側弯症にかんする主な疑問のすべてに答えていますので参考にして下さい。質問や疑問の範囲は本当に尽きませんが、側弯症の手術を受ける患者の誰もが持つであろう質問すべてを包括するようにしました。

A) 手術の決断前の疑問

　もし、医師にあなた自身、もしくはあなたの子供に脊柱側弯症の手術を勧められた段階であるなら、このセクションをお読み下さい。手術の利点とリスクを決めていくために最も重要な質問の答えを参考にしてください。ここにリストしている質問は、決断を下すプロセスを助けるガイドとなります。

Q1. 手術は本当に必要ですか?

　これはおそらく、脊柱側弯症の患者が持っている最初の、そして最も一般的な疑問です。非常に侵襲が大きく、また術後に合併症の可能性があることで、通常、脊柱側弯症手術は非常に恐ろしいものと考えられます。そのため理想的には、患者は手術を決断する前にすべての可能なオプションを試したいと考えます。

　それぞれの患者は、異なった病歴やカーブの問題を抱えていますが、手術が必要であることを示す要因がいくつかあります。次に書かれていることを経験されているなら、手術による脊柱側弯症の矯正が通常必要となります:

- → カーブが、コブ法（下の囲み参照）で45°〜50°以上であり、かつ骨格が成熟に達している場合。つまりこれ以上の主要な骨格の成長が見込まれない場合です。子供、特に思春期や10代の子共に当てはまります。骨格の成長がまだ見込まれる場合、理想的には手術を延期すべきです。
- → もしカーブが大きく進行していることが予測されるなら（年齢、カーブの重症度とその位置にもよる）、手術を受けた方がよいでしょう。
- → 重度の障害もしくは日常生活に制限がある場合
- → せむしのような、外見上大きな問題がある場合

コブ法とは？

コブ法は、広く使われている標準化された脊柱側弯症カーブの角度を測定する方法です。カーブのレントゲン写真上で計測します。カーブの終椎部分が判別され、直線と垂直線のセットが測定の角度を成すように描かれます。

コブ法の詳細は第 6 章を参照下さい。

さらに、自身の体の状態と、手術が適切なオプションであるかどうかを理解するために、第 9 章に記載した7つの重要な質問を自分にしてみてください：

→ カーブの状態

→ 骨格の成熟度

→ カーブ進行のリスク

→ これまでに受けた非侵襲的な治療の結果

→ 現在の健康状態

→ カーブによる制限

→ 現在の経済状態

Q2. 手術は痛いですか？

手術中には麻酔をします。ですから手術室では痛みを感じることはないでしょう。手術が終わると、急性の痛みを感じるでしょう、これは徐々に和らぎます。しびれやちくくする痛みと共に一般的な不感を感じる患者もありますが、骨移植部位で強い痛みを感じる方もいます。さらに、若い人や複雑な手術ではない場合、痛みが少ないケースもあります。

ですが、先に行われる検査や静脈注射に対する痛みへの心の準備は必要です。全体的には、術前術後、両方の痛みの強さは麻酔医や疼痛管理の専門家によって管理されます。

Q3. 側弯症手術にかかる費用は?

脊柱側弯症手術にかかる全費用は、以下に記載したようないくつかの要因によって変ります:

→ カーブの重症度と手術で使う技術

→ 手術で使う器具のタイプ

→ 国や地域によって費用が異なりますので、あなたの居住地

→ 手術に対する加入している保険の適用範囲

→ 術後の合併症の程度や必要となる追加の入院日数

→ あなたが選んだ外科医と施設

実際の費用はさまざまですが、全体的に見て、脊柱側弯症手術は、1回の手術につき7万5千ドル〜30万ドル程かかる高額医療と考えられます。

Q4. カーブは完全になくなるのですか?

これは、現在の脊椎の状態と術前の脊椎の柔軟性がどの程度かによります。術後に脊椎がどの程度まっすぐになるかは、年齢やカーブの重症度、全体的な健康状態などの数多くの要素によります。例えば、10代の子供と思春期の子への調査では、最大、カーブの50%の矯正ができますが、これは年齢の高い患者では難しいでしょう。

言い換えると、カーブがどの程度なくなるかは、症例によってさまざまであり、担当医が最も良く予測できます。

Q5. 術後、私もしくは私の子供は永久的な障害を持つことになりますか?

　臨床的には、術後の重い合併症の割合はそれほど高くありません。ですが、子供への手術について言えば、手術が成長阻害としても知られる正常な成長パターンを妨げる可能性も少なからずあります。大人のケースでは、椎骨固定のため脊椎を正常に曲げる、ねじる行為が少し困難になったり不可能になるケースもあります。第 19 章で説明したような、術中に重度で予想外の合併症が起らない限り、これ以外の主な術後の障害は報告されていません。

Q6. 脊柱側弯症手術は妊娠に影響しますか?

　脊柱側弯症と妊娠や子育てには確かな関係があります。妊娠や子育ての両方が脊椎にかかるストレスを増加させるため、脊椎の弯曲が起ったりやカーブ進行に影響する可能性があります。

　もし、重度のカーブがあり手術を考えている場合で、さらに出産も考えている場合は、出産と手術時期が重ならない方がよいでしょう。通常、脊柱側弯症手術を受けた女性の妊娠は上手くいきますが、手術時期や受精及び妊娠の時期について専門家の指導を受けることが大切です。

読んでください!

　脊柱側弯症と診断されてた時に妊娠していた場合や受精を計画している場合、ケビン・ラウ博士による「脊柱側弯症の方のための健康的な妊娠・出産完全ガイド」をご一読下さい。本書は、脊椎と赤ちゃんのケアについてあなたが最も知りたいことを月毎に記したガイドです!

Q7. 子供の手術をいつ決めるとよいですか？ カーブが自然に消えることはありますか？

すべては、子供の年齢、カーブの大きさによります。もし子供が、幼く（4歳〜11歳）、まだこれから体の成長が考えられる場合、手術時期を待った方が良いでしょう。これは、手術が体の成長に影響があることと、カーブが再発する可能性が高いからです。この現象については第 7 章を参照下さい（リッサー-ファーガソン度数）。

しかし、カーブが自然になくなることは期待しないでください。脊柱側弯症が後に子供の生活に与える影響を考えると、たとえ最も小さいカーブでさえ、早期発見と早期管理が大きな違いとなります。

Q8. 私に適用できる最新の、侵襲が少ない手術はありますか？

本来の側弯症矯正手術のデザインは、脊柱側弯症手術は非常に侵襲的で高い合併症のリスクがあります。患者が恐怖を感じ、より侵襲の少ない方法を探すことは自然なことです。侵襲が少ない方法を探している場合、担当の外科医に以下の手術について相談してみてください：

- → 椎体ステープル
- → Vertical expandable prosthetic titanium rib (VEPTR：垂直に伸展するチタン製の人口肋骨)
- → 胸腔鏡下手術（VATS）
- → 内視鏡アプローチ
- → 胸郭形成術

これら外科技術の詳しい説明と、侵襲の程度については第15　章をお読み下さい。一概に言って、脊椎固定術や従来の手術方法、上記に述べた侵襲の少ない手術方法のいずれで行うにしても、外科的な脊椎の矯正が唯一、長期に継続するカーブの矯正方法と見られています。しかし、手術を選択する前に、食事療法や運動療法などのカーブ矯正目的の非侵襲的治療を試すことをお勧めします。これについては、非侵襲的な方法による脊柱側弯症治療について知りたいことがすべて

載っている、ケビン・ラウ博士による「自然療法による脊柱側弯症予防と治療法」を参照下さい。

Q9. 私自身または子供が精神的に準備する方法は?

最初のステップは、できる限りの情報を集めることです。手術に関するすべてを学んでください。実施される検査にの詳細を子供/あなた自身に伝えてください。もしお子さんが理解できる年齢であれば、手術の手順についても簡単に説明すると良いでしょう。しかし、術後の説明は最も重要ですが、注意が必要です。子供には、術後に起る大きな変化についてお話下さい。これには、手術がどのように子供の外観を変えるのか、生活様式の変化、少なくとも術後数ヶ月の日常生活への影響などを含めてお話下さい。

Q10. 脊柱側弯症の手術は保険適用できますか?

ほとんどの場合できます。脊柱側弯症の手術は比較的一般的な手術であり、米国の保険会社はほとんどを適用するとしています。また、英国NHSの適用疾患でもあります。米国の場合、正確な適用額および適用範囲はあなたの加入している保険会社により異なります。

Q11. 多くの検査を受けなければいけないのですか?

術前の検査と試験は外科医が医学的に手術に適合しているかを決める目的で実施します。これらの検査は、現在患者が患っている主な障害や病気を発見するためにも重要です。検査と試験についての詳細は、第 13 章を参照下さい。医療チームに全面的に協力し、すべての必要な診断が正しくされることはあなたの利益にもなります。最も重要な検査には以下のものがあります:

→ 身体検査

→ レントゲン

→ 肺機能検査（PFT）

→ MRI および 脊髄造影法

→ 心電図（EKG）

→ 脳波図 (EEG)

→ 血液検査

→ 尿検査

Q12. 最適な外科医と施設を選ぶ方法は？

　あなたの手術の成功は、外科医と医療施設の選択にかかっています。第 12 章で説明したように、これらを決定する時に考慮するべき要素は数多くあります。そのうちのいくつかを紹介します。

施設の決定

→ 自宅からの物理的な近さ、もしくは距離
→ 施設にあるインフラおよび設備
→ 一般的な評判
→ あなたの加入保険ポリシーで適用かどうか

外科医の決定

→ 学門/専門の資格

→ 証明書とライセンス

→ これまでの経験、特にあなたと同じタイプの症例での手術経験

→ 成功/失敗率

→ これまでの患者の声

→ あなたの加入保険ポリシーで適用かどうか

　患者が希望する外科医が近くの施設で医療行為をしていないという問題もあります。このような場合、外科医や医療施設と問題を相談し、可能なオプションを見つける努力をしてください。

B) 手術中

Q13. 医者が、よく脊椎固定術について話しています。それはなんですか?

脊椎は、基本的にカーブ部位にある2つ以上の椎骨を永続的に接合または「固定」して、脊椎をまっすぐにする手術です。この手術では、椎骨の間に骨移植をします。ロッドやスクリュー、プレートなどの器具を使い、骨材量が骨に融合するまで所定の位置に維持されるように支えます。

Q14. 手術で使う「インストルメント」とは何ですか?

「インストルメント」とは、基本的に手術で使う器具/ハードウェア類の総称です。ロッドやスクリュー、フック、プレートは、インストルメントもしくはインストルメンテーションと呼ばれ、脊椎をまっすぐにし、移植骨片を所定の場所に留めるために使います。

Q15. 内視鏡下手術と開腹手術は同じですか?

いいえ、違います。開腹手術は、1つもしくはいくつかの大きな切開をします。一方、内視鏡下手術はいくつもの小さな切開をします。内視鏡（ライトとビデオがついた細長いチューブ状のツールで、外科医が小さな切開部から手術部位を見ることを可能にします）でガイドしながら、小さなインストルメントを挿入し、固定術を実施します。

Q16. 手術はどのくらいかかりますか?

手術にかかる全体の時間は、カーブの重症度と外科医が使うアプローチにより異なります。平均して、一般的な脊柱側弯手術では3時間～8時間かかります。

Q17. 脊柱側弯症手術の種類について教えてください。

大まかに言えば、脊柱側弯症手術には4つの種類があります。これらは:

→ 後方アプローチ、背中から脊椎へアクセスします。

→ 前方アプローチ、前側、つまり胸壁から脊椎にアクセスします。

→ 混合アプローチ、上記の両方のアプローチを使います。前方から脊椎にアクセスし、後方経路で固定術を実施します。

→ 低侵襲性手術、例えば内視鏡下手術(複数の小さな切開をします)、胸郭整形術、椎体ステープリングなどがあります。

Q18. どの方法が最も良いのですか？

腕のいい外科医と適切な診断があれば、上記で紹介した手術は、すべて等しく効果的です。各手術にはそれぞれの利点とリスクがあります。さらに、特定の手術に良く奏功するカーブの種類もあります。たとえば、胸腰椎域（T12-L1)にあるカーブには、通常、前方アプローチが検討されます。外科医は、手術アプローチを決める最も良い立場にあります。

Q19. 手術中、意識はありますか？

手術室に着くと、麻酔をかけられます。手術の全課程が修了すると、意識を取り戻します。そして、手術中に目が覚めることはなく、手術中に起ることを見ることはないでしょう。

Q20. 切開の長さはどれぐらいですか？

切開の長さは、使う手術アプローチと固定する椎骨の数の2要素によって決まります。例えば、一般的な後方アプローチでは、背中の中央から平均して6インチ〜12インチ（15cm〜30.5cm）の切開がされます。

Q21. ドレーンとは何ですか、またいつ、どこに付けるのですか?

ドレーンとは、基本的に手術後、切開が閉じられるときに傷口に置かれます。ドレーンは手術部位から液体を排出し、切開部の感染や損傷をを防ぐために置かれます。

Q22. 手術中に重大な問題が起ることはありますか?

あります。希にですが、手術中に以下のような、深刻な合併症が起ることがあります:

→ 重度の呼吸困難/呼吸器系の障害
→ 心血管系の障害
→ 大量失血
→ 神経の損傷
→ 感染症
→ 慢性の痛み
→ 血栓
→ 致死

Q23. 手術で使われるインストルメントを見ることはできますか?

興味があるなら外科医に相談して、手術前に体に入れることになるインストルメントを見せてもらい、慣れておくことも可能です。もし、あなたに十分な知識があるなら、術前の診察時に外科医にこれらのインストルメントを見せて貰えるよう、要求することもできます。

Q24. 骨移植片はどうやって採取するのですか？その部位が長期にわたって痛むことはありますか？

移植骨片の採取には3つの方法があります。これらは:

→ 手術中に腰の腸骨稜から骨移植片を採取する、自家移植

→ 手術前に、外科医が骨材料を骨バンクから用意しておく、同種移植

→ 合成骨移植、人工的に合成した骨移植材料がいくつか入手可能です

もし、手術で腸骨稜から骨移植片を採取する方法がとられる場合、大きな合併症や強い痛みを起こすことは通常ありません。

Q25. 大量に出血するのですか？

侵襲が大きい手術であるため、ある程度の出血は、当たり前です。この失血に伴い、いくらかの輸血が行われることは、よくあることです。過度の出血があった場合を除いて、出血による大きな合併症を起こすことはあまりありません。

C) 術後の心配

Q26. 手術すぐは、どんなふうに感じますか？

まだ、痛み止めの影響下にありますが、ひどい痛みを感じるかもしれません。骨移植が行われた部位にも痛みを感じる場合もあります。また、麻酔の影響下でもありますので、様々な薬の影響で朦朧とした感じがする場合もあります。さらに、チューブやカテーテルなどの医療用具にいらつくこともあるかもしれません。ですから、手術前に精神的にも準備しておくことが重要です。

Q27. 術後いつ頃、歩くことができますか?

手術のすべてが上手く行った場合、術後2日または3日目に施設のスタッフが杖やステッキで少し歩く練習を手伝ってくれることもあります。次第に背中に負担をかけずに（病院の廊下など）より長い距離歩くよう勧められるでしょう。また、手術後4週間から6週間は歩行支援器具などの使用を続けるよう指示されるでしょう。病院では、理学療法士が治療を手伝います。つまり、理学療法士が、杖あるいは歩行器等の適切な支援器具を使い方を指導し、安全で、背中を保護した適切な移動と歩行の仕方を教えてくれます。また、自宅へ戻るまでにすべての必要な動きができるように指導してくれます。

Q28. 術後、どれぐらいで飲食できますか?

術後4時間から5時間でほとんどの患者は、液体を一口ほど飲むことができます。健康に応じて、医師が摂取量と摂取回数を徐々に増やしていきます。

Q29. 術後どれぐらいでシャワーを浴びることが出来ますか?

規定では、最小時間が72時間になっています。それ以前のシャワーは許可が下りません。その代わり、スポンジバス（ぬれたタオルで体を拭く）はできるでしょう。しかし、傷の回復に時間がかかる場合は、シャワーを浴びるまで長い時間がかかります。いかなる場合でも、傷に直接水がかかってはいけません。

Q30. 縫合箇所を抜糸するのですか?

現在では、皮下には溶ける縫合糸を使う医師がほとんどです。ですが、術後およそ10日後に縫合部位に感染がないか、繰り返して包帯する必要があるかを確かめる診察を受ける必要があります。

Q31. 平均的な回復の日数は？

患者によって回復にかかる日数や週数は異なりますが、一般的な回復スケジュールは以下のようになります：

→ 入院期間 - およそ3日〜5日間

→ 日常生活 - およそ7日〜10日後

→ 登校 - およそ4週〜6週間後

→ 運転 - 2週〜4週間後

→ 物を持ち上げる - 術後6ヶ月間は制限あり

→ 完全な回復- およそ8ヶ月〜12ヶ月

Q32. 普通の生活ができるようになるのはいつ頃ですか？

固定が完全に起るには、最短でも6ヶ月はかかります。つまり、あなたの体には、少なくともこの期間は治癒と回復が必要です。徐々に運動を行い、日常のルーチンを変える必要があります。例えば、医師は、最初の数ヶ月は持ち上げる重さを制限するなどの指示を出すでしょう。

Q33. 帰宅すると、どの程度自立した生活ができますか？

術後は、大きな助けが必要になります。家の中を動き回ったり、料理したり物を持ち上げたり、ベッドの中で体勢を変えたり、かなりの支援が必要です。例え、あなたが自立を好むタイプの人でも、術後、背骨への負担を許すわけにはいきません。ですから、家族、友人または看護師の少なくとも1人には周りのことを助けてもらいましょう。理想的には、少なくとも術後3週間〜4週間は誰かにそばにいてもうよう専門家はアドバイスしています。

さらに、もしあなたが若く健康で活動的な場合、特に術前の生活が活動的だった場合、より早く回復し、自立できる傾向にあります。

Q34. 時間が経つと物を拾う、持ち上げる動作が簡単にできるようになりますか?

幾分かの制限と用心は必要ですが、簡単に地面から何かを持ち上げることができるようになるはずです。ですが、今、あなたの脊椎はまっすぐになりました。ですから、膝を曲げ、しゃがんで持ち上げることを学んでください。

Q35. 背は伸びますか?

多くの場合、伸びます。背骨がまっすぐになることで、3/8インチ〜1インチ（1cm〜2.5cm）背が高くなるでしょう。

Q36. 術後の回復をよくするためにエクササイズは必要ですか?

あなたが運動してもよい状態になったなら、外科医が理学療法士を紹介します。そして、理学療法士が、回復のために毎日実施するエクササイズのセットを処方します。術後に勧める最も一般的なエクササイズを以下に紹介します:

→ 背中強化エクササイズ

→ 体幹強化エクササイズ

→ 規則的な ウォーキング・レジメ

→ 肺機能の胸下を目的とした呼吸エクササイズ

理学療法士が、年齢や健康状態に合った特定のエクササイズを処方してくれます。

Q37. 肩/胸の不均等は完全に消失しますか?

最初に、手術で弯曲がある側の胸の下にある肋骨の突起を削ります。外見的な大きな改善が望まれますが、ある程度の不均等は残ります。

Q38. 術後、主な生活様式を変更する必要はありますか?

もちろんあります。事実、この段階の準備は手術を受けるずっと前に始まります。まず、家の中のすべての配置を変える必要があります。すべての物を手が届く高さに置く必要があります。低過ぎて腰を曲げる必要がある、高すぎて届かないという事がないようにしてください。電気のスイッチなどの位置も変える必要があるかもしれません。また、ベッドのスイッチも届きやすい所に置いておくべきです。料理や運転などのためにも特別なアレンジメントが必要になります。要するに、あなたの日常生活のあらゆる面を見て、手術後に快適に過ごせるように、予め調整を必要とする箇所を見つけてください。例えば、術後の生活では、しっかりとした背中と腕のサポートがある椅子が必要になるということに気がつくでしょう。

Q39. 術後、ベッドのマットレスを変える必要がありますか?

特にありません。必要なのは、特に手術後3週間〜4週間は、背中を十分支えられる硬いマットレスが必要です。

Q40. 術後、食事を大きく変更する必要はありますか?

もちろんです。以下に述べるようないくつかの重要な変更をする必要があります:

→ 少量を、頻回食べる。
→ 軽い食事、スパイスの多い食事でなく、カロリーの低い食事をする。
→ 飲酒や喫煙は完全に止める。
→ 回復を助ける特定の食事を摂るようにする(第 23 章参照) 。

Q41. カーブの再発はありますか？

多くの場合、固定術は永続的で、あなたが高齢で、老化がかなり進んでいる場合を除いて、カーブの再発頻度は高くありません。ですが、非常に小さなこぶや外見上の不均等は残る可能性があります。

Q42. 背骨に取り付けられるハードウェアは見えますか？

そのようなことは希です。調査では、背骨に取り付けられたハードウェアは、あなたがよほど痩せているか、細身でない限り裸眼では、ほぼ見えないと証明されています。

Q43. 体内に残されるインストルメントが、後に体に障害を起こすことはありますか？

あまりないことです。ロッドや他のインストルメントは人間の体内に残っても良いように科学的にデザインされ、適切なサポートをします。しかし、ロッドが不快や痛みの原因となるケースもあります、この場合、通常は痛み止めなどで対処します。また、これらの症状が強い場合には、追加の手術が行われロッドや他のインストルメントが取り除かれます。

Q44. 傷は長期に残りますか？傷は酷いですか？

通常、脊柱側弯術で切開をする部位は服で隠れる部位です。大きな美容整形術をしない限り、傷は一生残ります。もし、試してみたいと思われるなら、傷の周囲に美容手術を追加してする事も出来るでしょう。ですが、傷跡や傷に健康上の問題が起らないよう、外科医と相談してください。

Q45. クランクシャフト現象とは何ですか?

クランクシャフト現象は、ハリントン法を使ったときに起る合併症です。そして、骨格系が成熟していない幼い子供に良く起ります。脊椎固定がされた後にも、固定された脊椎の前部が成長をし続けます。固定された脊椎はそれ以上成長ができないため、最終的に脊椎がねじれ、更なる弯曲が発生します。

Q46. 直線上胸椎症候群とはなにですか?

これもまた、ハリントン法の使用と関係がある合併症です。この合併症は、患者の腰部に本来ある自然な内向きカーブ（脊柱前弯）を失うことで起こります。結果、数年後、固定部位より下の椎間板が変形し、患者が直立状態を保つのを難しくし、また大きな痛みを起こします。

Q47. ウェークアップ検査とは何ですか、またなぜ実施されるのですか?

Stagnaraウェークアップ検査は、術中に起る可能性のある神経の損傷を見るために術中(手術の間) に行う検査です。

Q48. 術後、どのぐらい薬を処方されますか?

このことは、医薬品にアレルギーのある患者にとっては大きな心配です。手術直後は、患者管理無痛法 （PCA)で薬剤が大量に投与されているように思われますが、これは、痛みの強さによって薬剤量を管理しています。また、術後長期にわたって、疼痛管理と感染症管理の医薬品が処方されるでしょう。そのため、手術前に外科医とアレルギーなどについて相談することが大切です。

Q49. 帰宅後、だるさや疲れを感じますか?

それは、どれぐらい自分のケアをするかによります。術後、しばらく体がだるく、弱くなったように感じるのは当然です。ですが、健康的で活動的な生活様式を手術前に取っていた場合、元気さをより早く取り戻すでしょう。

Q50. どんな時に補正手術が必要になりますか?

補正手術を必要とするのは非常に希で、下の1つ以上が当てはまるケースで適用されます:

→ 大きなカーブの再発
→ ロッドやインストルメントによって起る重度の不快感や痛み
→ 脊椎の再調整が必要な場合
→ 外科医がハリントン・インストルメンテーションなどの旧式の技術を使用した場合
→ 大きなアクシデントまたは外傷が固定プロセスに影響を与える場合
→ ハードウェアの損傷もしくは偽関節が起った場合

脊柱側弯症ケーススタディ：続く痛み…

　脊柱側弯手術の結果は個人によって違います。また、手術の経験も個人によって異なるに違いありません。

　クローディアは、11歳の時、25°の側弯症と診断されました。カーブの進行を止めるため、直ぐに装具を着用しました。成長期であったため、クローディアは、他人と違って見えることに一般にティーンエイジャーが体験する不快と気詰まりを感じました。

　不幸なことに、装具を着用していたにも関わらず、12歳になるまでに、彼女のカーブは既に59°まで進行していました。この段階で、彼女は脊椎の上部から1/3を腰からの移植骨で固定する手術を行いました。手術からかなり経っても、クローディアの痛みと不快感は続いていました。19歳になった時、クローディアはもう再度手術をして、不快感の原因となっているスクリューとハードウェアをいくつか取り除きました。

　しかし、いくつもの疼痛管理方法を試しましたが、クローディアは常に痛みを感じることを報告しています。また、側弯症とその手術のために日常生活全般で、能率の大きな低下があることも報告しています。

おわりに

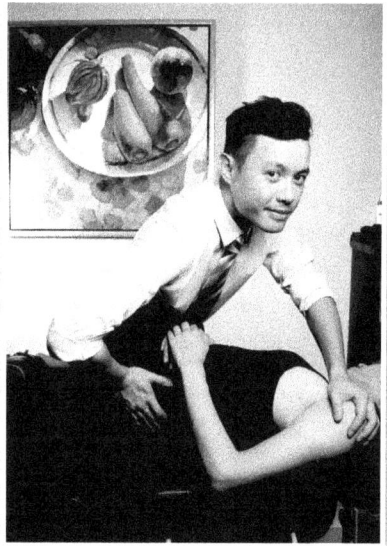

　　療の世界は、複雑であることがよくあります。素人にとって、技術用語は、通常とても曖昧で、たいていはこれらの専門用語をヘルプなしに理解することができません。

　何百万もの生物が住む世界では、病気にかからないということは、事実上不可能です。そしてまた、「病気である」ことと「不健康である」ことが同じ状態ではないことを研究することは面白くもあります。健康そうに見えている人でも、生命を脅かす障害や病気に苦しめられている場合もあります。このような病気の影響に対抗するために必要であるのは、健康的なライフスタイル、強い免疫システム、そしてこれら以上に大切なのがポジティブな姿勢です。

　健康は、私達が意識することで、長期間保つことができる状態です。このような、心と身体の健康に重要なアドバイスをいくつかあげると、バランスの取れた食事、運動、スト

レスのない状態、ポジティブでいること、そして何より、強靭な免疫力を持つことです。

　心と身体が最適な状態にある場合、脊柱側弯症のような病気や変形と戦うための準備が整っています。基本的に、アライメントが崩れた疾患である脊柱側弯症は、本来あるべき脊椎の構造バランスを不均衡にします。診断からはじまり、十分に調査され、本来あるべき身体のバランスを取り戻すための治療方法を分析するためにはいくつものステップが必要です。治療への道のりには、深い洞察力を持ち、重要事項を決断するために自分自身を教育することが必要です。この点で、「自然療法による脊柱側弯症予防と治療法」は、あなたが脊柱側弯症を自然な方法で治療しようと試みる場合に、素晴らしいガイドとなるでしょう。

　医療や、手術、セラピーは、あなたの側弯症の治療を勧める上で不可欠な同士です。保守的な、被侵襲的な治療法で側弯症をコントロールできる人もいますが、より重度の側弯症で外科手術を受けなければいけない人もいます。

　必ず、外科医と手術に伴う合併症の可能性すべてを相談し、心の準備をするようにしてください。手術に関する重要な情報、その方法、使用する器具などについて、あらゆる情報を得るようにして下さい。ことによると、あなたと外科医は同時に、手術による危険に直面するよりも、軽度なカーブを受け入れて生きていくことを決断するかもしれません。もし、あなたが年配であるか、衰弱性の疾患を患っている場合、一般的には手術をしない方が良い決断と言えるでしょう！

　あなたの健康は、正にあなたの手の中にあることを覚えておいてください。よく調査をして、専門家と相談し、カーブの治療と管理への最良の方法を取ってください。正しい食事、できる範囲での運動、そして支援を求めてください。手術を決意した場合でも、自宅や職場で可能な範囲での変更や十分な支援が必要となります。病院へ付き添える人や、そして重要なことですが、帰宅後に付き添える人を家族や友人から数人、見つけておいてください。考えても見てください、椅子から立ち上がるのさえ助けが必要になります。こういった点で、多くの準備が必要になります。

本書を読み終えられましたら、評価やフィードバックなどを scoliosis.feedback@gmail.com までお送りください。次に紹介します書籍にも有益な情報が豊富に詰まっておりますので、是非ご一読下さい：

- 自然療法による脊柱側弯症予防と治療法
- 脊柱側弯症の自然療法ジャーナル
- 脊柱側弯症の方のための健康的な妊娠・出産完全ガイド

　「脊柱側弯症改善と矯正のためのエクササイズDVD」は、視聴覚的な支援ツールとなります。また、以下に紹介するアプリはハイテク時代の人達に良いツールとなるでしょう：

- iPhone と Android 向けスコリオトラック
- iPhone と Android 向けスコリオメーター
- iPad 向けスコリオメーター・プロ

　www.HIYH.info でより詳しくこれらを紹介しています。

　皆様からのご意見は、私の仕事をより意義のあるものにしてくれます。ご意見、ご提案をお待ちしております。さあ、行動を始めましょう。自らの人生を自らの手中に収め、健康的な生活へ前進しましょう。

カイロプラクター　ケビン・ラウ博士

参考文献

1. Coventry MB. Anatomy of the intervertebral disk. Clin Orthop 67:9-15, 1969.

2. Jinkins JR: MRI of enhancing nerve roots in the unoperated lumbosacral spine. AJNR 14:193-202, 1993.

3. Langenskio¨ld A, Michelsson JE. "Experimental progressive scoliosis in the rabbit," J Bone Joint Surg [Br] 1969;43:116–20.

4. Yamada K, Ikata I, Yamamoto H, et al. "Equilibrium function in scoliosis and active plaster jacket for the treatment.,"Tokushima J Exp Med 1969;16:1–7.

5. Yamada K, Yamamoto H, Nakagawa Y, et al. "Etiology of idiopathic scoliosis," Clin Orthop 1984;184:50–7.

6. Piggott, H.: "The natural history of scoliosis in myelodysplasia," J. Bone Jt Surg. 62: 54-58 (1980).

7. Kinetic Imbalance due to Suboccipital Strain Newborns. The Journal of Manual Medicine

8. Ikuyo Kou, Yohei Takahashi, Todd A Johnson, Atsushi Takahashi, Long Guo, Jin Dai, Xusheng Qiu, Swarkar Sharma, Aki Takimoto, Yoji Ogura, Hua Jiang, Huang Yan, Katsuki Kono, Noriaki Kawakami, Koki Uno, Manabu Ito, Shohei Minami, Haruhisa Yanagida, Hiroshi Taneichi, Naoya Hosono, Taichi Tsuji, Teppei Suzuki, Hideki Sudo, Toshiaki Kotani, Ikuho Yonezawa, Douglas Londono, Derek Gordon, John A. Herring, Kota Watanabe, Kazuhiro Chiba, Naoyuki Kamatani, Qing Jiang, Yuji Hiraki, Michiaki Kubo, Yoshiaki Toyama, Tatsuhiko Tsunoda, Carol A. Wise, Yong Qiu, Chisa Shukunami, Morio Matsumoto, and Shiro Ikegawa.

9. "Genetic variants in GPR126 are associated with adolescent idiopathic scoliosis"

10. Nature Genetics (2013)

11. Wynne–Davies R. "Familial (idiopathic) scoliosis. A family survey," J Bone Joint Surg [Br] 1968;50:24–30.

12. Cowell HR, Hall JN, MacEwen GD. "Genetic aspects of idiopathic scoliosis," Clin Orthop 1972;86:121–31.

13. Scoliosis & Epigenetics, Written by Dr. A. Joshua Woggon, Copyright 2012.

14. New York Times - http://health.nytimes.com/health/guides/disease/scoliosis/causes.html

15. Scoliosis as a Neurologic Condition: 4 Points on Two New Genes Making the Connection. Becker's Orthopedic, Spine and Pain Management Review. © Copyright ASC COMMUNICATIONS 2011.

16. Machida M, Dubousset J, Imamura Y, et al. "An experimental study in chickens for the pathogenesis of idiopathic scoliosis," Spine 1993;18:1609–15.

17. Scoliosis Associated With Typical Mayer-Rokitansky-Küster-Hauser Syndrome. Keri Fisher, PA-S, Richard H. Esham, MD, Ian Thorneycroft, PhD, MD, Departments of Physicians Assistant Studies, Medicine, and Obstetrics and GynecologyUniversity of South Alabama, Mobile. Posted: 02/01/2000; South Med J. 2000;93(2) © 2000 Lippincott Williams & Wilkins.

18. Arai S, Ohtsuka Y, Moriya H, et al. "Scoliosis associated with syringomyelia," Spine 1993; 18: 1591-2.

19. Emery E, Redondo A, Rey A. "Syringomyelia and Arnord Chiari in scoliosis initially classified as idiopathic: Experience with 25 patients," Eur Spine J 1997; 6: 158-62.

20. Harrenstein RJ. Die Skoliose bei, Sauglingen und ihre Behandlung. Z Orthop Chir 1 930;52:1.

21. Lloyd-Roberts GC, Pilcher MF. "Structural idiopathic scoliosis in infancy,". J Bone Joint Surg [Br] 1965;47-B:520-23.

22. Juvenile Idiopathic Scoliosis. Curve Patterns and Prognosis in One Hundred and Nine Patients. C. M. ROBINSON, B.MED.SCI., F.R.C.S. † ; M. J. MCMASTER, M.D., F.R.C.S. † , EDINBURGH, SCOTLAND. The Journal of Bone & Joint Surgery.1996; 78:1140-8. Copyright © The Journal of Bone and Joint Surgery, Inc.

23. Cobb JR: Outline for the study of scoliosis. Instructional course lectures. American Academy of Orthopedic Surgeons 5:261–275, 1948

24. Pritchett JW, Bortel DT: "Degenerative symptomatic lumbar scoliosis," Spine 18:700–703, 1993

25. O'Brien MF, Newman, PO, "Nonsurgical Treatment of Idiopathic Scoliosis," Surgery of the Pediatric Spine, ed. Daniel H. Kim et al. (Thieme Medical Publishers, 2008), 580. books.google.com.

26. Good CR, "The Genetic Basis of Idiopathic Scoliosis," Journal of the Spinal Research Foundation, 2009:4:1:13-5, www.spinemd.com.

27. Pearsall, D.J., Reid, J.G., and D.M. Hedden. (1992). "Comparison of three noninvasive methods for measuring scoliosis," Physical Therapy 72(9):648-657.

28. Wong, H., Hui, J.H.P., Rajan, U., and H. Chia. (2005). "Idiopathic scoliosis in Singapore schoolchildren," SPINE 30(10):1188-1196.

29. Yawn, B.P., Yawn, R.A., Hodge, D., Kurland, M., Shaughnessy, W.J., Ilstrup, D., and S.J. Jacobsen. (1999). "A population-based study of school scoliosis screening," JAMA 282(15):1427-1432.

30. Screening for adolescent idiopathic scoliosis. Policy statement. US Preventive Services Task Force. JAMA. 1993;269:2664–6.

31. Yawn BP, Yawn RA, Hodge D, Kurland M, Shaughnessy WJ, Ilstrup D, et al. "A population based study of school scoliosis screening," JAMA. 1999;282:1427–32.

32. Karachalios T, Sofianos J, Roidis N, Sapkas G, Korres D, Nikolopoulos K. "Ten-year follow-up evaluation of a school screening program for scoliosis," Is the forward-bending test an accurate diagnostic criterion for the screening of scoliosis? Spine. 1999;24:2318–24.

33. Screening for adolescent idiopathic scoliosis. Policy statement. US Preventive Services Task Force. JAMA. 1993;269:2664–6.

34. Hagan, J.F., Shaw, J.S., and P.M. Duncan, eds. 2008. Bright Futures: Guidelines for Health

35. Bunnell, W.P. (2005). Selective screening for scoliosis. Clinical Orthopaedics and Related Research 434:40-45.

36. Negrini S, Minozzi S, Bettany-Saltikov J, et al. "Braces for idiopathic scoliosis in adolescents," Spine (Phila Pa 1976). 2010;35(13):1285-1293. 10.1097/BRS.0b013e3181dc48f4.

37. Karachalios, T., Sofianos, J., Roidis, N., Sapkas, G., Korres, D., and K. Nikolopoulos.

38. (1999). "Ten-year follow-up evaluation of a school screening program for scoliosis," SPINE 24(22):2318-2324.

39. Karachalios, T., Sofianos, J., Roidis, N., Sapkas, G., Korres, D., and K. Nikolopoulos. (1999). "Ten-year follow-up evaluation of a school screening program for scoliosis. SPINE 24(22):2318-2324.

40. An evaluation of the Adams forward bend test and the scoliometer in a scoliosis school screening setting. Grossman TW, Mazur JM, Cummings RJ. Department of Orthopaedics, Naval Hospital, Great Lakes, Illinois, USA. J Pediatr Orthop. 1995 Jul-Aug;15(4):535-8.

41. Amendt, L.E., Ause-Ellias, K.L., Eybers, J.L., Tadsworth, C.T., Nielsen, D.H., and S.L. Weinstein. (1990). "Validity and reliability testing of the scoliometer," Physical Therapy 70(2):108-117.

42. Spine: Affiliated Society Meeting Abstracts: 23–26 September 2009 - Volume 10 - Issue - p 204 Electronic Poster Abstracts. What Does a Scoliometer Really Measure?: E-Poster #73. Cahill, Patrick J. MD (Shriners' Hospital for Children); Ranade, Ashish MD; Samdani, Amer MD; Asghar, Jahangir MD; Antonacci, Darryl M. MD; Clements, David H. MD; MD; Betz, Randal R. MD. © 2009 Lippincott Williams & Wilkins, Inc.

43. Bunnell, W.P. (1984). "An objective criterion for scoliosis screening," J. Bone & Joint Surgery 66(9):1381-1387.

44. Reamy BV, Slakey JB. "Adolescent idiopathic scoliosis: review and current concepts," Am Fam Physician. 2001;64(1):111-116.

45. Lenssinck ML, Frijlink AC, Berger MY, Bierman-Zeinstra SM, Verkerk K, Verhagen AP. "Effect of bracing and other conservative interventions in the treatment of idiopathic scoliosis in adolescents: a systematic review of clinical trials," Phys Ther. 2005;85(12):1329-1339.

46. June 13, 2010: Interview with Dr. Alain Moreau, creator of Scoliosis blood test (http://www.scoliosis.org/forum/showthread.php?10705-Interview-with-Dr.-Alain-Moreau-creator-of-Scoliosis-blood-test)

47. Kane WJ. "Scoliosis prevalence: a call for a statement of terms," Clin Orthop. 1997;126:43–6.

48. Scoliosis Surgery, The Definitive Pateint's Reference. David K. Wolpen

49. Shea KG, Stevens PM, Nelson M, Smith JT, Masters KS, Yandow S. "A comparison of manual versus computer-assisted radiographic measurement: Intraobserver measurement variability for Cobb angles," Spine. 1998; 23:551-555.

50. Variability in Cobb angle measurements in children with congenital scoliosis, RT Loder; A Urquhart; H Steen; G Graziano; RN Hensinger; A Schlesinger; MA Schork; and Y Shyr. 1995 British Editorial Society of Bone and Joint Surgery

51. Chen YL. Vertebral centroid measurement of lumbar lordosis compared with the Cobb technique. Spine, Sept. 1, 1999:24(17), pp1786-1790.

52. J Bone Joint Surg Am. 1984 Sep;66(7):1061-71.The prediction of curve progression in untreated idiopathic scoliosis during growth. Lonstein JE, Carlson JM.

53. Cobb, J.R.: Outlines for the study of scoliosis measurements from spinal roentgenograms. Physical Therapy, 59: 764–765, 1948.

54. Table Peterson, Nachemson JBJS 1995; 77A:823-7

55. Spine (Phila Pa 1976). 2009 Apr 1;34(7):697-700. Curve progression in idiopathic scoliosis: follow-up study to skeletal maturity.

56. The pathogenesis of adolescent idiopathic scoliosis. A systematic review of the literature Kouwenhoven JWM Castelein RM.

57. Bull Acad Natl Med. 1999;183(4):757-67; discussion 767-8. [Idiopathic scoliosis: evaluation of the results]

58. Several factors may predict scoliosis progression Wu H. Eur Spine J. doi:10.1007/s00586-010-1512-9.

59. Assessment of curve progression in idiopathic scoliosis. Soucacos PN, Zacharis K, Gelalis J, Soultanis K, Kalos N, Beris A, Xenakis T, Johnson EO. Source: Department of Orthopedic Surgery, University of Ioannina, School of Medicine, Greece. Eur Spine J. 1998;7(4):270-7.

60. Roach JW. Adolescent idiopathic scoliosis. Orthop Clin North Am. 1999;30:353–65.

61. Nykoliation JW, Cassidy JD, Arthur BE, et al: An Algorithm for the Managemment of Scoliosis. J. Manipulative Physiol Ther 9:1, 1986

62. Spine (Phila Pa 1976). 2006 Aug 1;31(17):1933-42. Progression risk of idiopathic juvenile scoliosis during pubertal growth.

63. Kesling KL, Reinker KA. Scoliosis in twins. A meta-analysis of the literature and report of six cases. Spine. 1997;22:2009–14.

64. Cho KJ, Suk SI, Park SR, Kim JH, Kim SS, Choi WK, et al. Complications in posterior fusion and instrumentation for degenerative lumbar scoliosis. Spine (Phila Pa 1976) 2007;32:2232–7.

65. Brooks HL, Azen SP, Gerberg E, Brooks R, Chan L. Scoliosis: a prospective epidemiological study. J Bone Joint Surg Am 1975;57:968–72.

66. Specific exercises in the treatment of scoliosis--differential indication. Weiss HR, Maier-Hennes A.Source: Asklepios Katharina Schroth Spinal Deformities Rehabilita.tion Centre, Korczakstr. 2, 55566 Bad Sobernheim, Germany. hr.weiss@asklepios.com

67. The postural stability control and gait pattern of idiopathic scoliosis adolescents. Po-Quang Chen, Jaw-Lin Wang, Yang-Hwei Tsuang, Tien-Li Liao,Pei-I Huang, Yi-Shiong Hang. Section of Spinal Surgery, Department of Orthopedic, National Taiwan University Hospital, Taipei, Taiwan, ROC.

68. Relations Between Standing Stability and Body Posture Parameters in Adolescent Idiopathic Scoliosis Nault, Marie-Lyne BSc,* † ; Allard, Paul PhD, PEng,* † ; Hinse, Sébastien MSc,* † ; Le Blanc, Richard PhD, † ; Caron, Olivier PhD, ‡ ; Labelle, Hubert MD,§; Sadeghi, Heydar PhD* † .

69. "Influence of Different Types of Progressive Idiopathic Scoliosis on Static and Dynamic Postural Control," Gauchard, Gérome C. PhD* † ; Lascombes, Pierre MD ‡ ; Kuhnast, Michel MD§; Perrin, Philippe P. MD, PhD* † . Spine: 1 May 2001 - Volume 26 - Issue 9 - pp 1052-1058.

70. Weiss HR: "The effect of an exercise programme on VC and rib mobility in patients with IS," Spine 1991, 16:88-93.

71. Worthington V, Shambaugh P: "Nutrition as an environmental factor in the etiology of idiopathic scoliosis,"

72. J Manipulative Physiol Ther 1993, 16(3):169-73.

73. Heijmans BT, Tobi EW, Lumey LH, Slagboom PE: "The epigenome: archive of the prenatal environment," Epigenetics 2009, 4(8):526-31.

74. Correction of Spinal Curvatures by Transcutaneous Electrical Muscle Stimulation AXELGAARD, JENS MS, PhD; NORDWALL, ANDERS MD; BROWN, JOHN C. MD.

75. Surface Electrical Stimulation Versus Brace in Treatment of Idiopathic Scoliosis. DURHAM, JOHN W. MD; MOSKOWITZ, ALAN MD; WHITNEY, JOHN BS.

76. http://sciencestage.com/d/573038/transcutaneous-electrical-stimulation-tces-for-the-treatment-of-adolescent-idiopathic-scoliosis-prel.html

77. "Transcutaneous electrical muscle stimulation for the treatment of progressive spinal curvature deformities," 1984, Vol. 6, No. 1 , Pages 31-46. Rancho Los Amigos Rehabilitation Engineering Center, Rancho Los Amigos Hospital, University of Southern California.

78. Morningstar, Mark W. "Outcomes for adult scoliosis patients receiving chiropractic rehabilitation: a 24-month retrospective analysis," Journal of Chiropractic Medicine. January 2011; 10: 179-184.

79. Blount, W. P.; Moe, J. H.: The Milwaukee Brace. Baltimore, Williams & Wilkins, 1973.

80. Goldberg, C. J.; Moore, D. P.; Fogarty, E. E.; Dowling, F. E.: "Adolescent idiopathic scoliosis: the effect of brace treatment on the incidence of surgery," Spine, 26(1):42-47, 2001.

81. Braces for idiopathic scoliosis in adolescents Negrini S, Minozzi S, Bettany-Saltikov J, Zaina F, Chockalingam N, Grivas TB, Kotwicki T, Maruyama T, Romano M, Vasiliadis ES - See more at: http://summaries.cochrane.org/CD006850/braces-for-idiopathic-scoliosis-in-adolescents#sthash.8CQkzUr1.dpuf

82. Nachemson, A.; Peterson, L. E.; and members of the Brace Study Group of the Scoliosis Research Society: "Effectiveness of treatment with a brace in girls who have adolescent idiopathic scoliosis. A prospective, controlled study based on data from the Brace Study of the Scoliosis Research Society," J. Bone and Joint Surg., 77-A: 815-822, June 1995.

83. Effectiveness of the Charleston Night-time Bending Brace in the Treatment of Adolescent Idiopathic Scoliosis. Lee CS, Hwang CJ, Kim DJ, Kim JH, Kim YT, Lee MY, Yoon SJ, Lee DH. Scoliosis Center, Asan Medical Center, College of Medicine, University of Ulsan, Seoul, Korea.J Pediatr Orthop. 2012 Jun;32(4):368-72.

84. Rowe, D. E.; Bernstein, S.M.; Riddick, M. F.; Adler, F.; Emans, J. B.; Gardner-Bonneau, D.: "A meta-analysis of the efficacy of non-operative treatments for idiopathic scoliosis," JBJS, 79A-5:664-674, 1997.

85. The estimated cost of school scoliosis screening Spine 2000 Sep 15;25(18):2387-91 Yawn & Yawn. Department of Research, Olmsted Medical Center, Rochester, Minnesota 55904, USA. Spine (Phila Pa 1976). 2000 Sep 15;25(18):2387-91.

86. Patil CG, Santarelli J, Lad SP, et al. Inpatient complications, mortality, and discharge disposition after surgical correction of idiopathic scoliosis: a national perspective. *Spine J*. 2008 Mar 19 [Epub ahead of print]

87. Risks for Complications After Scoliosis Surgery Identified. Complications after scoliosis surgery more likely in nonambulatory patients, large pre-op curve. Spine. Publish date: Apr 1, 2011

88. The estimated cost of school scoliosis screening Spine 2000 Sep 15;25(18):2387-91 Yawn & Yawn. Department of Research, Olmsted Medical Center, Rochester, Minnesota 55904, USA. Spine (Phila Pa 1976). 2000 Sep 15;25(18):2387-91.

89. http://www.europeanmedicaltourist.com/spine-surgery/scoliosis.html

90. Sharrock NE. Anesthesia. In: Callaghan JJ, Rosenberg AG, Rubash HE, eds. The Adult Hip Philadelphia: Lippincott - Raven Publishers, 1998.

91. [Anesthesia for scoliosis surgery: preoperative assessment and risk screening of patients undergoing surgery to correct spinal deformity]. Rev Esp Anestesiol Reanim. 2005 Jan;52(1):24-42; quiz 42-3, 47.

92. Engelhardt T, Webster NR. Pulmonary aspiration of gastric contents in anaesthesia. Br J Anaesth 1999; 83: 453–60

93. Genever EE. Suxamethonium-induced cardiac arrest in unsuspected pseudohypertrophic muscular dystrophy. Br J Anaesth 1971; 43: 984–6

94. Kafer ER.Review article: Respiratory and cardio vascular functions in scoliosis and the principles of anesthetic management. Anesthesiology 1980; 52:339-351.

95. Peterson DO, Drummond DC, Todd MM. Effects of halothane, enflurane, isoflurane and nitrous oxide on somatosensory evoked potentials in humans. Anesthesiology 1986; 65: 35–40

96. Pelosi L, Stevenson M, Hobbs GJ, et al. Intraoperative motor evoked potentials to transcranial electrical stimulation during two anesthetic regimens. Clin Neurophysiol 2001; 112: 1076–87

97. Anterior approach to the thoracolumbar spine: technical considerations. Burrington JD, Brown C, Wayne ER, Odom J., Arch Surg. 1976 Apr;111(4):456-63.

98. Posterior vertebrectomy in kyphosis, scoliosis and kyphoscoliosis due to hemivertebra. Aydogan M, Ozturk C, Tezer M, Mirzanli C, Karatoprak O, Hamzaoglu A. Istanbul Spine Center, Florence Nightingale Hospital, Istanbul, Turkey. J Pediatr Orthop B. 2008 Jan;17(1):33-7.

99. Combined anterior and posterior instrumentation in severe and rigid idiopathic scoliosis, Viola Bullmann, Henry F. H. Halm, Tobias Schulte, Thomas Lerner, Thomas P. Weber, Ulf R. Liljenqvist. European Spine Journal April 2006, Volume 15, Issue 4, pp 440-448

100. Posterior only versus combined anterior and posterior approaches to lumbar scoliosis in adults: a radiographic analysis. Pateder DB, Kebaish KM, Cascio BM, Neubaeur P, Matusz DM, Kostuik JP. Department of Orthopaedic Surgery, Johns Hopkins Hospital, Johns Hopkins University School of Medicine, Baltimore, MD, USA.Spine[2007, 32(14):1551-1554]

101. Vendoscopic Anterior Surgery for Idiopathic Thoracic Scoliosis; Preliminary Report on Pre-operative CT Examination and Small Thoracotomy for Safe and Accurate Screw Insertion.Authors: KAMIMURA M (Shinshu Univ. School Of Medicine) KINOSHITA T (Shinshu Univ. School Of Medicine) ITOH H (Shinshu Univ. School Of Medicine) YUZAWA Y (Shinshu Univ. School Of Medicine) TAKAHASHI J (Shinshu Univ. School Of Medicine). Journal Title: Spinal Deformity. Journal Code: L0113A.

102. MECHANICAL COMPLICATIONS DURING ENDOSCOPIC SCOLIOSIS SURGERY. J.R. Crawford, M.T. Izatt, C.J. Adam,R.D. Labrom and G.N. Askin.

103. Thoracoplasty in thoracic adolescent idiopathic scoliosis. Thoracoplasty in thoracic adolescent idiopathic scoliosis.

104. Se-Il Suk, Jin-Hyok Kim, Sung-Soo Kim, Jeong-Joon Lee, Yong-Tak Han. Seoul Spine Institute, Inje University Sanggye Paik Hospital, Seoul, Korea.

105. U.S. Army Medical Department Center and School, Fort Sam Houston, Texas. Spine[1994, 19(14):1636-1642]. Geissele AE, Ogilvie JW, Cohen M, Bradford DS.

106. Surgical technique: modern Luqué trolley, a self-growing rod technique. Ouellet J. Division of Orthopaedic Surgery, McGill University Health Centre, Montreal Children Hospital, 2300 Tupper Street,

Montreal, QC H3H 1P3, Canada. jean.ouellet@muhc.mcgill.ca. Clin Orthop Relat Res. 2011 May;469(5):1356-67.

107. Hardware complications in scoliosis surgery. Bagchi K, Mohaideen A, Thomson JD, Foley LC. Present address: 5302 Bishop's View Circle, Cherry Hill, NJ 08002, USA. Pediatr Radiol. 2002 Jul;32(7):465-75. Epub 2002 Apr 4.

108. Scoliosis surgery : correction not correlated with instrumentation, quality of life not correlated with correction or instrumentation. Rolf SOBOTTKE, Jan SIEWE, Jan HOKEMA, Ulf SCHLEGEL, Thomas ZWEIG, Peer EYSEL. The University of Cologne, Germany, and the University of Bern, Switzerland.

109. Segmental pedicle screw instrumentation in idiopathic thoracolumbar and lumbar scoliosis. Halm H, Niemeyer T, Link T, Liljenqvist U. Center for Spine Surgery and Scoliosis Center, Klinikum Neustadt, Germany. Eur Spine J. 2000 Jun;9(3):191-7.

110. Comparative analysis of pedicle screw versus hook instrumentation in posterior spinal fusion of adolescent idiopathic scoliosis. Kim YJ, Lenke LG, Cho SK, Bridwell KH, Sides B, Blanke K. Washington University School of Medicine, Department of Orthopaedic Surgery and Shriners Hospitals for Children, St. Louis Unit, St. Louis, MO, USA. Spine (Phila Pa 1976). 2004 Sep 15;29(18):2040-8.

111. Pedicle screw instrumentation for adult idiopathic scoliosis: an improvement over hook/hybrid fixation. Rose PS, Lenke LG, Bridwell KH, Mulconrey DS, Cronen GA, Buchowski JM, Schwend RM, Sides BA. Spine (Phila Pa 1976). 2009 Apr 15;34(8):852-7; discussion 858. doi: 10.1097/BRS.0b013e31818e5962.

112. Pedicle screw instrumentation in adolescent idiopathic scoliosis (AIS), Se-Il Suk, Jin-Hyok Kim, Sung-Soo Kim, Dong-Ju Lim. European Spine Journal. January 2012, Volume 21, Issue 1, pp 13-22

113. Comparative analysis of pedicle screw versus hook instrumentation in posterior spinal fusion of adolescent idiopathic scoliosis. Kim YJ, Lenke LG, Cho SK, Bridwell KH, Sides B, Blanke K. Washington University School of Medicine, Department of Orthopaedic Surgery and Shriners Hospitals for Children, St. Louis Unit, St. Louis, MO, USA. Spine (Phila Pa 1976). 2004 Sep 15;29(18):2040-8.

114. Square-lashing technique in segmental spinal instrumentation: a biomechanical study. Eur Spine J. 2006 July; 15(7): 1153–1158. Published online 2006 February 10. doi: 10.1007/s00586-005-0010-y

115. Cobalt chromium sublaminar wires for spinal deformity surgery. Spine (Phila Pa 1976). 2006 Sep 1;31(19):2209-12. Cluck MW, Skaggs DL. University Hospitals of Cleveland Spine Institute, Cleveland, OH, USA.

116. Safety of sublaminar wires with Isola instrumentation for the treatment of idiopathic scoliosis. Girardi FP, Boachie-Adjei O, Rawlins BA. Scoliosis Service, Hospital for Special Surgery, New York, New York, USA.

117. Use of the Universal Clamp for deformity correction and as an adjunct to fusion: preliminary results in scoliosis. J Child Orthop. 2010

February; 4(1): 73–80. Published online 2009 November 28. doi: 10.1007/s11832-009-0221-6

118. Use of the Universal Clamp for deformity correction and as an adjunct to fusion: preliminary results in scoliosis. Jean-Luc Jouve, Jérôme Sales de Gauzy, Benjamin Blondel, Franck Launay, Franck Accadbled, Gérard Bollini. Journal of Children's Orthopaedics. February 2010, Volume 4, Issue 1, pp 73-80

119. Analysis of complications in scoliosis surgery. Xu RM, Sun SH, Ma WH, Liu GY, Gu YJ, Huang L, Ying JW, Jiang WY. Department of Orthopedics, the Sixth Hospital of Ningbog, Ningbo 315040, Zhejiang, China.

120. Scoliosis Research Society Morbidity and Mortality of Adult Scoliosis Surgery. Sansur, Charles A.; Smith, Justin S.; Coe, Jeff D.; Glassman, Steven D.; Berven, Sigurd H.; Polly, David W. Jr.; Perra, Joseph H.; Boachie-Adjei, Oheneba; Shaffrey, Christo.

121. Complications of scoliosis surgery in Prader-Willi syndrome. Accadbled F, Odent T, Moine A, Chau E, Glorion C, Diene G, de Gauzy JS. Spine (Phila Pa 1976). 2008 Feb 15;33(4):394-401. doi: 10.1097/BRS.0b013e318163fa24.

122. Results of surgical treatment of adults with idiopathic scoliosis. J Bone Joint Surg Am 1987 Jun;69(5):667-75

123. Sponseller PD, Cohen MS, Nachemson AL, Hall JE, Wohl ME.

124. Intraoperative blood loss during different stages of scoliosis surgery: A prospective study. Hitesh N Modi, Seung-Woo Suh*, Jae-Young Hong, Sang-Heon Song and Jae-Hyuk Yang

125. Complications and risk factors of primary adult scoliosis surgery: a multicenter study of 306 patients. Charosky S, Guigui P, Blamoutier A, Roussouly P, Chopin D; Study Group on Scoliosis. Spine (Phila Pa 1976). 2012 Apr 15;37(8):693-700. doi: 10.1097/BRS.0b013e31822ff5c1.

126. Complications of pedicle screw fixation in scoliosis surgery: a systematic review. Hicks JM, Singla A, Shen FH, Arlet V. Spine (Phila Pa 1976). 2010 May 15;35(11):E465-70. doi: 10.1097/BRS.0b013e3181d1021a.

127. Hardware complications in scoliosis surgery. Bagchi K, Mohaideen A, Thomson JD, Foley LC. Pediatr Radiol. 2002 Jul;32(7):465-75. Epub 2002 Apr 4.

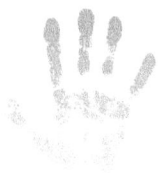

ヘルス・イン・ユア・ハンド

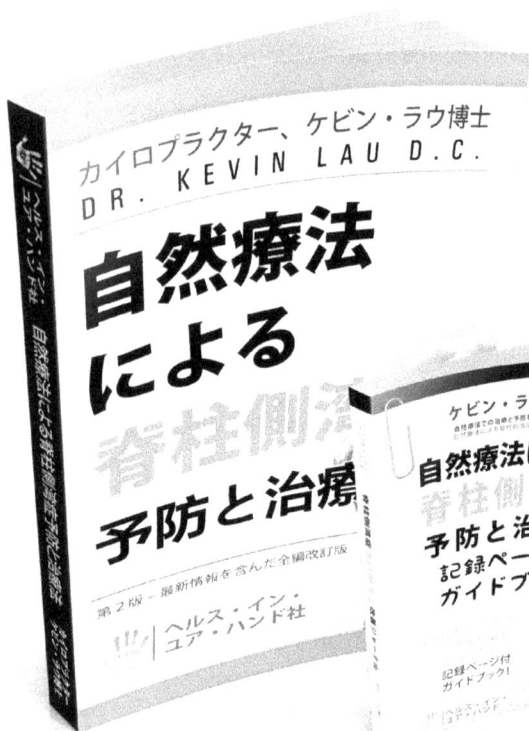

ケビン・ラウ博士が、
脊柱側弯症の矯正と症
状改善に最も有効で、
自然な治療法を
紹介します。

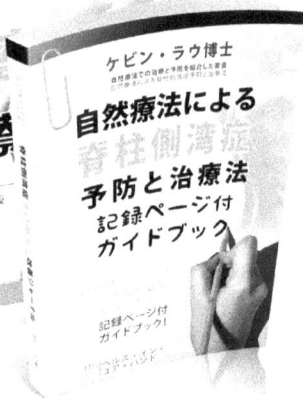

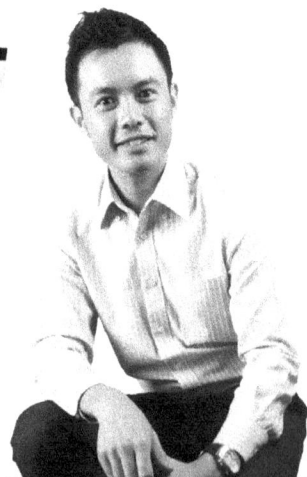

本書には以下の内容が掲載 :

- 側弯症に関する最新の研究と真の原因
- なぜ装具着用と手術は、単に症状を除去するだけで、側弯症の根本原因には役立たないのか
- 最新の治療法とその効果
- 側弯症患者によくみられる症状とは
- 若い時期での早期発見が、その後の患者の人生に与える良い影響
- 栄養素の不足がどのように私達の体に病気をもたらすのか、また脊椎に与える影響とは何か
- 側弯症患者における、筋肉・靭帯の動き
- 自分の側弯症に合わせ、忙しい毎日のスケジュールでも可能な運動療法
- 患者に最も役立つエクササイズと、避けるべき運動
- 姿勢をよくするためのアドバイス、腰痛の改善方法
- 他の側弯症患者さんからの励まされる実体験やケーススタディ
- 患者さんを取り巻く家族や友達へのアドバイス

ScolioTrack

ヘルス・イン・ユア・ハンド

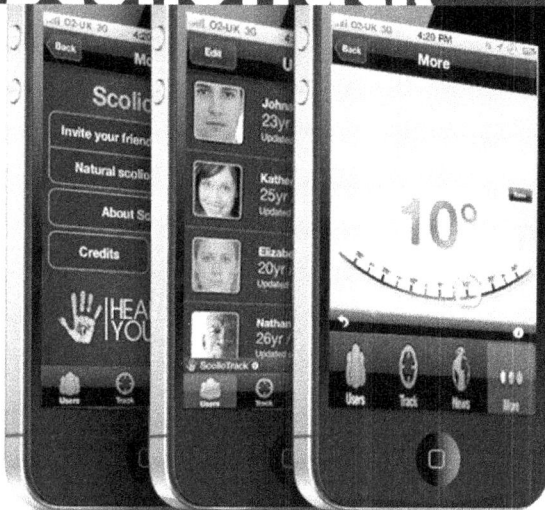

スコリオトラックは、アメリカの医師が使用する検診で背骨の歪み角度を測定する脊柱側弯計のように、iPhoneの加速度センサーを使って個人の脊柱側弯症の状態を月ごとに記録できる、安全で画期的な自宅でできる脊椎側弯計です。脊柱側弯計とは、脊椎の弯曲度を確認するのに用いられ、おじぎをした状態で背中の歪みを測る器具です。脊椎が異常な弯曲をおこす障害である脊柱側弯症の診察や経過確認にときおり使用されています。

プログラムの特徴：

- 複数人での使用も可能で、今後の弯曲の進行や改善の記録として個々のデータをiPhoneで簡単に保存できる
- 脊柱側弯症の進行がグラフ化でき、月ごとの変化が簡単に把握できる
- 脊柱側弯症の診察や治療計画に重要な指標となる個人の胴体旋回角度が記録できる

- 脊柱側弯症に関する最新のニュースを表示し、利用者に情報を提供する。
- 個人の身長と体重を記録 - 成長過程である10代の患者や、健康管理に気づかう成人にも最適な機能
- 使用方法と簡単に使えるガイドがつき、誰にでも手軽に、家庭で側弯症の記録が取れる

ヘルス・イン・ユア・ハンド

エクササイズDVD

側弯症エクササイズＤＶＤ

自宅で手軽に、側弯症矯正エクササイズをおこなえます

脊柱側弯症患者さんにとって、このＤＶＤの利点は：

- ラウ博士の同タイトル著書"ヘルス・イン・ユア・ハンド：自然療法による脊柱側弯症予防と治療法"に紹介されているエクササイズを60分間のDVDにまとめました。
- 体のバランスを整える章では、脊柱側弯症患者のコリをほぐすための正しいストレッチの仕方を詳しく説明しています。
- 体幹を鍛える章では、脊椎に安定性をもたらす筋肉を鍛えることに注目しています。
- 体軸を整えるエクササイズをおこなえば、皆さんの脊椎全体のゆがみを改善できるはずです。
- DVDで取り上げられているエクササイズは手術前の方にも、また手術後のリハビリとしても適しています。
- 痛みのある方でも安全にエクササイズできます。

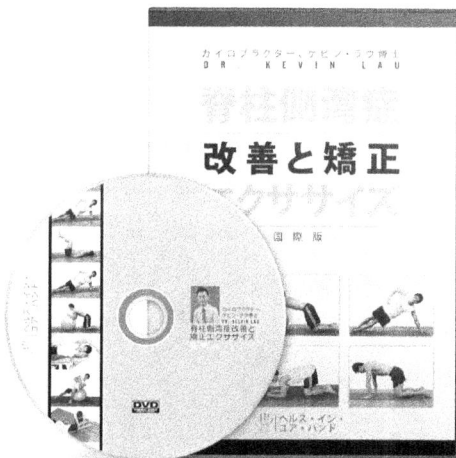

最新情報にコネクト

下記のソーシャル・メディア・サイトで最新の健康情報や
ニュース、ケビン・ラウ博士からの最新情報を受け取りま
しょう。Facebookでヘルス・イン・ユア・ハンズに参加
すると、博士の著書への質問や脊柱側弯症の一般的な質
問、iPhoneアプリのスコリオトラックやエクササイズＤＶＤ
への質問などラウ博士に質問する事が出来ます。

facebook.　　　https://www.facebook.com/Scoliosis.jp

You Tube　　　www.youtube.com/DrKevinLau

Blogger　　　www.DrKevinLau.blogspot.com

mixi ミクシィ　　　www.mixi.jp/show_profile.pl?id=49406121
mixi, Inc.

Linked in　　　https://www.linkedin.com/in/drkevinlau/ja

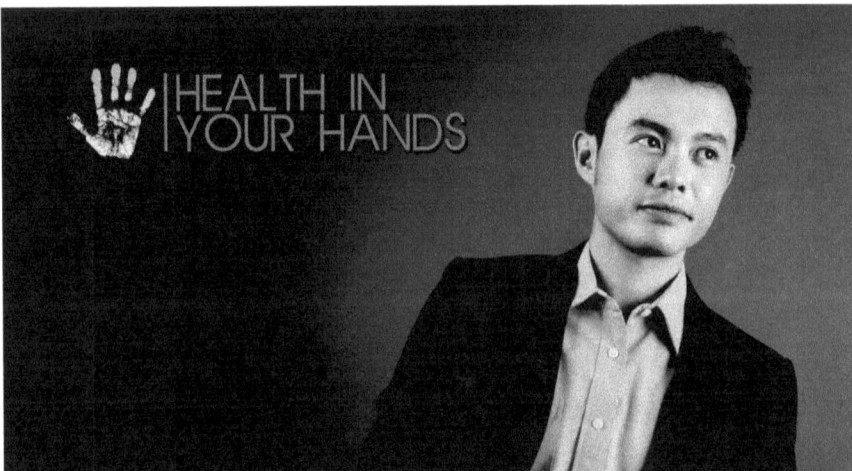

www.ingramcontent.com/pod-product-compliance
Lightning Source LLC
Chambersburg PA
CBHW060134200326
41518CB00008B/1025